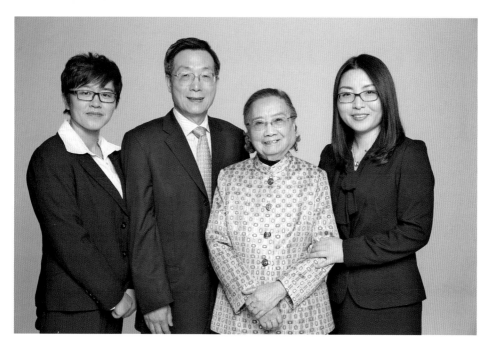

胡国华(左二)、王春艳(左一)、陈静(右一)与国医大师朱南孙教授合影

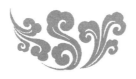

朱氏妇科
胡国华膏方经验集

主　编　胡国华
副主编　王春艳　陈　静
　　　　张亚楠　谷灿灿

上海科学技术出版社

内 容 提 要

胡国华教授是国医大师朱南孙教授的学术继承人,全国老中医药专家学术经验继承班(第五、第六、第七批)指导老师,擅长以中医药治疗妇科痛经、月经失调、盆腔炎性疾病、卵巢早衰、不孕症、围绝经期综合征等病症。本书分为上、中、下三篇。上篇对膏方及妇科膏方进行了概述;中篇则对胡国华妇科膏方经验进行了简要介绍,包括妇科膏方施治原则、"三调"理念贯穿膏方始终、膏方常用药对三个方面;下篇为胡国华妇科膏方医案,涵盖了月经病、带下病、产后病、妇科杂病、不孕不育、术后病六个方面。本书围绕膏方主旨展开,全面解析胡国华教授临床诊疗经验,对传承名老中医药经验、弘扬海派中医朱氏妇科流派文化,具有重要的作用。

本书可供中医临床医师、中医院校师生及中医爱好者参考阅读。

图书在版编目(CIP)数据

朱氏妇科胡国华膏方经验集 / 胡国华主编. -- 上海:上海科学技术出版社, 2023.11
ISBN 978-7-5478-6347-3

Ⅰ. ①朱… Ⅱ. ①胡… Ⅲ. ①中医妇科学－膏剂－方书 Ⅳ. ①R289.53

中国国家版本馆CIP数据核字(2023)第196683号

朱氏妇科胡国华膏方经验集
主 编 胡国华
副主编 王春艳 陈 静 张亚楠 谷灿灿

上海世纪出版(集团)有限公司
上海科学技术出版社 出版、发行
(上海市闵行区号景路 159 弄 A 座 9F - 10F)
邮政编码 201101 www.sstp.cn
江阴金马印刷有限公司印刷
开本 787×1092 1/16 印张 13.25 插页 1
字数 184 千字
2023 年 11 月第 1 版 2023 年 11 月第 1 次印刷
ISBN 978 - 7 - 5478 - 6347 - 3/R·2854
定价:82.00 元

编委会名单

主　　编　胡国华

副 主 编　王春艳　陈　静　张亚楠　谷灿灿

编　　委　（按姓氏笔画排序）

万怡婷　王佳云　孔珏莹　左　玲

毕丽娟　李永恒　杨美美　杨晨雪

何　珏　张　旭　张　静　张采瑀

陈瑞银　徐海霞　黄家宓　黄彩梅

程慧琴

学术秘书　黄家宓　李永恒

前　言

————————————　❧　————————————

　　中医膏方历史悠久,疗效独特,既能强身健体、养生延年,也是诸多慢性疾病调治的有效剂型,妇科用膏方更是备受医家和病患的推崇。然开具一剂好膏方,不仅需要扎实的中医理论和临床功底,更需要深厚的中医文化底蕴。

　　1990年我有幸拜朱氏妇科第三代传人、国医大师朱南孙教授为师,深得其学。每临深秋冬令之际,求膏者接踵而至。朱老白天门诊诊务繁忙,常常带回家开处方,一般每晚十张膏方,早晨托我交患者付费制膏。我有机会全过程跟朱老学习如何开膏方。许多患者会拿出前几年保存的膏方底稿述说病情、体质有何改善,更加深了我对膏方辨证组方用药的认识。

　　膏方在上海、江浙一带尤为盛行,我也借组织江浙沪和全国妇科流派膏方培训班的机会,从各位前辈、同道的真知灼见中得到启发。如上海市名中医曹玲仙教授指出:开好膏方一定要看看是否"平"了!真是点出开膏方的关键,给我印象至深。为传承发扬妇科膏方特色,我和同道一起先后在医院编辑《上海市中医医院名医膏方精粹——冬令调理择膏方》,在上海、长三角妇科流派中整理出版了《海派中医妇科膏方精选》《江南中医妇科流派膏方精选》,推动妇科膏方的应用,收集保存了前辈和当今妇科流派名家的经典膏方,编辑即学习,收获颇多。如国医大师肖承悰教授所言"学无止境,有容乃大"。我将继续求真求善，提高自己。

今由爱徒王春艳、陈静带领诸弟子整理编辑了《朱氏妇科胡国华膏方经验集》，旨在传承朱氏妇科学术思想和膏方医技特色。中医临证强调整体、个体、动态，朱氏妇科推崇"从合守变"，以"平"为期，平衡标本虚实，平衡气之阴阳，平衡寒热动静，平衡补泻运化，希望在膏方中更能彰显。

此书即将付梓，感谢朱老悉心培养，感谢同道热忱帮助，也感谢学生们的辛勤整理。限于本人水平，书中定有疏漏和不足，敬望各位指正。

胡国华

2023 年 4 月

目 录

上篇 概 论

中篇　胡国华妇科膏方经验

下篇　胡国华妇科膏方医案

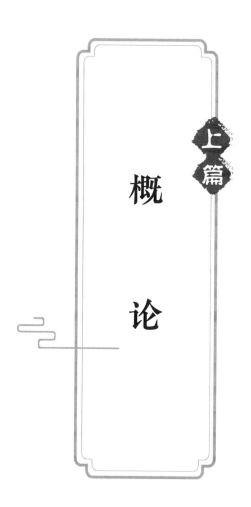

上篇

概论

膏方具有十分悠久的历史,在中医药发展的历史长河中始终发挥着不可或缺的独特功效。膏方秉持中医的整体观念、辨证论治、治未病、三因制宜等防病治病思想,有效发挥着滋补强身、抗衰延年、祛病疗疾、养生康复等综合功效和独特优势,蕴含着中华民族优秀传统文化的底蕴,对维护百姓的健康功不可没。随着人民生活水平的日益提高和健康理念的提升,膏方近年来在江南一带尤为盛行,并有向全国各地迅猛扩展的趋势。

膏方的"膏"为剂型,"方"为方略。膏方古已有之,又被称为膏剂、煎膏、膏滋,属中医的汤、丸、散、膏、丹、酒、露、锭八种剂型之一。膏的含义比较宽泛,如指物则以油脂为膏;如指形态则以凝而不固者称膏;如指口味则以甘美滑腴为膏;如指内容则以物之精粹为膏;如指作用则以滋养濡润为膏。一般来说,内服膏方有两种,一是成方膏滋,如益母草膏、十全大补膏、阿胶补血膏等。另一种则是医生根据患者身体状况进行辨证处方,一人一方熬制的膏方,也称为"定制膏方",即本书所指的膏方。

俗语云:"冬令进补,来年打虎。"中医认为天人相应,人需顺应自然。四时之气,春为发陈,夏为蕃秀,秋为荣平,冬为闭藏。膏方施治多在补益,而补益之剂宜静宜藏。故一般膏方多于秋冬服用,即取其易于收纳的作用。但膏方亦可不拘时节服用,一年四季也有多种疾病可以适时服膏。

膏方在江南已成民间习俗。医生通过望闻问切,根据患者的体质因素、临床症状、疾病性质,按君臣佐使的配伍原则,量身裁衣,为不同患者定制不同的膏方。膏方因人而异、因证而异、随证处方,方中的药物、名贵细料、收膏用糖、胶等均可根据患者体质、病情需要而加以变化调整,做到了一人一料膏,从而确保了其临床疗效。同时处方中的药物尽可能选用道地药材,中药饮片经多次的煎煮、滤汁去渣后再加热浓缩,再加入某些辅料收膏而制成比较稠厚的半流质或半固体制剂,其制膏过程按中药炮制规范严格操作,只有经过精细加工的膏方,才能成为上品的膏方。

由于膏方具有药物浓度高、体积小、药性稳定、服用方便、口味好、便于携带、便于长期保存和长期服用、疗效显著等特点,越来越受到广大患者的青睐。近年来对膏滋这一传统剂型情有独钟,从全国各地慕名而来胡国华教授处就诊求膏的患者比比皆是。膏方不仅广泛应用于临床各科,在中医妇科中也有着非常广泛的应用和显著的优势,诸多妇科疾病都可以通过膏方的形式得到持续有效的改善、调理、治疗。

第一章
膏方概论

第一节　膏方的发展历史

一、膏方的起源与形成

膏剂起源于药物熬制，凡汤丸之有效者皆可熬膏服用。《膏方大全》："膏方者，盖煎熬药汁成脂液，而所以营养五脏六腑之枯燥虚弱者也，故俗称膏滋药。"在长沙马王堆西汉古墓考古所发现的帛书《五十二病方》中就有膏剂30余方。我国第一部药学专著《神农本草经》记载："药性有宜丸者，宜散者，宜水煮者，宜酒渍者，宜膏煎者，亦有一物兼宜者。"其中就有对"煎膏"的论述，还首次记载了熬煮制胶（阿胶、白胶）两种胶的制作方法。《内经》中有"豕膏""马膏"等类似膏滋物的记载。东汉张仲景《伤寒杂病论》记载了汤、丸、散、膏、酒、浸膏、糖浆、含化、粥、滴耳、洗剂等10余种剂型，其中"小建中汤"中就有经熬煮而成的胶饴。《金匮要略》记载："大乌头煎，用大乌头五枚，以水三升，煮取一升，去滓，纳蜜一升，煎令水气尽。强人服七合，弱人服五合。"这种水煎药物、去药渣，继续浓缩，最后入蜜再煎煮蒸发水分的方法，就是现代一般制膏滋的基本方法。《武威汉代医简》里记载了百病膏药方、千金膏药方、妇人膏药方。晋代葛洪《肘后备急方》卷八列有"治百病备急丸散膏诸要方"，其中收载了裴氏五毒神膏、苍梧道士陈元膏、华佗虎骨膏等方。

唐代王焘《外台秘要》卷三十一载有古今诸家煎方六首，均被用作滋补强壮剂。唐孙思邈《备急千金要方》卷一论膏方："凡合膏，先以苦酒渍，令淹浃，不用多汁，密覆勿泄，煮膏当三上三下，以泄其热势，令药味得出。"《备急千金要方》卷十六载有"地黄煎"，是一首滋养胃阴并清虚热的膏方。另外书中的金水膏可润肺化痰。宋金元时期，膏和煎已不再刻意区分，膏方的叫法由"煎"逐渐向"膏"过渡，并以内服为主。如南宋《洪氏集验方》所载琼玉膏功能填精补虚，时至今日仍广为应用。宋代《太平惠民和剂局方》收录有内服之助胃膏、钩藤膏等。金元时期各名家代表性著作亦对膏方多有记载，如《丹溪心法》之"藕汁膏"治消渴、《东垣试效方》之"清空膏"治偏头痛、《世医得效方》有"地黄膏""蛤蚧膏"。所收载膏滋多以滋补强壮、延年益寿见长，基本上延续唐风。

二、膏方的成熟与发展

膏方至明清已进入成熟阶段，名称多用"某某膏"，数量大大增加，临床运用日益广泛。膏方广为各类方书记载，如玄极膏、补真膏、两仪膏等。膏方应用范围不再是单一的滋补，也出现了补泻兼施的综合调理类方。其制作方法基本固定下来，即用水多次煎煮，浓缩药液，最后加蜂蜜等收膏。同时大都注重用血肉有情之品如鹿茸、龟甲、鳖甲、河车粉等调补身体。明代龚廷贤《寿世保元》记载："膏者，胶也。"该书收集了多首延缓衰老膏方如"茯苓膏""银杏膏"等，明末食疗养生家洪基在《摄生总要》中纂辑了诸如"龟鹿二仙膏"等著名的延缓衰老膏方。

清代膏方继续发展繁荣。如天池膏治疗"三消"症，卫生膏用于慢性消耗性疾病、琥珀茯苓膏治精神疾患。清代膏方已深入民间与宫廷，宫廷中此类医方甚多，如益寿膏、菊花延龄膏、人参膏、茯苓膏、琼玉膏等。清代吴尚先《理瀹骈文》是当时颇有代表性的膏方著作，书中对膏方的治病机制、应用方法，尤其在制备工艺上进行了详细论述和完整总结。《张氏医通》记载的二冬膏、集灵膏为后世医家所常用。叶天士《临证指南医案》中所载膏方已很丰富。有些药店开始生产供应驴皮胶、虎骨胶、龟甲胶、鹿角胶、琼玉膏等。清末名医王旭高、张聿青及近代上海名医丁甘仁、程门雪、秦伯未、章次公、严苍山、蔡香荪、祝味菊等均对膏方之应用发挥有较为精辟的论述。如《张聿青医案》列有膏方专卷，秦伯未编纂了《秦伯未膏方集》。

三、膏方的鼎盛与复兴

中华人民共和国成立以来,随着人民生活水平的提高和对健康的追求,膏方因滋补力强,服用方便,且是量身定做,不仅可补养身体,还可祛病延年,所以特别受到人们青睐。早些年以内服成品膏为主,如二冬膏、桑椹膏、十全大补膏、枇杷叶膏、雪梨膏、益母膏、八珍膏等,但这些膏滋不能因人而异,选购存在盲目性。近几年膏方门诊如雨后春笋,定制膏方快速增长。仅上海就有众多中医医疗机构纷纷在冬至前开设膏方门诊,组织"膏方节"和宣传推广活动,出台了《上海中药行业定制膏方加工管理办法》,对膏方的制作设备、工艺流程、质量控制做了规范,确保了膏方的制作质量。随着膏方吸引力的不断提升,目前膏方广泛应用于内、外、妇、儿等临床各科,不少慢性病需长期服药者,或年老体弱而要求防病延缓衰老者,或需夏病冬治者,一到冬天,多会前来开具为其量身定做的膏滋。甚至一些海外的国人和一些外国友人也会在冬令时节不远万里回到中国,为自己或家人求得一料膏滋药。

第二节　膏方的类型与组成

一、膏方的类型

就应用途径而言,膏剂有外用、内服之分。外用膏剂是中医外治法中常用药物剂型,又有软膏与膏药之分,软膏是用植物油、凡士林或其他适宜药物为基质,加入药材制成的半固体剂型,主要用于外涂;膏药是用植物油提炼药材中的有效成分与红丹炼制而成,用时可将膏药摊于油脂或油布上,然后贴在病变部位或所选穴位上。外用膏剂除用于皮肤、疮疡、骨伤等疾患外,还被应用于内科、妇科、儿科等病症。而内服膏剂后来又称为膏方,因其滋补作用,也有人称其为滋补药,是将药材反复煎煮,取汁浓缩后,加上蜜、糖、阿胶、鹿角胶、龟甲胶等胶质制成的半流体制剂,服用时常以开水冲调,一直以来,被广泛地使用于内、外、妇、儿、伤骨、五官等科疾患及体质虚弱、大病后体虚者。本书所论之膏方即为内服膏剂。内服膏方分"成方膏滋药"和"临方膏滋药"两类。"成方膏滋药"是选用一些疗效确切的膏方方剂,由药厂成批生产加工成膏滋,作为中成药商品在药店销售。这些膏方组成内容比较简单。"临方膏滋药",是医生针对患者身体状况进行辨证处方,一人一方,每剂膏方只适合该方患者本人服用,又称"定制膏方"。根据膏方加工中所用辅料的不同,膏方又有素膏和荤膏的区别。所谓素膏是指用蔗糖或蜂蜜所收的膏剂;所谓荤膏则是在素膏中再加入阿胶或龟甲胶等动物胶而制成的膏剂。根据膏方药物组成的多寡,膏方还有单方膏方、复方膏方之分。单方即指以单味药作为制剂的膏方,单方膏方组成简单,功专而力宏,如人们习用的益母草膏、夏枯草膏等,而复方针对复杂病情或偏颇体质而设,故药物组成较多,发挥了全面、综合性的功效。

二、膏方的组成

膏方主要有五部分组成:中药饮片、细料药、胶类、糖类、辅料。

1. 中药饮片　中药饮片是膏方发挥作用的主体部分。膏方的中药配伍组成是一个大方剂,既要考虑"疗疾"又要考虑到"补虚",因此膏方药味比通常处方药味品种多,一料膏方30～40味,总量一般控制在3 kg左右,不超过5 kg。同时要能够满足一料膏滋药服用时间(30～60日)的剂量。膏方配伍重辨证,或补益,或驱邪,或气分,或血分,但不可堆积补品而成膏。

2. 细料药　细料药是指一些参茸类和其他贵重药物的统称,又称"细贵药材",是处方中体现膏方补益虚损功效的重要组成部分。细料药的品种来源主要有以下几个方面:① 人参类如生晒参、西洋参、红参、朝鲜参、野山参等。② 贵重动物药如羚羊角粉、鹿茸片、海马、海龙、紫河车粉、坎炁、蛤蚧粉、珍珠粉、猴枣散等。③ 贵重矿物药如飞琥珀等。④ 贵重植物药如西红花、川贝粉、三七粉、枫斗等。⑤ 贵重菌藻类药如冬虫夏草、灵芝、灵芝孢子粉等。药食两用补益药如黑芝麻、胡桃仁、枣泥、龙眼肉等。在加工时,大部分细料药可在收膏时直接加入。一些需要煎煮的细料药则不能与一般饮片入汤共煎,否则其有效成分极易被数量众多的饮片药渣吸去,有损其补益之效;可采用另炖、另煎、烊冲、兑入等方式单独处理。细料药并非多多益善,需根据病情、体质随需选用,切忌过多过滥。

3. 胶类　膏方中多用糖和胶类来令膏体成形,通常选用阿胶、龟甲胶、鳖甲胶、鹿角胶、黄明胶等。这些胶类不仅是补益药的重要组成部分,还有助于膏体的固定成形。一料膏方中 1 000 g 左右的中药饮片,一般配伍胶类中药总量为200～300 g,可单用一胶,如欲温补肾阳、益肾填精可选用鹿角胶,滋阴补血可选用阿胶,养阴清虚热可选用龟甲胶、鳖甲胶。各类胶也可按一定比例辨证合用。在一些低糖或无糖膏方中可适当增加胶类的配伍量,一般可增至 400～500 g,以保证收膏效果,否则量少了膏方太稀薄;量多了,膏方就会冻结得太硬,难以服用。选用胶类要注意,阿胶较滋腻,难消化,所以脾胃虚弱、消化不良者要慎用;龟甲胶和鳖甲胶滋阴力较强,所以脾胃虚寒、食少便溏者要忌用,以免加重病情;鹿角胶温补力强,所以阴虚火旺、潮热盗汗及阴虚阳亢、头胀痛者需忌用。常用胶类作用如下。

(1) 阿胶:为马科动物驴的皮去毛后熬制成的黑色胶块,又名驴皮胶、陈阿胶,以山东省东阿县的东阿阿胶最为著名。《神农本草经》记载山东东阿以阿井之水煎熬而成胶者,故称阿胶。阿胶味甘,性平。功效为补血,止血,滋阴润燥。主治血虚萎黄,眩晕,心悸;肺痨咯血、吐血、鼻衄、尿血、便血、崩漏、胎漏。临床常用于治疗贫血,包括出血性贫血、增生不良性贫血、再生不良性贫血;化疗、放疗和不明原因的白细胞减少症、血小板减少症;月经过多和先兆流产;也可用于各种出血等;慢性溃疡性结肠炎和慢性痢疾,大便脓血。

(2) 黄明胶:为牛科动物黄牛皮煎熬制成胶,又名牛皮胶、水胶。味甘,性平。功效为滋阴益精,止血消肿。主治肾虚滑精,吐血,衄血,崩漏,下血,尿血,胎动出血,风湿疼痛等病症。

(3) 鹿角胶:为鹿角煎熬浓缩而成的胶状物。味甘,性温。功效为补肾壮阳,填精生血,托疮生肌。临床常用于治疗虚损,如男子虚劳精衰,腰膝酸软,眩晕耳鸣,阳痿;妇女闭经,崩漏不止;大病后、手术后、大出血后身体虚弱;老年体弱畏冷多病,容易感冒或感染;血液病如再生不良性贫血,白细胞减少症,血小板减少症等;低血压症和自主神经功能紊乱症,头晕头痛,倦怠,失眠,恶心;冠状动脉粥样硬化性心脏病(简称"冠心病"),房室传导阻滞和慢性心衰;男女性功能减退等。

(4) 鳖甲胶:为鳖甲煎熬浓缩而成的胶状物。味咸,性平。功效为滋阴潜阳,软坚散结。主治肾阴不足,潮热盗汗,阴虚阳亢,升火头晕,热病伤阴,阴虚风动,疟母,痞块,胸胁作痛,癥瘕积聚,月经不通,慢性感染、结核病、肿瘤等疾病引起的低热,慢性肝炎、早期肝硬化,肝脾肿大,肿瘤手术后,放疗后扶正抗癌。

(5) 龟甲胶:为由龟甲壳煎熬而成的固状胶块,又名龟板胶。味咸、甘,性平。功效为滋阴潜阳,补肾填精,壮筋补骨。主治肾阴亏损,骨蒸潮热,盗汗;热病伤阴,阴虚风动;腰腿酸软,筋骨痿弱;小儿囟门不合;崩漏;老人和儿童身体虚弱,精神不振,腰腿酸软等中医辨证为肾虚证;男女不育症,围绝经期综合征;肺结核、骨结核等引起的低热;肿瘤术后身体虚弱;慢性肾炎,狼疮性肾炎,慢性肾盂肾炎,腰酸,蛋白尿等。

4. 糖类　中药的口感多苦,为适于人们长期服用,膏方基本上用糖类来矫正口味,同时糖类也有一定的补益作用。有的膏方不宜用胶类时,用炒制过的糖类也能起到收膏的作用,但成形效果差一些。

膏方中常用的糖类包括冰糖、白糖、红糖、饴糖、蜂蜜。根据辨证需要,在配伍时可单用糖或蜂蜜,也可合用糖和蜂蜜。传统上以冰糖最佳,不但口味鲜甜,而且有健脾润肺、补中益气、止咳化痰等功效,冰糖为结晶体,已经失去了部分水分,可协助收水成膏;白糖能润肺生津,补中缓急;红糖能益气补血,健脾暖胃,缓中止痛,活血化瘀;饴糖(麦芽糖)有缓中补虚,生津润燥之功;蜂蜜可调补脾胃,润肺止咳,缓急止痛,润肠通便,润肤生肌。红糖、蜜糖合饴糖也是一种配伍非常好的甜味糖。

糖尿病患者忌糖,只可使用无糖的甜味剂,如木糖醇、甜菊糖、元贞糖、甜蜜素、糖精,制成无糖型膏滋药。但必须严格按照产品说明使用,不得随意超量,以免产生副作用。另外要注意,不能一次性大量使用或长期应用糖精,因为糖精对人体致癌的可能性尚不能完全排除。

一料膏方中用糖量一般不超过中药提取浓缩所得清膏的 3 倍,通常用冰糖 500 g 左右,单用蜂蜜或饴糖也是如此,根据具体收膏情况可酌情增减用糖量。各种糖类在膏方制作前,应按照糖的种类和质量加适量的水炼制,使糖的晶体溶化,去除水分,净化杂质,杀死微生物。

5. 辅料　黄酒是膏滋加工中必备的辅料,用于浸泡阿胶等动物类药胶。通常胶类都有股腥臊味,为了去除这种腥臊味,膏方制作中会使用黄酒来泡胶;由于黄酒还是很好的有机溶剂,所以还能在收膏前使胶类软化,利于药效的发挥。

因此,用黄酒浸泡药胶不仅可以解除各种药胶的腥膻气味,而且可以加强药物在体内的运化吸收作用。在收膏之前,可以预先将加工所需的药胶用黄酒浸泡一定时间使胶软化,再隔水加热将胶炖烊,然后趁热和入药汁中共同收膏。黄酒最好选用上乘的绍兴酒,即俗称的"老酒"。一料膏方中黄酒的一般用量为每 500 g 胶类,需用黄酒 250～500 mL 浸泡并加热溶化。

第三节　膏方的制作、保存、服用

一、膏方的制作保存

膏方制作工艺复杂,现大都由中药店或中药厂代为加工。目前上海加工膏方必须由具备一定资质的专业人员按医生要求进行制作,家庭也可制作膏方。其制作方法步骤大致介绍如下。

1. 浸泡　将配好的中药饮片检查一遍,把胶类药拣出另放。把其他药物统统放入容量相当的洁净砂锅中,用清水浸没,令其充分吸收膨胀,一般要浸泡 6 小时以上或一夜,第二日过滤取清液和中药饮片。煎药锅最好是砂锅,铁锅和新的铝锅不宜使用。

2. 煎药　将浸过的中药饮片放清液和水,高出药面 1/3,先用大火煮沸,再用小火煎煮 1 小时左右,转为微火,以沸为度,煎煮约 3 小时后,药汁渐浓,即可用纱布等过滤出头道药汁,再加入水略高出药面,煎煮约 2 小时,滤出药汁,此为二煎,如此再煎出第三煎药汁,此时药之气味已淡薄。将三次的煎液混合为一处,静置后滤除杂质,得到上清液,药渣越少越佳。先煎、后下、包煎之中药饮片必须按照处方规定操作完成。

3. 浓缩　将最后得到的上清液煎煮浓缩,可先用大火煎熬,加速水分蒸发,随时撇除浮沫,让药汁慢慢变得稠厚,再改用小火进一步浓缩,并不断搅动药液,防止变焦,则成为浓缩液。此时兑入细料药(如人参等)的煎液,继续加热浓缩至稠膏,以搅拌到药汁滴在纸上不散开来为度,即得"清膏"。浓缩时特别要注意调整火力,不能太旺,否则渐稠厚的药液就容易溢出,影响药效。若要兑入胶类的细料药,就要延至收膏时,而且这些胶类要先用黄酒浸泡一夜,隔水蒸化兑入浓缩的药液中。

4. 收膏 膏方有素膏、荤膏之分，素膏就直接加入炼制好的糖浆即可，而荤膏则需再加入动物类胶类，如阿胶、鹿角胶、鳖甲胶方成。荤膏制作较难，具体做法是在保持煮沸状态下的清膏内缓缓倒入溶化的胶类汁液和炼制好的糖浆，并不断地搅拌，控制好火力，以免溢锅或粘底烧焦。这时浓缩液逐渐变稠，各种药料在膏内的分布也逐渐均匀。即将成膏时，兑入黑芝麻、核桃仁等细料药，边加边搅拌均匀，搅至药液很黏稠的情况下，用筷子插入取出，若药液挂在筷上不易滴下，或滴水成珠时，说明收膏可告完成，待冷却后成膏状，膏滋药已经形成。

5. 盛装 煎好的膏方待逐渐冷却后，装入容器，如搪瓷锅、瓷瓶等，并要预先清洗干净、烘干消毒、晾凉后再使用，以防日后膏方发霉变质。装好膏方后，要在20℃以下的温度里先不加盖，用干净纱布遮上，放置一夜，等膏充分晾凉盖盖，放入阴凉处。目前由药厂加工的膏滋药，其包装也有瓶装、钵装、搪瓷锅装，但都不易随身携带。现在流行的塑料袋真空小包装，因方便随身携带，故也颇受欢迎。

6. 保存 为了使膏方在服用期间充分发挥药力，保证质量而达到调补的目的，对其的存放显得至关重要。由于膏方用药时间长，一般情况下，多放在阴凉处低温贮藏，如能放入冰箱冷藏室保存更佳。舀取膏方的汤勺要洗净、干燥后用，最好再消毒后用，而且需要固定专用，不然膏方易霉变。另外，南方天气潮湿，尤其立春以后膏方很容易霉变，所以尽量在立春前服用完膏方。如果发现膏方表面有白色的小点，可能就是霉点，但下面还是好的。这时可将白色小点及其周围挖去一片，再小火煮沸一次，还是可以服用的。

二、膏方的服用

1. 服用季节 膏方服用季节一般以冬季为主。四时之气，春为发陈，夏为蕃秀，主疏泄也；秋为荣平，冬为闭藏，主收摄也。按照中医"人与天地相应"说，自然界动、植物在冬天"蛰藏"，人在冬天则可藏精。膏方施治既往多在补益。而补益之剂，宜静宜藏。故膏方宜于秋冬，乃取其易于收纳也。冬天给予足够补充，尽量减少消耗，使五脏六腑在代谢消长过程中积累的精微物质转变为肾精贮藏起来。肾精充足则元气充沛,为来年打好扎实的体质、体力基础。冬令膏方服用一般从"一九"立冬到"九九"即次年立春前后,即11月上旬到次年2月上旬。严格些是冬至到立春的一个半月内,放宽些是从霜降到次年春分,即10月下旬到次年的3月份。随着冰箱等储存条件的改善,以治疗为主的膏方调治也可不局限在冬季,少数患者一年四季都可服用膏方。

2. **开路药**　所谓开路药,就是在服用膏方前,医生根据服用者具体情况及特殊之处,先拟一个小方预案,让他们试服短期的汤药以观察服用后效果,尤其是首次服用膏方者,一般应先用1~2周的开路药。所谓"用药如用兵",这是为了量身定制,为患者提供更精准的辨证论治,为患者对膏方的消化吸收创造更加有利的条件,使膏方的调治效果最大化。膏方虽谓补益之大剂,实为寓治于补。补益为治疗疾病的一种法则或手段,服用膏方者不乏慢性病缠身,时有发作之忧,若邪气之势未得挫削,不仅不能收到扶正祛邪之效,反有闭门留寇之嫌。开路药便于用药的循序渐进。中医认为"虚不受补",犹如久饥长渴之人,不能顿时暴食狂饮,当先以少许热粥汤灌之,以起醒胃振脾作用,然后再逐渐加强饮食之力度。因此,极为虚弱者,不宜用药过猛,必须循序渐进。开路药可以醒脾开胃,中医强调脾胃为后天之本,调补之膏方多有补益之功,但若脾胃之功能较差,不能正常消化吸收,或体内仍有邪气,则非但起不到补益之功,反而助湿生痰,积滞难消,气机壅塞。开路药则可为运化之路扫除障碍,振奋脾胃之功能,使膏滋药得到充分消化吸收。如遇到湿困中焦,脾胃运化功能减退的情况,可酌情用陈皮、半夏、山楂、神曲、枳壳、厚朴、苍术、茯苓等一些理气健脾化湿之药,使脾胃功能恢复,再行滋补。

3. **服用方法**　一般是每日早、中、晚各1次或每日2~3次都可以,一般空腹服用,此时胃肠空虚,吸收力强,而且不受食物干扰,药物易于发挥作用。如果空腹服用胃肠有不适的感觉,可以在半饥半饱时服用,每次1~2调羹,用温开水化服,如方中用熟地等滋腻药物较多,且配药中胶类剂量又较大,则膏药黏稠较难烊化,可以用开水隔水蒸服。

4. **注意事项**　膏方的药效要得到充分发挥,在其饮食起居上就要尽量配合,否则容易疗效欠佳,甚或无效。要注意忌口:一般认为服膏方期间要忌食生萝卜、莱菔子、绿豆及其制品、酱菜,少食油脂含量过高的食物(如肥肉、煎炸食品、烘烤的荤食)、生冷食物(如生鱼片、咸蟹)、过于辛辣的食物(如过辣的火锅),

忌饮酒、抽烟。服膏方与喝茶或咖啡的时间间隔最好超过 3～4 小时，否则茶或咖啡会影响其疗效，其中的茶碱、咖啡因还会增加兴奋度。特殊情况处理：若遇感冒、食滞需暂停数日，对痰热壅肺或湿阻中焦的患者，最好能先用清肺化痰方和醒脾化湿方治疗一下，待病情改善后再服膏方。舌苔厚腻者不宜服用，用之必然会加重脾胃功能的负担，反而出现消化不良、腹胀等副作用，而腻苔更难化掉，犹如"雪上加霜"。一些急于求成的人，原本身体十分虚弱，想通过吃膏方一下子强壮起来，结果往往事与愿违。膏方对这类人恐不合适。一些新近患病的人，如患有感冒、咳嗽、咳痰，则应先将感冒咳嗽治愈，方能进补。否则，不但补药吃进去难受，反而使感冒咳嗽黏腻难愈。另外，不适宜进补的还有体质健壮的青少年，急性疾病和有感染者，慢性疾病发作期和活动期患者，胃痛、腹泻、胆囊炎、胆石症发作者，慢性肝炎、氨基转移酶很高者，自身免疫病球蛋白和抗体很高者。

5. 疗效和不良反应　俗话说：冬令进补，来年打虎。一般来说，服用一料对证而作的膏方后，不仅可以针对自身疾病进行治疗调理，常人还多会感到精神振奋，精力充沛，食欲旺盛，睡眠质量佳，感冒频次明显减少，即便感冒多数也能不药而愈或容易痊愈。部分患者原有的慢性病症状如血脂、血糖、肝肾功能失常等多数都能有所改善。

由于膏方大多均由中医专家开具，其处方原则较切合个体，一般不会出现不良反应，但如果患者未做到服药禁忌，或过度服用，就可能会出现腹泻、便秘、消化不良、过敏、药效不佳等情况，这时只要立即暂停膏方，清淡饮食，纠正错误习惯，一般就可恢复正常，反应较重者还需经由医师对症治疗一段时间方能再次服用膏方。

第二章
妇科膏方概论

膏方在发展过程中,其剂型配伍、药味多少、辅料选择、调治病种、适应人群变化颇大,妇科领域早期立方用药功用专一,药味较少,以攻为主,后逐渐向攻补兼施发展;早期膏方或无辅料,有则以猪脂为主,逐渐又发展为以白蜜为主,到后世则以诸药胶为主;妇科膏方最早多借猪脂滑利之性,下瘀血,利胎产,后期治疗范围逐渐扩大到经带胎产各方面。

第一节 妇科膏方简史

妇科膏方萌芽于两汉时期,这一时期膏方多习用猪脂或醇酒收膏,用白蜜者极少,用途也以外用膏居多。猪脂性味甘寒,偏行走滑利,适用于外敷膏药,在外用膏占了绝大比例的发展早期,内服膏也受其影响,多有应用。随着膏方这一剂型的发展,到后世才逐渐应用阿胶作为辅料。两汉时期以外敷膏为多,内服膏仅处于雏形时期,记载也较少,妇科膏方由于辅料限制,多为利胎产之用,用于调经者较少。

妇科膏方过渡于隋唐时期。唐代外用膏方已臻于成熟。但妇科内服膏方较之前代发展变化不大,药味仍然较少,收膏也仍以苦酒、猪脂为主或无收膏辅料,但蜂蜜收膏已较为常见,如《子母秘录》中记载治疗难产的苏膏,配方中即有"好蜜半升"。治疗范围仍以难产为主。《备急千金要方》卷二十七载有黄精膏一料,以黄精和少量干姜、桂心煎膏,是一首悦颜美容的膏方。

妇科膏方发展于宋元时期。这一时期膏方逐步走向成熟,在治疗方面也向多样化发展。功专滋阴调血的妇科补膏出现较多。《丹溪心法附余》载有地黄膏、膏子药二则,前者以地黄单味成膏,后者二冬、知柏、归芍、术草合菖蒲成方,一补血虚,一补阴虚。《仁斋直指方》秘传当归膏用药近二十味,煎清膏服用,养血滋阴。前代膏方多以养胎易生为用,这一时期逐渐扩大到调理生产前后诸症,《太平圣惠方》琥珀膏治产后气血上攻、呕逆烦闷;《鸡峰普济方》养阴膏调理室女气血相搏,经脉不行;《经验秘方》二益双补膏温阳益肾,通治男妇下焦虚寒不孕。女科调经膏方代表作可推《陈素庵妇科补解》,成书于宋代,并非膏方专著,但载方数则,并括胎产经水之治,而以调经为重,极具特色。大补二天膏用六味地黄丸合归脾汤意,滋肾补脾,治室女天癸已至,复止不来。回天大补膏益气养血,滋阴清火,润燥生津,治疗虚损血枯,阿胶、龟胶、鳖胶并用,是第一则三胶并用的妇科膏方。

妇科膏方成熟于明清时期。如《重庆堂随笔》引薛雪之参香八珍膏,以"丹参四两,四制香附四两,熟地三两,炙黄芪三两,白芍三两,蒸熟白术三两,白归身三两,茯苓三两"熬清膏调服,用八珍汤意,加香附以舒郁,增丹参以涵濡,去川芎之温窜,减甘草之缓腻,称为"女科调理方之首选"。另外如《饲鹤亭集方》玫瑰膏治月汛不调,《普济方》宁志膏治妇人经血过多、心神不宁;《产乳备要》地黄膏疗妇人血气衰乏,经气不调,虚烦发热;《仙拈集》花鞭膏以水红花、马鞭草为主药,疗妇女月经闭结,腹胁胀痛欲死;《医宗金鉴》夏枯草膏治疗妇人忧思气郁、肝旺血燥、癥瘕积聚之症等,并包括经行种种病症。《医便》名方龟鹿二仙胶也出现在这一时期,填精益髓,大补气血,并治男妇虚损不孕。此期膏方专著虽不多,但逐渐开始在方书中占有一席之地。

近现代时期妇科膏方组方配伍、辅料选用、临床运用都已发展完备。如上海的丁甘仁、祝味菊、蔡香荪、严苍山、秦伯未、程门雪、陈道隆、黄文东、颜亦鲁、颜德馨等名家均有不少妇科膏方医案传世。其中以名医董漱六编著的《秦伯未先生膏方选集》为佼佼者,其中妇科病案占半壁江山,为近现代膏方之先驱,后世学膏用膏者或多或少都受其影响。《颜德馨膏方精华》一书亦论及妇科,组方精当。沪上朱氏妇科有朱氏奇经膏、健壮补力膏调理经带等疾,尤以奇经膏从奇经八脉论治,治疗诸般带下虚损之证,临床每见奇效。《朱南孙膏方经验选》则为一人一方一案,药更精专。李祥云《妇科膏方应用指南》更涉及疗效反馈。另外,还涌现出一批指导性膏方书籍,如《中国膏方学》《中医膏方治病百问》等。胡国华近年来主编的《海派中医妇科膏方选》《江南中医妇科流派膏方精选》,也得到广泛传播。

第二节 女性生理病理

一、女性生理特点

女性有经、带、孕、产、乳的生理特点。经指月经,月经的产生是肾、天癸、冲任、气血作用于胞宫的结果。《素问·上古天真论》曰:"女子七岁,肾气盛,齿更发长;二七而天癸至,任脉通,太冲脉盛,月事以时下,故有子⋯⋯七七任脉虚,太冲脉衰少,天癸竭,地道不通,故形坏而无子也。"天癸对冲任发挥重要作用,"任脉通,太冲脉盛"是月经产生的中心环节。气血是化生月经的基本物质,脏腑为气血之源,肝藏血,主疏泄,脾统血,为生化之源,肾藏精,精化血,肺主一身之气,朝百脉而输精微,故五脏安如,气血调畅。在督脉的调节和带脉的约束下,则血海按时满盈,经事如常。带指带下,生理性带下是体内津液之一,为水谷所化生,与肾关系密切。带下增多,色泽异常,则为带下病。孕即妊娠,这一时期脏腑经络的气血下聚冲任用以养胎,而母体则处于阴血偏虚状态。产即生产,由于分娩的产创和出血,阴血骤虚,阳气易浮,多在产后 1~2 日有轻微发热、恶寒自汗出等阴虚阳浮的症状。除此,在产后数日内,因胞宫尚在收复过程中,下腹部常会发生轻微的阵痛,按之有块,同时伴有余血浊液从阴道排出,称为恶露。乳即哺乳,新产妇在产后 1~2 日可挤出乳汁,即为初乳,约 1 周以后即变为熟乳。在哺乳期产妇精神舒畅,营养充足,乳房清洁,按需哺乳,对提高乳汁的质量很重要。哺乳可反射引起宫缩,有利于子宫复旧。

二、妇科病病因病机

人体健康的条件是阴平阳秘,阴阳相对平衡,如果人体相对平衡被破坏就会出现病态,产生经、带、胎、产的异常。引起疾病因素错综复杂,但不外乎个体素质因素、饮食疲倦内伤、跌倒闪挫引起的外伤、喜怒哀乐引起的情志变化，相互传染病邪、疫病，气候异常的风、寒、暑、湿、燥、火等因素。

1. 病因　病因虽有多种多样，如六淫、七情、饮食、劳逸、房室、外伤、体质因素，但妇女经、孕、胎、产与气血密切相关，在六淫邪气中，以热、寒、湿较易与血相搏后形成经、带、胎、产等疾患。如热扰冲任，可出现月经先期、月经过多、崩中漏下、胎漏、胎动不安、产后发热、恶露不绝等。如经期、产褥期调护不当纳凉饮冷、冒雨涉水，或由于素体阳气虚衰，气候寒凉，无以防护，均可致月经量少、闭经、痛经、胎动不安、产后身痛、不孕等。七情等精神因素可以引起人体阴阳失调，气血不和、脏腑气血功能紊乱而发生妇科疾病，女子为多气多郁之体，阴性偏执，易伤于气，如肝郁气滞，气郁不达，气滞血瘀导致闭经、痛经、不孕；暴怒伤肝，气逆化火导致经期吐血、头痛、崩漏；惊恐气陷，冲任失固，带脉失约导致带下、胎漏、胎动不安、堕胎小产等。饮食失节，过冷过热，过饥过饱都会损伤脾胃、气血而引起疾病，如过食辛热助阳之品，可使冲任蕴热，迫血妄行导致月经过多、崩漏等。过食寒凉，或使血为寒凝，或使脾阳受损，聚湿生痰，冲任受阻，而发生痛经、闭经、白带等。若饮食太多、不及、无规律，或饮食不洁，皆可损伤脾胃功能，导致气血亏虚，而致月经量少、不孕、产后眩晕、缺乳，脾胃虚弱使脾失统血，胃失和降，还可发生崩漏、恶阻、胎漏、胎动不安等症。妇女房事不节，早婚多产，或过多堕胎或人工流产，亦容易耗损气血，伤肝肾，损冲任，会引起月经病、带下病、盆腔炎、流产、子宫脱垂诸病。

2. 病机　脏腑功能失常、气血失调、冲任督带损伤，是导致妇科疾病的主要病机。尤其肝脾肾与妇人生理病理有着密切的关系。肾阴不足，冲任失养，可见月经后期、月经量少、闭经；阴虚生内热，虚火妄动，则胎漏、经行发热、经行吐血；肾气虚衰，冲任失固，则发生崩漏、带下、胎漏、堕胎、不孕；肾阳虚，胞宫失于温煦，可见宫寒不孕、性欲淡漠，或月经过多、妊娠水肿等病症。肝气郁结，气机不畅，冲任受阻，则可导致痛经、闭经、经前乳胀痛及情志异常症状；肝郁化火，肝火上炎，迫血妄行，可致月经量多、月经先期、经行头痛、崩漏。肝血亏虚，肝阳上亢，致先兆子痫，产后痉证。脾胃损伤，化源不足，气血虚弱，血海不盈，可致月经后期、月经量少、闭经、胎萎不长；脾气虚弱，不能运化水湿，水湿内行，可见经行泄泻、经行浮肿、妊娠水肿、带下；脾虚而为痰湿，阻塞冲任致闭经、不孕；脾气虚弱，统摄失职，冲任失固，致月经过多、经期延长、崩漏、胎漏。妇人以血为用，经、带、胎、产、乳又易于耗血,致使机体处于血不足,气偏盛的状态。气血相互为用,气病及血,血病及气,若血病及气,病在血症,有血虚、血瘀、血热、血寒。病在气分者,有气虚、气陷、气郁、气逆之分。血虚可见月经量少、月经后期、闭经、不孕等症;血瘀则导致痛经、闭经、崩中漏下、异位妊娠、产后腹痛、不孕;血热可见月经先期、经期延长、崩漏、胎漏、产后发热等症;血寒可致月经后期、月经量少、痛经、产后腹痛;气虚可致月经先期、量多、崩漏、胎漏、子宫脱垂;气滞可见月经先后无定期、痛经、经行乳胀、闭经、不孕。

三、女性体质特点

妇人经、孕、产、乳以血为用,多见阴血亏虚,故补虚为妇科膏方之大法。临床妇人之体质,体虚者多有之,然兼血瘀、兼痰湿、兼气滞、兼热毒者亦多。膏方临证在长期应用以调整体质偏颇时,尤需仔细辨治。如阳虚质,临证多见经血淋漓,色淡,质稀,小腹隐痛,喜压喜按,带多质稀,婚后不孕,畏寒肢冷,小腹冷痛,腰膝酸软,小便清长,大便稀溏,舌淡边有齿印,苔白,脉沉细。如阴虚质,临证多见经事紊乱,色红,量多,或见经间期出血,更年期综合征,潮热盗汗,五心烦热,烘热汗出,舌红,苔少,脉细数。如气虚质,临证多见经事紊乱,量多,色淡,质稀,带多质稀,子宫脱垂,流产,滑胎,面色㿠白,自汗,神疲乏力,动则气短,纳呆,便溏,舌淡,苔薄,脉缓。如血虚质,临床多见经事紊乱,后期,量少甚或闭经,面色萎黄,神疲乏力,头晕心悸,唇舌淡,脉细无力。如血瘀质,临床多见经行不畅,痛经,闭经,崩漏,色紫暗有块,经行头痛,产后腹痛,恶露不尽,舌质紫有瘀斑或瘀点,脉沉涩。如痰湿质,临床多见月经紊乱,闭经,多囊卵巢综合征,癥瘕积聚,带多质稠,体胖,嗜睡,胸闷泛恶,舌体胖,苔白腻,脉滑。

第三节　妇科膏方组方与注意事项

一、平衡标本正邪

妇科疾病多虚实夹杂、本虚标实。如慢性盆腔炎治则应遵循"大积大聚,衰其大半而止"和张洁古"养正积自除"之说,标本兼顾,在清热、利湿、化瘀的同时,加入扶正固本之药物。又如月经量少多为气血交亏,在大堆补益气血药中也必须兼顾活血通经的药物,以使补而不滞,气血调畅。在治疗中要分清虚实之轻重缓急,不足者补之以复其正,有余者去之以归其平。临证处方要抓住疾病本质,审时度势,平衡标本正邪。如秦伯未说:"膏方非单纯补剂,乃包涵救偏却病之义。"

二、平衡气血阴阳

妇科重补肾,补肾先别阴阳。即效法张景岳"阴中求阳""阳中求阴""精中生气""气中生精"之治则,如不孕症之主因乃肾气不足,其中肾阳之不充致使生殖功能减弱或障碍是疾病根本所在。但治疗中均取阴中求阳之法,以助阳药配滋阴药为方,旨在阴实而阳充。

三、平衡升降动静

女子阴性偏执,易使肝失疏泄而致气机升降出入失常;而气能生血、行血、摄血,疏肝理气、调畅气机是妇科常用之法,且调血诸法皆以调气为先,动则运行周身,静则守中而神藏,贵在有序平衡,动静相宜,使之补而不壅,涩而不滞,行而不散,清而不凝,温而不燥,升降平衡。气者为至灵、至捷、至活之物,用药当注重"轻"字,处方时要考虑各脏腑的生理特性及药物的升降动静不同。如肾在下药宜重;肺位高而药宜轻;脾胃中焦为升降之中枢,宜平调升降,使清阳升,浊阴降。

四、顾护脾胃运化

脾胃为后天之本。妇科疾病多为肾虚,补肾气、填肾精之药多滋腻而易碍脾胃;又有胃肠素薄之人不耐苦寒及养阴之品。如不加留意,则滋补之功尚未显现,而痞满、腹胀、泄泻诸症迭起。所以开具膏方时常在滋腻药中配砂仁、焦楂曲、谷芽、麦芽、鸡内金等消导运化;补气药中参以陈皮、枳壳、川楝子、佛手以免参芪之横中;胃肠虚弱者避免使用大黄、石膏等苦寒药,养阴药中注意生地、玄参等易引起腹泻,可加入茯苓、豆蔻、扁豆、乌药等健脾益胃药物,以平和为度。

五、应用注意事项

膏方多适用于有慢性疾病、身体虚弱、体力消耗透支过多,难以自身恢复者或虽无明显疾病而体质下降者,病后、手术后、出血后处于恢复阶段者。而体质健壮者、急性或感染疾病者、自身免疫病球蛋白和抗体升高者、慢性疾病发作期和活动期以及胃痛、腹泻、胆囊炎、胆石症发作者当忌用。在服用膏滋药发生各种急性感染时,或发生胃炎胃痛、腹胀、腹痛、腹泻时,或情志抑郁、气郁化火时,或邪气壅实、闭塞不通、实热内盛时,需要暂时停止服用。待全身症状消除后才可以继续服用。

妇人服膏时除通常的忌口外,还应强调以下注意事项:① 开膏方前最好做妇科检查,如宫颈涂片、B超、内分泌、肝肾功能等明确诊断,为开膏方提供一定的理化依据。② 妇科疾病多为慢性病,服膏方时应关注病情变化。如服消瘤软坚膏方期间经量突增,应先做检查,注意肌瘤有无突然增大、变性等,再考虑停服或加服其他止血药或其他必需的治疗手段。而服痛经膏方期间,痛剧也可加服调经止痛汤剂。③ 妇科常规应一年体检一次,个别要一年二三次,如癌症术后的常规检查。如子宫肌瘤患者当每3～6个月复查一次。卵巢囊肿、子宫内膜异位症及癌症术后都应常规坚持检查。不可认为服用膏方,就不做检查。④ 妇女有经、孕、产、乳四期生理特点变化,服膏需多加注意。如服调经种子的膏方期间,应注意月经周期并监测基础体温,如怀孕应停服原膏方,以免引起流产,要依据辨证,改用安胎之剂。

妇科病诊治一般按月经周期调治,3 个月为 1 个疗程,需要多个疗程不等,一般来说治疗周期较长,即使服用膏方也不是服 1～2 次即可奏效,而是要持之以恒,切忌浮躁、急于求成。

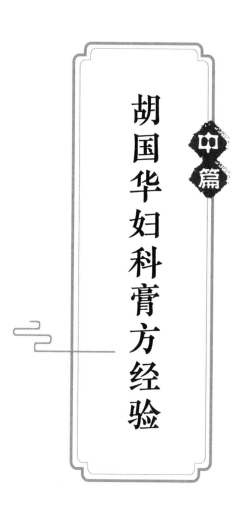

中篇

胡国华妇科膏方经验

第三章
妇科膏方施治原则

一、四诊合参

《外科大成》卷一曰:"凡阅人之病,必先视其形色,而后与脉病相参,诚识于始,以决其终,百无一失矣。"丹溪言:"欲知其内者,当以观乎外;诊于外者,斯以知其内。盖有诸内者形诸外。"中医四诊在实践中缺一不可,不可偏废。朱氏妇科认为女子疾患多隐蔽深奥、变化难测,故临证更强调四诊合参。胡国华强调四诊合参需见微知著,透过现象探究证之本源。通过望诊辨识禀赋强弱及预后,闻诊以了解患者性格急缓、情绪变化,问诊详解病因病程,切诊不惟求脉,亦重视乳房、腹部等触诊。

(1)望诊可观全局,以望神、望形、望舌为重点。望神通过观察患者目光神采、形体总体判断病情轻重缓急,望面色了解患者气血盛衰,望舌观测脏腑经络虚实。"望而知之谓之神",可通过观察色泽荣枯测脏腑气血的盛衰。而神色以面部红润、明亮、含蓄隐隐为佳。再联系八纲掌握病变性质,如面见赤色,则面目红赤为实,两颧潮红、嫩红为虚;面见青色,则清冷灰暗为寒,面色青赤为热。望目之神,既要看两目有神无神,明亮还是浑浊,还要注意其形态色泽,如目胞水肿多为风邪犯肺或脾虚湿阻,目赤充血多为心肝火旺,目睛及眼睑淡白少泽多为血虚,目眶黯黑多属寒凝、痰瘀、肾亏。望形可判断虚实,如闭经患者形体肥胖多毛,多属痰湿阻滞;形体瘦弱多属肝肾气血不足;扶腰或按腹多有腰痛或腹痛。望舌重在观察舌质、舌苔、润燥、舌体,从中观测脏腑虚实、气血盈亏、病邪性质及浅深。如舌质淡红为平人,淡白为气血亏虚,边尖红多为心肝火旺、热盛伤阴,舌下青紫为血瘀之象;舌苔薄白润为常人,白为寒,薄白而干为津伤,薄白而滑为寒湿,苔厚白为湿浊、痰饮,苔黄腻为湿热内蕴,黄厚腻为湿浊痰热胶着;黄而干燥为燥热伤津。同时要注意病机有错综间杂,如舌苔黄白相兼多为寒热错杂或表里同病,舌质光红而少津多为气阴两伤。观察舌体形态亦是重要环节,如察老嫩可辨邪实或正虚,胖瘦可辨阴虚、阳虚或水湿,舌有裂纹为精血亏耗,舌边齿印为阳气不足、痰湿内蕴等。察舌需细致入微、综合分析判断,提高辨证准确性。

(2)闻诊以佐辨证。通过闻患者之声音、气息之变化,观察患者之性情偏好、病之轻重缓急。如听其声,突发嘶哑失音多为外感实邪;悲伤欲哭、语调低微或喃喃自语、善叹息多为心气耗损、肝气郁结;少气懒言或不足以息、声低气短多属气虚;呻吟不止多有痛证;常喉中痰鸣或咳痰阵作多有痰湿壅阻;口出酸腐臭气为胃肠积滞;言语急躁焦虑多有肝火偏旺;欲言又止必有隐情;声高气粗者多正气尚足;语声低微怯弱者多正气已虚。可见闻诊亦可辅佐以辨表里、虚实、寒热。

(3)朱氏妇科认为四诊以问诊为重,朱氏先祖曾仿照张景岳的《十问歌》,制定妇科十问要诀。① 问诊贵在周详。女性患者有诸多隐幽细微之疾患,不细问难以探索究竟。故要紧紧围绕主诉,有目的地重点探问,突出询问主要症状和体征,探究症状特点,如疼痛需要详细询问痛的部位、性质、发作的时间、痛的诱因及缓解因素等。同时兼症必问平素性情、睡眠、饮食、劳逸、大小便、白带、疼痛等情况,方能审证明了,辨证精准。② 询问有技巧。妇科问诊尤其要讲究方法和技巧,女性多有不愿为外人所道的隐情和顾忌,故对初诊者需反复探究询问疾病之起因,言语要设身处地为患者考虑,亲切平和,避开无关之人,切忌误导和暗示,换位思考给患者以信任感,了解患者常用的避讳委婉用语,抓住其最关切处,使真实病情得以显露。③ 因时有侧重。对不同年龄患者的问诊要有所侧重,如室女经病重在了解其素体禀赋和月经情况,已婚妇人除经、孕、产乳外,尤应了解房事情况,尤其对月经后期、闭经或漏下不止的病因过程,要详加探究,结合西医检测,与早孕等相鉴别。围绝经期妇女除了了解月经失调情况,还要详细了解情绪变化、潮热汗出、睡眠饮食等情况。

(4)切诊脉触并参。胡国华秉承朱氏妇科脉诊精要,提出脉诊以辨虚实、辨气血、辨脏腑、辨预后的思辨观点:一是凭脉辨虚实。如经期将至或月经来潮脉多滑利,若脉见弦滑数者,则为实证血热,可见月经先期或过多;如脉弦紧或沉弦,则多寒滞或肝气不舒,亦为实证,可见于月经先后不定期;若关脉沉细或沉迟,多属血虚或阳虚之虚证,可见月经后期或量少。如带下,脉象滑数或弦数多属热、属实,脉沉迟者多属虚、属寒。妊娠尺脉必滑数而按之不绝,若孕妇虚弱,则脉象多细滑。二是凭脉辨气血。女子以血为养,经、孕、产、乳皆由血所主,血气充盛方能经水通调,摄精成孕。女子诊脉,左为阴,右为阳,左属血,右属气。若两脉细缓,多属气血不足;若女子右手脉明显大于左手脉,多为气有余、血不足之象,宜疏肝养血。痛经见脉沉细,多属气血两虚,可补肾益气,温养气血冲任;若脉见细弦,多属瘀阻胞中、气血冲任瘀滞,治可活血化瘀,疏利冲任。三是凭脉辨脏腑。妇人两尺脉弱,重按则隐,多属肾虚血弱;若两尺脉弱,左手脉旺,右手脉缓,则属肝旺肾虚之象;若见两尺脉盛,左关脉大于右关脉,多属肝旺脾虚;子宫腺肌病症见脉细弦数,属肝旺血热,湿热夹瘀交阻;盆腔炎见脉细弦,属湿热蕴阻冲任,肝肾耗损;产后身痛见左脉弦细,右脉弦浮,属冲任损伤,肝肾耗损;崩漏见左寸关弦略数,右脉弦细,两尺重按则隐,多属肾虚肝旺,冲任固摄乏力。四是凭脉辨转归。强调脉诊不但"凭脉辨证",还要认清疾病的演变与转归。察脉要审明疾病进退深浅。脉象变化可反映邪正力量之消长,在推断患者预后方面有重要意义。邪正消长所产生的虚实变化可以通过脉象的有力无力表现出来。脉由实变为虚而无力多为正气转为不足,而脉转实而有力多示正气渐充。若久病见虚弱之脉,乃脉证相符,病亦可逐渐向愈;若久病虚劳、失血或久泄久痢而反脉实有力,属脉证相悖,提示邪气亢盛,正气虚衰。妊娠脉象尤应重视尺脉,若妊娠脉弱,尺脉尤甚,应防其胎堕;妊娠脉滑从容和缓,若六脉俱全则胎安无事,若妊娠脉疾,多属胎热之象,宜及早滋肾清热,养血安胎。如治虚证闭经,脉象由沉细转为弦细或稍流利见滑,伴带下增多、双乳或小腹作胀,多为临经之兆,治可由静守转为通利。

（5）切诊单凭切脉有时亦难全面判断病证,此时胡国华主张对痛经、腹痛、经行乳胀、子宫肌瘤、盆腔炎等患者应用乳房触诊、腹部触诊及进行妇科体检。如对乳房疾病触诊以辨虚实,乳胀一般经前为实,但触诊若扪之松软平坦,无结块,不拒按者仍多为虚;扪之硬实饱满,乳头坚硬,拒按多块,经行则减,多为冲任瘀滞之实证。腹诊可以用手掌或手指切触腹壁,检查腹壁坚软、温凉、积块、压痛等情况。若觉腹中积块,应诊察小大、形状、硬度、活动度、喜按拒按等情况。如坚硬而推之不移、活动度差,多属恶疾;质柔软可移动、触痛不甚,多为气滞;妊娠腹痛按之腹皮绷急、压痛、反跳痛,多为宫外孕;脐中及其周围触之应手,动而尤力,多属冲任气虚。总之腹诊于妇科临床亦颇有意义。

二、辨证组方

妇科膏方有其特殊性,临证需遵循妇女的生理病理特点。女性以血为本,以血为用,易出现气血不足的"血虚"之证,病理则有经、带、胎、产的不同。月经是在全身脏腑、经络、气血的协调下周而复始,经汛如常,形成定期藏泄的节律。妊娠期阴血下注胞宫以养胎,阴血亏虚,阳气偏亢;胎儿阻滞母体气血运行,易气滞痰阻;产后阴血不足,瘀血内阻,易虚易实。妇人经孕产乳多耗伤阴血,易感受寒、热、湿邪,挟癖而侵。膏方也要辨证施膏,当"有时病,用是膏"。

妇科膏方重在调治,妇人经带胎产和杂病皆可用膏方调治。膏方攻补兼施、扶正祛邪,以调整阴阳、补益气血、调经促孕、除湿止带、消瘤散结、祛病强身、抗衰益寿。尤对月经失调、带下病、盆腔炎、子宫肌瘤、卵巢囊肿、围绝经期综合征、早衰、不孕、产后病、术后、放化疗后的调理更是膏方所擅长。

妇科开膏方,要诊断明确,病证结合;注重气血互补,阴阳互生;用药应通补兼施,气机灵动。妇人经孕产乳以血为用,多见亏虚,故补虚乃妇科膏方之大法。但虚有气血阴阳之分,脏腑冲任之辨,妇人纯虚者有之,然兼瘀、兼痰湿、兼气滞者偏多。兼气滞则多见月经紊乱先后不定、经行乳胀、痛经;兼血瘀,多见经行不畅、痛经、闭经、崩漏、色紫暗有块、经行头痛、产后腹痛、恶露不尽,舌质紫有瘀斑或瘀点,脉沉涩;兼痰湿,多见月经紊乱、闭经、多囊卵巢综合征、癥瘕积聚、带多质稠、体胖嗜睡、胸闷泛恶,舌胖苔白腻,脉滑。临证当仔细辨识。

妇科疾患与肝、脾、肾三脏最为密切,治疗应以肝肾为纲、重视脾胃并调。临床力求肝、脾、肾三脏的动态平衡,纲举目张,有章有法,从整体出发,探究疾病动态的病因病机,做出正确判断。膏方调治对象多为慢性病,需长期服用,因此处方用药力避偏颇,不能补益太过而恋邪,攻邪过猛而伤正;不能偏温热而动相火,偏寒凉而败肠胃;滋腻太过而碍运化,升散太过而精髓不藏。尤其妇人有经、孕、产、乳的生理特点,易耗血伤气,故必须注意组方之平衡调和。

三、肝肾为本

1. 益肾为本　肾为先天之本、天癸之源,与妇女生理病理关系密切。冲任二脉源于肝肾,故肾气旺盛则女子生长发育、月经、孕育之生理正常。古人有"少年治肾、中年治肝、老年治脾"之说。因肾气之盛衰乃人体生长发育的根本,女子在青春前期和青春期,肾气未旺,冲任亦未盛,机体发育还未成熟,如受病邪侵袭则易伤肾气,影响冲任之脉的通利和充盈,引起月经诸疾,故青年女子一般以补肾为主。至于中年治肝、老年治脾,也是相对而言,有时也应兼顾及肾。如肾阴不足、冲任失养,临床见月经后期、月经量少、闭经;若肾阴亏虚而生内热、虚火妄动,则胎漏、经行发热、经行吐血;若肾气虚衰、冲任失固,则崩漏、带下、胎漏、堕胎、不孕;若肾阳虚损、胞宫失于温煦,可见宫寒不孕、性欲淡漠或月经过多、妊娠水肿、带下清稀等症。故补肾应为妇科首要。胡国华滋肾养阴、填精益髓多用生地、熟地、山茱萸、阿胶、女贞子、桑椹、墨旱莲、制黄精等;心肾不交则交通心肾,常用首乌藤、合欢皮、百合、茯苓、茯神、远志、石菖蒲等;温补肾阳常用淫羊藿、巴戟天、肉苁蓉、石楠叶、菟丝子、鹿角霜、补骨脂、制附片等;益肾强腰常用续断、杜仲、桑枝、桑寄生、狗脊等。

2. 调肝养肝　"女子以肝为先天",肝为藏血之脏,司血海而与冲脉相通。肝又主疏泄,体阴而用阳,喜条达而恶抑郁。如情怀不畅,肝气郁结,气机不畅,冲任受阻,则可导致痛经、闭经、经前乳胀痛及情志异常症状;肝郁则气结,郁久则化火,肝火上炎,迫血妄行,可致月经量多、月经先期、经行头痛、崩漏;肝血亏虚,肝阳上亢,致先兆子痫、产后痉证。中年妇女由于经孕产乳等数伤于血,易致肝血偏虚、肝气偏盛,故调肝养肝就更为重要。常用养肝调肝法可归纳为八法。
① 若肝郁气滞、木失调达而致月经先后不定、痛经、恶露等病,伴有胸闷太息、双乳作胀、脘腹胀痛、心烦易怒诸症,常用疏肝解郁法,方以逍遥丸化裁,常用柴胡、青皮、八月札、广木香、制香附、川楝子、白蒺藜、乌药等。② 若肝气郁结致乳房结块、胀痛等,常用疏肝散结之法,常用海藻、昆布、橘核、橘络、广郁金、陈皮等。③ 若肝经实热、肝火偏旺而致胁肋胀痛、头晕头痛、心烦易怒、口苦咽干、尿黄便秘等,治则清肝泻火,方多用龙胆泻肝汤、羚角钩藤汤之类,药用桑叶、野菊花、黄柏、栀子、黄芩、生地、牡丹皮、野菊花、地骨皮等。④ 若肝经湿热而致带下色黄、

质黏稠、气味臭秽、口苦咽干、外阴瘙痒等,治宜清利肝经湿热,药用泽泻、黄柏、车前草、赤芍、蛇床子等。⑤ 若因肝阳上亢、肝风内扰而致头晕目眩、面红目赤、产后发痉、经行头痛等,治宜镇肝息风,常用方为镇肝熄风汤,常用药有生龙骨、生牡蛎、夏枯草、泽泻、白芍、生石决明、制龟甲等。⑥ 若肝血不足、木失涵养而致月经过少、闭经、月经后期、经行头晕、滑胎、产后乳汁过少等,治宜养肝益肾,药用四物汤、调肝汤化裁,常用药有当归、生地、白芍、枸杞子、女贞子、鸡血藤、丹参、川芎等。若因肝血不足而致的失眠多梦、月经量少、闭经、崩漏、滑胎、脏躁等,治宜滋养肝阴,方用杞菊地黄丸、一贯煎等,常用药有生地、天冬、麦冬、枸杞子、山茱萸、阿胶、怀牛膝、制何首乌、女贞子、桑椹等。⑦ 若因肝阳不足、阴寒凝滞,临床症见少腹冷痛、经行头痛、呕吐涎沫、痛经、闭经等,常选方为暖肝煎、温经汤等,常用药物有吴茱萸、肉桂、小茴香、干姜、胡芦巴、巴戟天、乌药等。⑧ 若肝火犯胃而致妊娠恶阻、呕吐酸水、脉弦滑等,治宜清肝和胃,方用左归丸,常用药有黄连、半夏、吴茱萸、竹茹等。

四、脾胃并调

胡国华临床注重健脾和胃。脾为后天之本,气血生化之源,又主统血。妇女经、带、胎、产、乳均与脾胃有密切关系。妇女脾胃功能正常,则血海满而月经如期,胎孕正常。脾胃损伤,化源不足,气血虚弱,血海不盈,可致月经后期、月经量少、闭经、胎萎不长;脾气虚弱,不能运化水湿,水湿内行,可见经行泄泻、经行浮肿、妊娠水肿、带下;脾虚而为痰湿,阻塞冲任致闭经、不孕;脾气虚弱,统摄失职,冲任失固,致月经过多、经期延长、崩漏、胎漏。故健脾和胃亦为妇科病重要治法。特别是老年妇女经断前后,肾气已衰,气血俱虚,全赖水谷滋养,此时补脾和胃以资化源,就更为重要。但具体治法应本着虚者补之、滞者行之、寒者温之、热者清之、陷者升之、逆者平之等辨证施治的总原则。若脾胃虚弱所致月经先期、崩漏、量多,伴神疲乏力、倦怠懒言、舌胖有齿印、苔薄白、脉细缓者,则健脾益气,常用四君子汤、参苓白术散等;若为脾虚湿盛所致的闭经、形体肥胖、呕恶痰多、胸胁满闷等,治宜健脾化湿,药用六君子汤加苍术、半夏、陈皮、茯苓、薏苡仁等;若夹积滞,则再配伍山楂、麦芽、谷芽等健胃消食之品。

尤其在开具膏方时,应时刻注意顾护后天之本,常于滋腻之品中配砂仁、生山楂、谷芽、麦芽、陈皮等以消导运化；养阴药中酌加茯苓、白扁豆、山药等健脾益胃，活血药中酌加益气健脾之药使气行则血行；在补气药中酌加陈皮、枳壳、川楝子、广木香等以免补气药物阻滞中焦之弊；胃肠虚弱则避用大黄、黄连等苦寒之药。

五、气血同治

气为血之帅，血为气之母，血气相互资生、相互依存，血行气亦行，血脱气亦脱，反之亦然，气行则血行，气滞则血瘀。故有"血之与气异名而同类也"。女子因经、带、胎、产、乳而常处于气血虚弱之状态，气血相互影响，气滞则血滞，血瘀亦会导致气滞。在月经的产生机制中，血为物质基础，气为月经产生之动力，只有气血调和才能经脉流畅，月经如常。如徐春甫《古今医统大全·妇科心境》曰："夫人将摄顺理，则血气调和，风寒暑湿不能为害。"而若气血亏虚、冲任不足，或气滞血瘀、经脉不畅，均可导致月经不调如先期、后期、崩漏、痛经、量少等症。故益气养血、行气活血为常用之法。

临床强调"气以通为顺，血以调为补"。补气与行气、养血与活血兼顾，气血兼顾、通补兼施。以补为主时需补而不滞、通补兼施，因势利导；以通为主时亦不忘益气以养血、理血以通滞。顺气重宣达，行血兼和化，滋血需调畅，益气以柔润。治闭经不尚攻伐，治崩漏不专止涩，用药以理气养血为要。常以参芪四物汤养血和血调经、补气养血，有形之血不能自生，当归补血以载气，黄芪补气以生血，归、芪常配对应用。同时，通补兼施，调畅气血之中的补益药常易壅滞气机，可配疏导健脾理气之药，以防滋腻太过。还常配丹参、桃仁、红花、益母草、茜草、生山楂等活血祛瘀之品；气虚则配黄芪、党参、太子参、白术，气滞则常配柴胡、制香附，肝气过旺则配川楝子、延胡索、郁金、青皮等清泻肝气。

六、疏利冲任

膏方注重疏利冲任气机。《素问·上古天真论》："女子七岁，肾气盛，齿更发长；二七而天癸至，任脉通，太冲脉盛，月事以时下，故有子；三七肾气平均，故真牙生而长极；四七，筋骨坚，发长极，身体盛壮；五七，阳明脉衰，面始焦，发始堕；

六七,三阳脉衰于上,面皆焦,发始白;七七任脉虚,太冲脉衰少,天癸竭,地道不通,故形坏而无子也。"可见冲任二脉对女子一生之生长、发育、成熟、生殖、衰老整个过程都起到重要作用。《医学源流论·妇科论》曰:"凡治妇人,必先明冲任之脉……又云:冲任脉皆起于胞中,上循背里,为经脉之海。此皆血之所从生,而胎之所由系。明于冲任之故,则本原洞悉,而后所生之病,千条万绪,可以知其所从起。"冲为血海,调节十二经及五脏六腑之气血,主经水之常行,可滋养精血;任主胞胎,乃阴脉之海,冲任充盈通畅,气血则和调,经候、胎孕如常。脏腑功能失常、气血失调,可损伤冲任,凡妇科疾病之发生皆与冲任损伤有关。

气滞、痰湿、瘀血、湿热等实邪,均可导致冲任不通,气机不畅,不通则痛。若气机瘀滞则可见经行腹痛、乳房胀痛、月经后期量少、经行先后不定、闭经等;若瘀血内阻,则可致血不归经,冲任受损,而致月经过多、崩漏、经期延长、经间期出血等;邪郁化火可下迫冲任,导致冲任失于固涩而见月经先期量多、崩漏不止、经期延长等;冲任气机迟滞不畅,日久则成痛经、月经后期、闭经、不孕、崩漏、癥瘕等。治则上实者当疏泻之,常用逍遥散、龙胆泻肝汤、丹栀逍遥丸、当归芍药散等理气行滞;以柴胡、制香附、广郁金、川楝子、青皮、八月札、枳壳等疏利冲任,以牡丹皮、赤芍、焦栀子、丹参、川芎等通泻冲任,以二陈汤化痰导滞调冲,以参芪四物汤、桃红四物汤加益母草、茜草、泽兰、鸡血藤等养血活血、调理冲任。

先天禀赋不足、气血肝肾虚损是冲任欠通利的主要原因,有冲任不固与冲任不足之差别。肾虚血热所致冲任不固,可见月经先期、崩漏、期中出血、经期延长等;脾肾气虚所致的冲任不固,可见月经量多、经期延长、崩漏。阴血亏耗所致的冲任不足,可见月经后期、月经量少、血枯经闭、卵巢功能衰退;冲任不足,失于濡养也可发痛经。治以"虚则补之",常用养血滋源、填补奇经之品,常选炙黄芪、炒党参、怀山药、山茱萸、白扁豆、灵芝等健脾益气以生血;用桑螵蛸、海螵蛸、茜草、玉米须、莲须、芡实以固涩止崩;以续断、杜仲、狗脊等固摄冲任;以熟地、制何首乌、枸杞子、覆盆子、菟丝子、制黄精、阿胶等滋养冲任;以巴戟天、淫羊藿、肉苁蓉等温补冲任。胡国华常用参芪四物汤、八珍汤、归脾汤、河车大造丸、当归地黄饮、龟鹿二仙汤等经方化裁以辛甘温补,滋养冲任。临证时,因病有虚实寒热夹杂,可用芳香灵动之品宣畅气机、通利气血,并用甘润平补之品充养冲任。动静结合、疏补并用,方可奏效。

七、清轻灵动

女子性易执拗，使肝失疏泄而致气机升降出入失常，引发诸疾。且调血诸法皆以调气为先，气机升降出入乃吐故纳新之过程，动可周流全身，静可守中藏神，贵在有序平衡，动静相宜。因此条畅气机，用药应力求补而不壅、行而不耗、涩而不滞、温而不燥，使动中有静、静中有动。气乃至灵至活至清之物，用药亦当遵其本性，重在轻盈活泛，勿用大剂猛攻，可免劫阴耗气、伤肝碍脾之弊。处方要考虑脏腑生理特性及药物升降动静。如肺在上，药宜轻；肾在下，药宜重；脾胃居中焦，为升降之枢纽，药宜升降调和，使清阳升而浊阴降。

沪上女性多秉性柔和、身材娇小、轻盈委婉，故膏方时亦讲究用药轻清灵动。"轻"乃用量轻，每味药多在 90～120 g；"清"乃指用调补肝肾之品时，必配合气分用药，使气机通畅、冲任调和，不过用辛香燥烈之品，如因肝失疏泄而致的月经不调、经前乳胀、乳房结节等常择八月札、制香附、广郁金、橘核、橘络、路路通、柴胡、合欢皮、延胡索等疏肝理气、通利冲任，而芳香浓郁之品多辛散香燥，多不选用。健脾益气也不过用辛温或滋腻之品，只选党参、黄芪、太子参、怀山药、白扁豆、灵芝等品，以免耗伤脾阴或困阻脾阳；行气活血不过用三棱、水蛭、鬼箭羽等破气攻伐之峻药，多理气以行滞。"灵动"乃指避免大寒、大热、大温、大补之品，以"通"为旨，谨察阴阳所在而调之，不过用滋腻碍胃之品。膏方多在 28～40 味，再辨证酌加胶类、湘莲肉、核桃肉、黑芝麻等滋养之品，处方平和，疗效卓著。

海派朱氏妇科在膏方治疗中主张乙癸同源、肝肾为纲，在膏方中若用到柴胡、淡黄芩、广郁金、青蒿、夏枯草等疏肝清肝之品，会配以女贞子、桑椹、枸杞子、续断、桑寄生等益肾之品，在滋补肝肾方中会少佐青皮、川楝子等疏达肝气之药。朱氏所创制的"健壮补力膏""怡情更年汤""促卵助孕汤"均为滋补肝肾之良方，在膏方中多有应用。"健壮补力膏"用菟丝子、覆盆子、金樱子、五味子补肝肾、摄精气、固冲任，桑寄生补肝肾、强筋骨，石龙芮补肾强壮，太子参补气，广泛运用于肝肾不足、冲任虚损之崩漏、带下、闭经、月经不调、不孕症、胎漏等疑难杂病。"怡情更年汤"以滋养肝肾之阴的二至丸为主，加巴戟天、肉苁蓉、桑椹加强滋补肝肾之力，紫草、玄参清肝降火，淮小麦、炙甘草健脾养心除烦，首乌藤、合欢皮解郁怡神，治疗围绝经期综合征属肾虚肝旺者；在"促卵助孕汤"中用女贞子、肉苁蓉、桑椹益肝补肾,巴戟天、淫羊藿补肾壮阳,加减四物益气养血调经,辅以石楠叶、石菖蒲、白芍醒脑怡神,共奏益气养血、补肾助精、促卵助孕之效。朱氏妇科强调肝肾在月经周期中的作用,经前肝气偏旺偏重于疏肝理气调经,经后肾气耗损着重补源以善其本。为此朱氏常嘱后学:"此类药物貌似平常,权衡却在因人因时之宜。"朱氏还详细总结了冲任二脉的常用药物,如入冲脉、补冲脉之气的药有吴茱萸、巴戟天、枸杞子、杜仲、甘草、鹿衔草、紫河车、肉苁蓉、紫石英等;补冲脉之血的有当归、丹参、川芎、鳖甲等;木香、槟榔等降其逆;山药、莲子等固其陷。入任脉药有鹿茸、覆盆子、紫河车等补其气;龟甲、丹参等补其血;白果固其陷等。这些经验在胡国华膏方中也有同样鲜明的体现。

第四章
"三调"理念贯穿膏方始终

现代都市女性大多不是营养不足的问题,而是生活不规律、精神压力大、缺少体育运动和营养不均衡,在经、孕、产、乳等生理过程后,引起体内阴阳气血失衡,处于亚健康状态。"药补相宜,治养结合",妇科膏方在其中可以发挥独特的功效。

一、"三调"理念概述

调体、调经、调神,即妇科"三调",是胡国华在朱氏妇科"从合守变"临证思维方法基础上,结合中医强调整体、个体、动态辨证以及形与神俱提出的新理念,贴近妇科临床,执简驭繁,是妇科临证之抓手。

调体,体即体质,体质相对于邪气,即人之正气、抵抗力。也有专家认为,体质是个体在先天遗传和后天获得的基础上表现出的形态结构、生理功能以及心理状态等综合的特质。前人历来重视体质辨证。如清石寿棠曰:"欲诊其人之病,须先辨其人之气质阴阳。"清薛雪曰:"拙见论病先究体质。""凡看病必究体质,勿通套混治。"朱南孙也提出"妇人不孕,先辨虚实",虚实就指体质。胡国华认为,妇科诸病的发生、发展及转归,临证立法处方均与患者的体质密切相关。如何辨体质? 有辨阴阳之体、辨气血盈亏、辨脏腑虚实,也有九种体质辨识等。如前人也有"肥人多痰湿""怪病多痰"之说,更多依据外在证候辨别体质或病邪,如"湿胜则濡泻""湿胜则阳微""因于湿,首如裹"。胡国华辨妇人体质,多以脏腑辨证为主,气血辨证为辅,再细究素体之痰、湿、浊、瘀之邪,如此则条理清晰。如痰湿体质、阳虚体质的女性,易患闭经、月经后期、经行浮肿、经行腹泻、多囊卵巢综合征、肥胖等病症;气虚质女性则易患崩漏、月经过多、月经先期、经行感冒、滑胎、产后多汗等病症;偏阴虚内热体质的女性易患月经先期、经期延长、绝经前后诸症;偏血瘀体质又易患子宫肌瘤、卵巢囊肿、痛经等病症。同样病症不同体质,中医论治显然不尽相同。妇科膏方需从整体入手,故胡国华常以"打底方"的形式先列出调理体质的方药。

调体多从脾肾入手,肾乃先天之本,脾为后天之本。肾藏精,主生殖及人之生长发育,脾主运化,为气血生化之源。精血同源,为女性生殖所必须。胡国华临证十分重视脾胃,认为"四季脾旺不受邪",汪绮石《理虚元鉴》曰"脾为百骸之母"。前人又曰"脾胃乃百病之源""胃气一败,百病难施""人之胃气受伤,则虚症蜂起"。中医强调"人以胃气为本""胃气壮,则五脏六腑皆壮",主张调脾胃以复正气,通过膏方提高人体的抵抗力、免疫力、自愈力。如妇科肾虚者可予左归丸、右归丸、一贯煎、龟鹿二仙等;气血虚弱则选参芪四物、人参养荣、十全大补、归脾丸之类;脾胃虚弱则多以香砂四君、补中益气等方打底,再结合体内实邪如湿、痰、瘀、浊,分别予健脾祛湿、化痰、化瘀、降浊之药。补虚泻实使人之体质恢复平衡。《素问·四气调神大论》曰:"故圣人不治已病治未病,不治已乱治未乱。"膏方是调体之剂,重在"治未病""正气复则邪自退"。

调经,即调月经,月经是女性特有的生理现象,正常有排卵的月经是女性健康的标志。月经失调是其他妇科疾病的常见临床表现。古人谓:女科之法,首重调经。宋陈自明《妇人大全良方》云:"凡医妇人,先须调经。"元朱丹溪《丹溪心法》曰:"经候不调,不能成胎。"明万全《万氏女科》曰:"女子无子,多因经候不调……此调经为女子种子紧要也。"目前在体外受精(IVF)前中医配合调理治疗卵巢功能低下、子宫内膜容受性差致移植成功率低、反复生化流产方面均以调经的方式予以培本抑损。针对各种月经不调,胡国华坚持审证求因、病症结合,治则予调气血、补肾、健脾、疏肝、调冲任、调周疗法,具体治法推崇钱伯煊提出的调经六法:温经、清经、调经、通经、益经、摄经。常用方药如温经选《金匮》大温经汤、艾附暖宫丸、少腹逐瘀汤等;清经用芩连四物汤、良方固经丸等;调经首选逍遥散;通经用桃红四物汤、血府逐瘀汤、朱氏加味没竭汤等;益经多用参芪四物汤、八珍汤、傅青主调肝汤等;摄经常用固本止崩汤、归脾汤等,若虚实寒热夹杂则用朱氏经验方将军斩关汤。有排卵的月经才是正常月经,才能巩固疗效、有生育能力,调经复旧、养卵促卵助孕常用朱氏补肾活血助孕方。

调神,即调情志。负面情绪可引发诸多疾病,七情所伤历来被医家所重视,中医认为,"喜伤心,怒伤肝,思伤脾,悲伤肺,惊恐伤肾"。现代社会女性面对各种压力,极易因情志不遂致机体失调而出现各种妇科疾病,而因病又会致郁,临床常见的月经失调、卵巢早衰、不孕症,尤其是进行辅助生殖前、移植失败、多次流产后心理压力更大,容易出现焦虑、失眠等症。明张景岳《景岳全书·妇人规》曰:"产育由于气血,气血由于情怀,情怀不畅则冲任不充,冲任不充则胎孕不受。"清陈修园《女科要旨·种子》曰:"妇人之病,多起于郁。"精神因素多与心、肝密切相关,在妇科更多责之于肝。如《柳州医话》云:"七情之病,必由肝起。"清叶天士更提出"女子以肝为先天"之说,更是强调妇科从肝论治的重要性。调神重在宁心安神,疏肝解郁,耐心开导,改善情绪。《素问·汤液醪醴论》曰:"精神进,意志治,则病可愈。"胡国华继承朱南孙调肝怡情经验,开膏方调体医治妇科病将调神贯穿始终,常用的调神解郁方如百合地黄汤、甘麦大枣汤、黄连阿胶鸡子黄汤、交泰丸、酸枣仁汤、逍遥丸、朱氏妇科怡情更年汤等,旨在调畅气机、平衡寒热、燮理阴阳、以平为期。

调体、调经、调神三者分而论之,各有侧重,临床诊疗,尤其妇科膏方中更是融为一体,形神合一,不可分割。

二、卵巢早衰的膏方"三调"法

卵巢早衰之调治重在"如放脱水之鱼于江河"。卵巢直接影响女性性功能、肤质肤色和三围体态,卵巢功能减退直接导致面色发黄、体态臃肿、阴道发干和衰老提前。胡国华以补肾活血化瘀为治则大法,平时以汤药为主,"予脱水之鱼涓涓细流",而采用膏方进补则"如放脱水之鱼于江河之水",其效不言而喻。

胡国华遵循《内经》"以平为期"理论,传承朱南孙"从合守变"之中医理论,根据"三调"理论,运用调体首辨脏腑虚实、调经以通气血冲任、调神以畅情怡志,使脏腑气血阴阳平衡,提高卵巢储备功能。"早衰"一词最早见于《素问·阴阳应象大论》:"岐伯曰,能知七损八益,则二者可调,不知用此,则早衰之节也。年四十,而阴气自半也,起居衰矣……"正常女性七七之年,任脉虚,太冲脉衰,天癸竭,地道不通,故形坏而无子,卵巢早衰患者年未至七七,而天癸将竭,胎孕难成。胡国华认为,卵巢早衰病机可分虚实两端。虚证在于脾肾损耗,精血不足,血海亏虚,卵泡运化不足,无法得到优势卵泡。肾阳亏虚,温煦推动减退,则容易造成排卵障碍,脾阳不足,后天气血生化无源,则卵泡发育不良。实证则在于气、血、寒、痰之阻滞,冲任二脉与胞宫相通,女子以肝为先天,肝气不畅,气机不调,则气血失调,瘀血内阻,冲任气滞,亦可导致不孕。故其病机为脾肾不足,冲任气滞,应治以补肾健脾,调养冲任。

运用"三调"理论治疗卵巢早衰,先应调体,首辨虚实,强调审因论治是关键。肾中精元是经水的基石,若肾精亏损,天癸艰于泌至,则会造成月经后期,经量趋少,甚至闭经;肾阴不足,精血难以下养胞宫,则卵泡发育闭锁,卵巢无法产生优势卵泡;肾阳不足,命门火衰,卵泡失于温养,则发育不足;肾气虚衰,推动无力,无法鼓动卵泡排出,则造成排卵障碍。脾胃为后天之本,气血生化之源,经水为血脉津液所化,若脾胃亏虚,津液气血则绝,经血无以化生,血海空虚,无以满盈,且气血是卵泡发育之基石。卵巢早衰根源在于脾肾不足,治疗重调体补肾健脾。膏方中常以杜仲、续断、桑寄生等平补肝肾,二至丸、桑椹等滋养肾阴,淫羊藿、巴戟天、肉苁蓉温补肾阳;党参、白术、茯苓、山药等健脾益气以后天养先天。同时注重药食同补,嘱患者平时多食海参、鲍鱼、鸽子肉、鸽蛋等血肉有情之品,帮助调养体质,优化卵巢功能,促进卵泡发育。

百病始于气结,肝藏血,主疏泄,且气为血之帅,气滞则血瘀,瘀血不畅则胞脉闭阻,冲任受损,月事无以下。乙癸同源,肝为刚脏,若气郁日久化火,则易耗伤精血,无法下养胞宫,难以摄精成胎。故调治女性疾病勿忘调养肝脏,疏肝为调经之大论,若肝气调达,肾气充盈,则冲任脉盛,经调然后胎孕。胡国华常用赤芍、白芍养血柔肝;柴胡、延胡索、生麦芽疏肝理气解郁;制香附行气开郁,引药归经。

卵巢早衰与情志因素密切相关,胡国华认为,治病先治心,精神进,意志治,则病可愈。若求子心切,则愈难怀孕。胡国华时常疏导患者,消除患者焦虑情绪,使其畅情志,静待孕成,药中常加合欢皮、莲子心、百合、茯神等调神之品,也会嘱患者平时多食用百合银耳粥以养心调神。

胡氏止衰方宗《景岳全书》毓麟珠之意,由朱南孙朱氏促卵助孕方化裁而成,由黄芪、党参、丹参、当归、生地、熟地、淫羊藿、鸡血藤、女贞子、肉苁蓉、巴戟天、桑椹、茯苓、茯神、灵芝组成。方中以参芪四物汤(药物组成:党参、黄芪、当归、熟地、鸡血藤)为基础方加丹参、生地,女子以血为用,补血先补气,气血双补有调经之妙;调体以补肾为主,以巴戟天、肉苁蓉、淫羊藿温养肾阳,女贞子、桑椹滋补肾阴;再辅以茯苓、茯神、灵芝健脾宁心调神。于排卵前5日再酌加石菖蒲、石楠叶等祛湿豁痰、怡情促孕之品。全方乃平补之剂,温而不热,补而不峻,暖而不燥,以调达平,共奏益气养血、补肾助情、促卵助孕之效。

三、不孕的膏方"三调"法

女性不孕的病因由卵巢、输卵管和子宫等多因素引起,中医认为女子不孕,除先天病理因素影响外,主要是后天功能失常,气血失调而致冲任病变,胞宫不能摄精成孕,在治则上强调辨证分型论治,循"调经种子"之法,膏方补养与平时周期治疗双管齐下,调治卵巢功能障碍性不孕、输卵管性不孕等,才能促使受孕。

胡国华强调在非经期以调体质为主,结合患者基础性疾病进行加减治疗。多囊卵巢综合征所致不孕症多为排卵功能障碍,基本病因为肾虚导致卵泡发育不良,排出困难,而患者体质多偏痰湿质和阳虚质,故治以育肾温化痰湿为主,常用二至丸(女贞子、墨旱莲)加桑椹、菟丝子、续断、杜仲补肾促卵泡生长,白芥子、胆南星、苍术、石菖蒲等燥湿化痰,促卵泡排出。慢性盆腔炎导致不孕的患者多见偏湿热体质,治疗以清热利湿为主,病久多夹虚夹瘀,加用扶正祛瘀之品,胡国华常用胡氏盆炎汤治疗,常用药物有蒲公英、大血藤、车前草、刘寄奴、延胡索、续断、杜仲、桑枝、桑寄生等,待病情稳定后以补肾促排卵为主。输卵管不通畅者加用路路通、王不留行、桑枝等,有积水则加马鞭草、车前草等。不孕患者伴子宫肌瘤、子宫内膜异位症、卵巢囊肿等,多见血瘀体质,平时治疗以化瘀散结、补肾促排为主,常用四物汤养血活血,加莪蓬、莪术、石见穿、浙贝母等活血化瘀、软坚散结。不孕症排卵期可用巴戟天、淫羊藿、肉苁蓉、菟丝子、覆盆子等温养冲任。如兼有热瘀交阻,冲任阻塞者,则加牡丹皮、赤芍、川楝子、柴胡等清热化瘀、疏利冲任。经前期乳房胀痛以香附、路路通、橘络等疏利冲任。

不孕伴有月经不调者必先调经方能受孕。调经需辨证求因,审因论治,虚则补之,郁则疏之,寒则温之,热则清之。痛经、月经后期、月经过少、闭经属于寒凝胞宫或虚寒者常用温经法,常用方剂为温经汤、艾附暖宫丸加减;月经先期、月经量多者运用清经法,常用固经丸、二至丸、芩连四物汤加减;月经先后不定期,月经量或多或少,属于气滞血郁,以逍遥散、丹栀逍遥散、柴胡疏肝散等加减;痛经、月经后期、月经过少、闭经或妇科癥瘕积聚等属于气滞血瘀者,用行气活血散瘀之通经法,常用桂枝茯苓丸、桃红四物汤、失笑散加减;若为气血不足的不孕多采用补气养血滋阴之益经法,常用圣愈汤、当归补血汤加减;若崩漏属冲任失摄、气虚滑脱所致,常用补气补肾、收涩止血之摄经法,多用二至丸、补中益气丸、四乌鲗骨一蔍茹丸、桑螵蛸散等加减。

胡国华治疗不孕症还尤其注重调神解郁,认为不孕症患者心理压力较大,忧思焦虑过度,从而损伤心血,耗伤心神,影响月经和受孕。不孕症患者常伴有焦虑、失眠、多梦、抑郁等症状,而长期的不良精神刺激会影响卵巢排卵,故治疗在调体质、调经的基础上常加疏肝解郁、养心安神之品,常用药有生麦芽、柴胡、郁金、合欢皮、首乌藤、茯神、生龙骨、生牡蛎、黄连、莲子心、灯心草、百合等,《医学衷中参西录·大麦芽解》谓"(大麦芽)其性善消化,兼能通利二便,虽为脾胃之药,而实善疏肝气"。

四、辅助生殖技术治疗不孕症膏方"三调"法

现代医学发展迅速,以 IVF 为代表的辅助生殖技术解决了诸多不孕症患者痛苦,以中医药辅助治疗 IVF - ET 模式正逐步发展,结合中医药治疗以提高 IVF 的取卵率、妊娠率的临床效果也越来越得到西医同道和广大患者的认同,其中中医膏方的效果功不可没。

人之生殖条件可分为种子、土壤、气候三大因素。精子、卵子质量尤如种子,而子宫内膜(形态、血流、血供等)好比土壤,人之体质、心理因素、免疫等因素为气候环境,三者适宜调和才能孕育成功。中医药干预可以在改善体质、改善卵巢(精子)功能、改善盆腔环境、改善内膜容受性、调节生殖轴、减少流产率、舒畅情绪等诸多方面发挥积极作用。胡国华将此类患者分为 IVF 前、IVF 中、IVF 后三阶段,再结合试管前的基础疾病和试管后新情况综合辨证,制定个体方案。IVF 患者多虚实夹杂,当平衡虚实标本,膏方讲究病证结合,形神合一,扶正为主,整体调节,以平为期。

如排卵障碍,病根在肾虚,肾精亏乏,肾阳不足,无力使卵子顺利排出,当重在补肾促卵。若卵子小难以成熟而致取卵困难,需重在补肾益精,酌用血肉有情

之品,加疏肝理气,可事半功倍。临床常见多囊卵巢综合征患者卵子质量差,取卵后形成胚胎存活率亦低,应在 IVF 治疗前先中药膏方调理。以滋肾温胞,滋养卵子生长,提高胚胎质量以"预培其本",常用女贞子、菟丝子、桑椹、枸杞子、覆盆子、黄精等,再加阿胶、龟甲胶、鳖甲胶,辅以通络之当归、鸡血藤、川芎、皂角刺、路路通促进卵子排出。体胖痰湿者予祛湿浊之石菖蒲、胆南星、白芥子、苍术等。胡国华继承朱南孙经验,常以淫羊藿、石菖蒲、石楠叶、川芎兴奋垂体、醒脑开窍之药以助孕。

如卵巢早衰、内膜容受性差者,应审因论治,多以阴阳并补,用参芪四物汤合左归丸为基础方,参、芪、归、芍补养气血,鹿角霜、淫羊藿、胡芦巴、巴戟天滋养下焦阳气,女贞子、墨旱莲、熟地、桑椹滋补肾阴,菟丝子、枸杞子、覆盆子平补肝肾,再佐以丹参、山楂、益母草、泽兰叶活血调经。移植后的流产多由胚胎质量和母体两方面因素导致,中医辨证多由肾气亏损、气血虚弱或血热血瘀所致。还是需提前 3 个月进行培本调理。

辅助生殖者多见伴器质性基础疾病,如子宫肌瘤、卵巢囊肿、子宫腺肌病、子宫内膜异位症、盆腔炎等。胡国华认为,这些都属中医之癥瘕积聚,虽进行西医辅助生殖,但这些疾病本身,仍会影响 IVF 的取卵率、移植率、成功率,需要孕前干预,病症结合,利用膏方药味多的特点,兼顾调体、调经和祛邪(瘀、痰、浊)。曾有数位患者在胡国华处经中药汤剂、膏方治疗后自然怀孕,患者惊喜万分。患者能坚持不懈,终获奇效。

求助辅助生殖患者心理压力较大,如今高龄也多,多次移植失败,焦虑失眠状态较多,用药应滋肾柔肝疏肝,养心安神,使气机升降有序,舒情怡情以助孕,"调神"的作用也非常关键。同时,胡国华依据移植周期具体情况,一般治疗以 3 个月为 1 个疗程,服一料或二料膏方。膏方讲究以平为期,避免峻猛伤肝碍脾,特别要注重顾护脾胃消化吸收功能,防止用药过热或过寒,膏方中多配莪术、白术、砂仁、炒谷芽、炒麦芽、枳壳、焦山楂健脾消导,促进运化。确定脾胃虚弱、吸收能力差的患者需先用开路方,待胃气恢复再服膏方。

五、绝经前后诸证的膏方调治

妇女在绝经期前后容易出现如烘热汗出、烦躁易怒、潮热面红、眩晕耳鸣、心悸失眠、腰背酸楚、面浮肢肿等症状，称为"绝经前后诸证"。绝经前后诸症的治疗是中医妇科特色之一，分为肾阴虚和肾阳虚，膏方严格辨证论治，活用药物，有独到之效。

胡国华认为，绝经前后诸证病机在于肾虚。此期天癸衰竭，精血不足，冲任受损，营血暗耗，痰气郁结，阴阳失去平衡，肾的阴阳失调常涉及他脏，尤以心、肝、脾诸脏功能紊乱为主。由于精血不足，脏腑失于濡养，则致阴阳气血的偏盛偏衰而出现诸多症状。肾水匮乏，不能上济心火，心肾不交，则出现心悸、失眠、怔忡等症。精血同源，乙癸同源，肾阴久亏则水不涵木，故阳亢化风，肝阳亢盛则出现急躁易怒、紧张激动等情绪变化，或出现头晕目眩、胸胁苦满、失眠、月经异常之症。肾与脾属先后天之本，两者相互充养，脾阳赖肾阳以温煦，肾阳虚衰则火不暖土，脾肾阳虚，脾失健运，则易出现食纳减少、大便稀溏、面目肢体消瘦、水肿、乏力等症状。精血不足，则不能上荣于头面，脑髓失养，则见头晕、耳鸣如蝉之症。肾阴亏虚，阴不敛阳，阴虚内热，虚阳浮越而见潮热汗出、五心烦热。汗出日久，耗伤津气，遇风则畏冷，添衣则又汗出，恶性循环。血虚脏躁，内火上扰，心神不宁，则易出现失眠多梦。故临床以补肾之阴阳为核心，兼以健脾清肝、宁心安神为辅。

针对该病，胡国华常用朱氏妇科怡情更年汤加减，其药物有紫草根、桑椹、女贞子、生地、钩藤、碧桃干、糯稻根、首乌藤、合欢皮、淮小麦、生甘草。全方有滋阴敛汗、清肝益肾、宁心安神的功用。清热解毒、抗癌消肿加白花蛇舌草；凉血断经加寒水石；气阴不足加生黄芪、党参、北沙参；潮热盗汗重加白薇；腰腿酸软加续断、杜仲、桑寄生；周身乏力酸痛加补骨脂、威灵仙；头痛头晕加天麻；视物昏花加枸杞子、野菊花；烦躁加郁金、制香附；经前乳胀加青皮、陈皮、橘核、橘络；口腔溃疡加炒栀子；舌苔厚腻加藿香、佩兰、苍术、炒薏苡仁、炒谷芽、炒麦芽、佛手等；夜寐不安加炒酸枣仁、远志；大便溏薄加白茯苓、白扁豆；大便干结加瓜蒌、柏子仁。

六、慢性盆腔炎的膏方调治

女性盆腔感染后迁延不愈，转为慢性，其症状类似中医所说的"带下病"。慢性盆腔炎常见症状有下腹疼痛、坠胀、腰骶部酸痛、乳房胀痛、心烦、容易疲倦、睡眠质量差等，容易导致很多更严重妇科疾病。《傅青主女科·带下病》认为"夫带下俱是湿证",中医膏方多从补益脾肾、固带止带、健脾化湿、清热化湿等处着手调治。

胡国华治疗本病的膏方强调"渐图调摄,补中有消,消中有补",清热除湿,疏理冲任,扶正祛邪,补其不足,删其有余,提高免疫和卵巢功能,来年体健安康。常用生晒参、西洋参、生黄芪、党参、沙参、炒白术、茯苓补中益气健脾;二至丸加桑椹、菟丝子、覆盆子等滋阴养血补肾;川续断、杜仲、桑寄生、狗脊补肝肾强筋骨;当归、紫丹参、鸡血藤、泽兰叶、益母草、川牛膝养血活血;为防湿热瘀结,加蒲公英、大血藤、车前草、刘寄奴、玉米须等清热化湿;青皮、陈皮、柴胡、延胡索、川楝子、广郁金疏肝理气;心神不宁、夜寐不安加首乌藤、合欢皮、柏子仁养心安神以助睡眠。组方清补结合,气血同治,解毒祛瘀同施,使邪去正复,气血调畅,疼痛得止,诸症自除。

七、产后病的膏方调治

妇人产后"多虚多瘀",常耗气血、损肝肾、伤冲任,临床常见产后月经过少、产后缺乳、产后身痛、产后腹痛、产后大便难等以虚证为主的疾病,需长期调理,适合用膏方调治。产后病调治一要补益气血,陈良甫曾言:"产后元气大脱,新血未生,概以大补气血为主。"急攻不可,峻补也不可,用药之时,同时需注意补而不滞,以防闭门留寇;二是活血行瘀,产后病以多虚多瘀为一大显著特点,活血行瘀时不可忽略养血,使祛邪而不伤正,化瘀而不伤血,若攻邪太过,损伤机体正气,不免南辕北辙;三是顾护脾胃,产妇若能纳谷如常,自然脏腑易平复、气血易和调,因此常酌加调和脾胃、疏理气机之味,以期正气早复。

如治疗月经过少,认为属于虚证之阴血亏虚,使得肝不藏血而失于濡养,肾水匮乏而冲任受损,血海空虚致月经过少,其标为冲任失调,其本为肝肾气血亏虚,治疗注重贯彻朱氏妇科膏方特色,即"乙癸同源,肝肾为纲"。注重调理肝肾,常用药物为巴戟天、肉苁蓉、桑椹、菟丝子、女贞子、枸杞子,这些药归肝肾经,药性平和,阴阳并补,达到"阳得阴助则生化无穷,阴得阳生则泉源不竭"的目的。情志抑郁或烦躁导致肝气不舒者,常用柴胡、川楝子、青皮、郁金、木香,可使肝气调达,并佐女贞子、菟丝子滋肾阴,滋水涵木则肝气条达、冲任通畅;急躁易怒或气郁日久化火致肝火上炎者,常用紫草、玄参清肝降火,佐以菟丝子、墨旱莲、女贞子清肝益肾。胡国华常以参芪四物汤加减为主方补气养血,益母草、泽兰是常用药对,可活血调经。

胡国华在长期临床实践中总结了冲任常用药对,即冲脉气虚者,予巴戟天、肉苁蓉、紫河车、紫石英补冲脉之气;冲脉血虚者,予丹参、当归、鸡血藤、益母草、泽兰补冲脉之血;任脉气虚者,予覆盆子、紫河车、巴戟天补任脉之气;冲任阳虚者,予仙茅、淫羊藿、杜仲、续断、桑寄生、鹿角霜、黄芪补冲任阳气;冲任阴虚者,予鳖甲胶、鹿角胶、阿胶、枸杞子补冲任精血;冲任气滞者,予香附、川楝子、柴胡、川芎疏通冲任;冲任虚寒者,予吴茱萸、炮姜、艾叶、胡芦巴、肉桂温通冲任;冲任血瘀者,予桃仁、红花、川芎、鸡血藤活血化瘀;冲任气逆者,予紫石英、木香、生龙骨、生牡蛎等重镇降逆;冲任不固者,予茜草炭、炮姜炭、海螵蛸、桑螵蛸、金樱子、补骨脂固摄冲任。在产后病治疗中也随证加减。

有产后严重器质性疾病的女性暂时不适合服用膏方。如子宫严重炎症、恶露不净、产后大出血、心脏病、过敏体质等情况,要先进行对症治疗。有些因为生产而出现了体质变化,产后如果有明显的腹泻、胀气,要先进行1～2周的开路方调理,使肠胃功能健运之后,再服用膏方。

第五章
膏方常用药对

———————— ❦ ————————

"药对"又称"对药""姐妹药"。《神农本草经》序例云:"药有阴阳配合。有单行者,有相须者,有相使者,有相畏者,有相恶者,有相反者,有相杀者,凡此七情,和合视之。"当代名医施今墨的药对名满天下。朱氏妇科以善用药对著称,朱南孙认为药对将中医理论、病因病机、中药性味功效有机结合,由博返约、执简驭繁,或相须相使以增其效,或相反相逆而见其功,精而不杂,丝丝入扣,常起到画龙点睛、事半功倍之效。胡国华则在继承朱氏妇科药对基础上加以完善和深化,平素对药对之应用甚为广泛、颇有心得。

一、调和气血类

胡国华临证治疗月经病以调理气血为先,对于气血亏虚、气虚血滞、气滞血瘀等所导致的月经先期、后期、量多量少,痛经,闭经,经行诸症都首先考虑参芪四物汤、桃红四物汤、丹参加四物汤等化裁加减,药对两两相配,相得益彰,疗效显著。

1. 黄芪、当归 功效益气养血。《本草汇言》认为黄芪:"补肺健脾,实卫敛汗,驱风运毒之药也。"《本草纲目》认为当归:"治头痛,心腹诸痛,润肠胃、筋骨、皮肤,治痈疽,排脓止痛,和血补血。"根据"气行则血行,治血先治气"之理,黄芪乃补中益气之要药,当归功效众多,尤适合女性使用,专能补血,气轻而辛,故又能行血活血,补中有动、行中有补,乃血中之要药。两者相合,气血并调,取当归补血汤之意,治气血两虚或气虚血瘀所致各种妇科痛证、闭经、崩漏等。

2. 黄芪、党参 功效补气生血。此药对医家最常用。气虚者补之以甘温，党参性甘平，以补脾肺之气为要，补气以补血生津。《本草从新》："甘平补中，益气，和脾胃，除烦渴，中气微虚，用以调补，甚为平安。"参芪合用，健脾培中、益气升阳，凡脾肾气虚、脾虚失摄所致的月经过多、月经先期、崩漏、带下、子宫脱垂、胎漏、滑胎等皆为首选。以参芪入四物汤为胡国华最常用基本方，可补气生血调经、鼓舞中气，还可与温肾助阳之药同用，治疗脾肾阳虚型不孕，疗效显著。

3. 党参、沙参 功效气阴双补。《本草正义》："党参力能补脾养胃，润肺生津，健运中气，本与人参不甚相远。其尤可贵者，则健脾运而不燥，滋胃阴而不湿，润肺而不犯寒凉，养血而不偏滋腻，鼓舞清阳，振动中气，而无刚燥之弊。"《本草纲目》："沙参甘淡而寒，其体轻虚，专补肺气，因而益脾与肾，故金受火克者宜之。"两药一补阳而生阴、一补阴而制阳，相配则益气养阴之功立显，适用于气阴两虚之崩漏、产后、术后及癌症术后放化疗见乏力羸弱、神疲倦怠、纳呆食少、口渴欲饮、舌红苔少津者。

4. 党参、丹参 功效益气活血。党参性平味甘，具补中益气、健脾益肺之功效，还可增强人体免疫力，胡国华多用党参代替人参之功效。气行则血行，气充则血活，党参益气、丹参活血，两药相伍则有益气活血养血、通补兼施之意。可用于气虚血瘀之痛经、月经后期、闭经、月经过少等，多与养血通经之四物汤合用。兼有瘀滞者则酌加桃仁、红花、益母草、茜草等。

5. 当归、熟地 功效养血活血。两者为四物汤之主药。当归养血活血、补血调经，既可通经又能活络，凡月经不调、痛经、血虚闭经、衰弱贫血、崩漏、产后瘀血等都可用当归治疗；熟地味甘微温，质润，既可补血滋阴，又可补精益髓，乃阴亏血虚之主药。两药相伍，走守兼备，动静结合，乃调治妇人阴血亏虚之血枯、血燥之必备药对。《赤水玄珠》卷二十有"四物加熟地当归汤"，就是四物汤四两再加熟地一两、当归一两，用于月经过少。

6. 当归、白芍 功效养血柔肝。白芍、当归同用，广泛见于四物汤、当归芍药散、当归散、胶艾汤、逍遥散、芍药汤等名方中。《石室秘录》云："芍药平肝，又能生肝之血，与当归同用，更有奇功……此心肝两治之妙法也。"当归为血中之气药，白芍为血中之阴药，两药相配，动静结合，对血虚血瘀均有实效。

7. 益母草、泽兰叶 功效活血利水。泽兰味苦辛，微温，归肝、脾经，有活血利水之功，凡蓄血瘀滞所致月经不调、痛经，常配川芎、当归、香附治疗妇人经产瘀血。益母草苦辛微寒，入心、肝、膀胱经，《本草汇言》谓其："行血而不伤新血，养血而不滞瘀血，诚为血家之圣药也。"两者均有活血调经、利水消肿、祛瘀消痈之功，相须为用，对气滞血瘀或痰湿阻络型闭经、痛经效果显著。

8. 鸡血藤、益母草　功效祛瘀生新。鸡血藤苦泄温通，甘温补益，入血分而走经络，可活血补血、祛瘀通经，为治血虚有瘀之要药。《本草纲目拾遗》曰："治妇女经血不调、赤白带下、妇女干血劳及子宫虚冷不受胎。"益母草则功专入血分，可行瘀血而生新血，为经产要药，故有"益母"之称。两者配伍，祛瘀生新，养新血而无腻滞之弊。

9. 白芍、赤芍　功效凉血柔肝。白芍可养血调经、平抑肝阳、敛阴止汗，常用治肝血亏虚、肝脾不和所致的月经不调、崩中漏下，及肝阳上亢、营卫不和之症。赤芍可清热凉血、活血散瘀、清泄肝火，常用治肝郁血滞之胁肋作痛、痛经、癥瘕腹痛等。白芍偏于养血柔肝止痛，赤芍偏于清热凉血消瘀。两药相合，一散一敛、一补一泻，宜于血虚挟瘀有热之妇女痛经、盆腔炎、癥瘕等。

10. 白术、白芍　功效肝脾并调。二者配伍调和肝脾，白术甘苦温燥，入脾经，可健脾燥湿，助脾胃健运以助生化，使气血充盈而诸疾不生；白芍酸寒柔润，主入肝经，养血敛阴柔肝，两药相合，一阴一阳。白术健脾却无燥湿伤阴之弊，白芍柔肝却无滋腻碍脾之虞，共奏健脾柔肝止痛之功。月经病中可用于月经失调、痛经、经行乳胀、经行泄泻等。

11. 当归、丹参　功效活血调经。当归补血活血，又可调理冲任，为补血之圣药。丹参性苦微寒，活血祛瘀、软坚疏通，能祛瘀生新而不伤正。《本草纲目》："丹参，按《妇人明理论》云，四物汤治妇人病，不问产前产后，经水多少，皆可通用，惟一味丹参散，主治与之相同。盖丹参能破宿血，补新血，安生胎，落死胎，止崩中滞下，调经脉，其功大类当归、地黄、芎䓖、芍药故也。"丹参能通行血脉、祛瘀止痛，广泛用于各种瘀血证，性寒凉又能除烦安神。二者配伍，可补血活血、调经止痛，除用于气滞血瘀型痛经、经闭，在慢性盆腔炎症、输卵管通而欠畅所致不孕症也经常使用本品，以助疏通脉络。

12. 炙乳香、炙没药　功效理气化瘀止痛。《医学衷中参西录》曰："二药并用为宣通脏腑、流通经络之要药。故凡心胃、胁腹、肢体、关节诸疼痛皆能治之；又善治女子行经腹痛，产后瘀血作痛，月事不以时下……虽为开通之品，不至耗伤气血，诚良药也。"两药均入心肝脾经，皆可活血止痛、化瘀生肌。乳香辛温香窜,气味芳香走窜,为宣通脏腑、透达经络之要药,偏调气止痛;没药为行气散瘀止痛之要药,偏活血定痛。两药合用,一气一血,气血兼顾,对气滞血瘀之痛经、癥瘕积聚尤为适用,用量一般各 3 g。

二、疏利气机类

气为血之帅,气行则血行。调治月经病尤其要注意气机的透达、流利、通畅,故胡国华常用柴胡、延胡索、川楝子、制香附、枳壳、广木香、青皮、橘皮、广郁金等品疏肝解郁、清肝泻火,同时配合活血养血之品或滋养肝肾之品,使气机调达、气血调和、阴阳平衡,则诸病不生。

1. 柴胡、延胡索　功效疏肝止痛。两药皆入肝经,可疏肝理气、活血止痛。凡妇女少腹、小腹疼痛,如子宫内膜异位症、盆腔炎、痛经、经行诸症均可应用。柴胡辛散苦泄,善于驱邪解表退热,疏泄少阳半表半里之邪,调达肝气、疏肝解郁。还可升举脾胃清阳之气,常用治肝失疏泄、气机郁阻所致诸痛、血证。延胡索辛散温通,为活血行气止痛之良药,无论何种痛证均可配伍。《本草纲目》谓其能“行血中之气滞,气中血滞,故专治一身上下诸痛,用之中的,妙不可言”。配伍小茴香、吴茱萸可治寒疝腹痛,配伍活血药可用于冲任瘀滞的痛经、腹痛、输卵管通而欠畅者、经前乳胀等。

2. 延胡索、川楝子　功效疏泄郁滞。延胡索辛散温通,能行血中气滞、气中血滞,为活血散瘀、理气止痛之良药;川楝子苦寒降泻,入肝经,导热下行,可清肝火、泄郁热、疏肝止痛。两药相合,一入气分,一入血分,气血并调,行气止痛、疏肝解郁之功效显著,可用于痛经或癥瘕结聚所致腹痛属于气滞血瘀而兼见热象者。

3. 青皮、陈皮　功效调和肝脾。青皮性烈,陈皮性缓,两药同用可调和肝脾,既可疏肝理气止痛,又可消散脾胃瘀滞、消胀除积。常用于妇人肝脾不和所致的痛经、经前乳胀、经行腹泻以及痰湿阻络之闭经、不孕、癥瘕积聚等症。

4. 制香附、川楝子　功效疏理气机。女性素性抑郁或忿怒过度,易致肝失条达、气机不利,气滞血瘀、冲任阻滞,使胞脉不畅、不通则痛。胡国华多用香附、川楝子疏肝解郁、调经止痛,香附疏肝解郁、行气止痛,为血中之气药,李时珍谓之“气病之总司,女科之主帅”。川楝子行气止痛,两药相配用于痛经、子宫内膜异位症、盆腔炎腹痛等肝郁气滞所致诸痛。

5. 制香附、广郁金　功效行气调血。制香附质平和，入肝脾经，善疏肝解郁、调畅气机，其作用部位上行于胸膈，外达于皮肤，下走于肝肾，而重点在肝，为妇科调经要药。郁金味辛性寒，可行气解郁活血。气为血之帅，血为气之母，二药并用，共奏行气调血之功。胡国华常用于气机郁滞不畅、气血瘀滞所致妇科痛证、闭经、经行诸痛。

6. 柴胡、黄芩　功效清肝泄热。柴胡苦平，疏肝开郁，和解退热，升举阳气；黄芩苦寒，清热燥湿，泻火解毒，止血安胎。柴胡泻半表半里之外邪，黄芩泻半表半里之里邪。柴胡升清阳，黄芩降浊火。二药相合，升清降浊，调和表里，和解少阳气机，清泄少阳之邪热。柴胡又长于开郁，黄芩又善于泄热。两药相互为用，既可调肝胆之气机，又可清泄内蕴之湿热。主治经行发热及口苦咽干、胸胁苦满、心烦焦虑等症。

7. 柴胡、郁金　功效疏肝解郁。肝喜疏泄条达，女子以肝为先天，故治病之要在疏肝，柴胡最为常用。郁金味辛苦性凉，功可凉血清心、祛瘀止痛、行气解郁、利胆退黄。对胸闷胁痛、月经不调、痛经等有效，郁金为血分之气药，既理气又化瘀，气滞血瘀者常用之。两者相配，共奏疏肝解郁、理气止痛之功。

8. 橘核、橘络　功效行气通络。橘核性苦平，可以行气散结止痛，可用于妇科乳房结块、乳胀等；橘络性甘苦平，可宣通经络、行气化痰，用于痰滞经络、胸胁作痛等，其性烈耗气，故气虚者需慎用。胡国华常将两药相须而用，治疗肝气郁结所致的乳胀乳痛、输卵管不通等效果显著，一般两药各用 6 g。

三、滋养肝肾类

朱氏妇科向来重视益肝肾为纲，尤其对于滋养肝肾、清肝益肾独具心得，月经后期经血溢泻，肝肾失于濡养，不足之症尤为显著，更需加入女贞子、桑椹、菟丝子、枸杞子、墨旱莲等品平补肝肾，多根据辨证两两入药，有章有法。

1. 菟丝子、枸杞子　功效平补肝肾。菟丝子辛甘性平，入肝肾经，可补肾养肝、填精补髓，为养阴通络的上品。其阴中有阳、守而能走，与其他滋阴药偏于腻滞者绝异；枸杞子甘平，可补肾益精、养肝明目、生津止渴，治肝肾阴亏诸症。临床常再配桑椹，三子合用，补而不腻，不温不燥，阴阳调和，不论肾阴虚、肾阳虚皆可应用,乃平补肝肾之常用佳品。

2. 女贞子、桑椹 功效补肝益肾。女贞子养阴益肾、补肝生血,《神农本草经疏》云其"气味俱阴,正入肾除热补精之要品。肾得补则五脏自安,精神自足,百疾去而身肥健矣"。桑椹性味甘寒,功能补肝、益肾、滋液。肝肾有乙癸同源之说,补肝所以益肾,滋肾所以养肝,两者相配,肝肾同补。

3. 女贞子、墨旱莲 功效清养肝肾。两者相配即《医方解集》知名的"二至丸"。其中女贞子味甘苦,性微凉,主入肝肾经,该药补中有清、滋而不腻,可滋肾水、益肝阴并清虚热。墨旱莲味甘酸,性寒,亦入肝肾经,长于补肝肾之阴,并兼凉血止血之功。两药合用,补肝肾、清虚热、凉血止血之功强,凡肝肾阴亏、阴虚火旺所致之经期延长、崩漏、月经过多、头晕目眩、失眠多梦、腰膝酸软均适宜。

4. 续断、杜仲 功效补肾强腰。两者均可补益肝肾、强壮筋骨、固冲安胎。杜仲偏补血,善走经络关节,为治肾虚腰痛、下元虚冷、胎漏下血之要药,有补而不走之特点。续断长于活血通络、疗伤续断,善走筋节气血之间,有补而不滞、行而不泄之特点,《本草经疏》言其"为治胎产,续绝伤……理腰肾之要药"。两药相须,补中有行,滋而不腻,对肝肾不足所致腰膝酸痛、崩漏、胎动不安、胎漏、带下等均有效。

5. 桑枝、桑寄生 功效补肾通络。桑寄生味苦性甘平,可祛风湿、补肝肾、强筋骨、疏通经络,又可养血安胎、固摄胎元,用治风湿痹痛、腰膝酸痛、妇人崩漏、胎动不安;桑枝功在祛风湿、通经络、利关节、行水气,用于风湿痹痛、四肢拘挛、水肿等效佳,尤擅治上肢之痹痛。两药同使,一补一通,通补兼施,可用于肝肾不足之腰酸、风湿痹痛、输卵管阻塞之不孕症。

四、温补脾肾类

脾肾阳虚所致的月经不调非常多见,如月经先后期、闭经、崩漏、不孕等,与脾肾阳虚关系密切,胡国华临证常用巴戟天、肉苁蓉、淫羊藿、石楠叶等温补脾肾阳气,同时应时时兼顾阴中求阳、阳中求阴,故此类药于经后及月经中期常用。

1. 肉苁蓉、巴戟天 功效温补肾阳。肉苁蓉可补肾益精、润肠通便。用于不孕、腰膝酸软、阳虚肠燥便秘,乃补肾之要药。巴戟天味甘辛,性微温,可补肾阳、强筋骨、祛风湿,适用于肾虚风湿的腰痛、子宫虚冷之闭经、不孕,《本草汇》曰:"但其性多热,同黄柏、知母则强阴,同苁蓉、锁阳则助阳,贵乎用之之人用热远热、用寒远寒耳。"两药温而不燥,味厚纯补,与滋养肾阴药配伍,取其阳中求阴之意。

2. 巴戟天、淫羊藿 功效补肾助阳。巴戟天温而不燥、味厚纯补。入督脉,填肾精、壮肾阳、强筋骨,随滋肾药则滋肾阴、伍壮肾阳药则兴阳,乃补肝肾之要药。淫羊藿具同样功效,差别在于巴戟天长于温下焦,最宜治肾阳不足兼腰膝冷者;淫羊藿补肾壮阳之力更甚巴戟天,并长于温走四肢。二者合用,补肾助阳、强筋健骨之力增,用于全身及腰膝酸冷、宫寒闭经、不孕等。胡国华治此类疾患喜用平补阴阳的巴戟天、淫羊藿配肉苁蓉、菟丝子、石楠叶等,并重视以女贞子、桑椹、制黄精等阴阳相济。

3. 附子、肉桂 功效温补命门。附子是温里散寒止痛之要药,"能引补气药行十二经,以追复散失之元阳;引补血药入血分,以滋养不足之真阴;引发散药开腠理,以解逐在表之风寒;引温药达下焦,以祛除在里之冷湿"。肉桂有温中补阳、散寒止痛、宣导血脉之功,多用于治疗脘腹、腰骶、少腹冷痛等。两者性味辛热,一守一走,补命门暖胞宫,散寒凝而止痛经。胡国华将其用于宫寒不孕、痛经等,多配胡芦巴、小茴香、艾叶、干姜等。

4. 石楠叶、石菖蒲 功效补肾通窍。石楠叶补肝肾、强筋骨、祛风通络止痛,治女子宫寒不孕、月经不调、闭经,现代药理学研究认为该药在提高女性性功能、调节内分泌方面有作用。李时珍云石菖蒲:"菖蒲乃蒲类之昌盛者,故曰菖蒲。其主要功能有补肝益心、开心孔、利九窍。"两药相配可醒脑开窍、温肾助阳,用于排卵功能障碍、多囊卵巢综合征所致的闭经、不孕等。

五、止血止崩类

崩漏乃月经病中最为疑难之病,病因复杂,症状险急,需当机立断,根据病因,多需通因通用,而不可一味固涩止崩,胡国华临证遵从朱氏妇科通、涩、清、养四法,常化裁应用化瘀止崩、凉血止崩、固肾止崩之品,常收显效。

（一）化瘀止崩

1. 茜草、益母草 功效化瘀止血。茜草化瘀止血,益母草活血通络,两药相配,通瘀而不使瘀下过度,止血而不留瘀。常用于经漏不止之症,取其化瘀止血、祛瘀生新之功。若月经量多而经水逾期,则取其能通能涩,通经而不致行之太过。

2. 益母草、仙鹤草　功效活血止血。益母草可活血通经,仙鹤草可收敛止血,适用于各部位出血,寒热虚实皆可。两者单用,则止血恐留瘀、行血惧崩不止,相配后相反相成,一行一止,一动一静,活血止血、通涩相伍,仙鹤草制约益母草的行之有余,益母草辅仙鹤草的化瘀止血,共使瘀去而血归其经。常用于经行不畅而又经量过多、漏下不止。

3. 熟大黄炭、炮姜炭　功效通涩止崩。熟大黄炭性偏寒,功可清热化瘀止血,有推陈致新、引血归经之力。炮姜炭可温经止血、温中止泻。前者走而不守,后者守而不走,合用而一寒一温、一走一守,寒热相济、通涩并举、动静结合、相反相成,温而不热,凉而不凝,能祛瘀止血,为胡国华止血常用对药,一般用 4～6 g,用治崩漏、月经过多、产后或术后恶露不止。

4. 生蒲黄、五灵脂　功效化瘀止血止痛。蒲黄具止血活血、祛瘀之功,为止血行瘀之良药,有止血而不留瘀的特点。《本草汇言》:"蒲黄,血分行止之药也,主诸家失血。至于止血之方,血之上者可清,血之下者可利,血之滞者可行,血之行者可止。"生用行血化瘀强,炒用止血力猛。五灵脂可通利血脉、消散瘀血,亦有止血作用,用治经漏,取其祛瘀生新、引血归经之功。两药配伍乃千古名方失笑散,可治一切血滞腹痛,尤宜于瘀血内阻之痛经、崩漏。蒲黄一味,胡国华体会颇深,其治实证闭经、量少需化瘀通经,可生蒲黄配丹参、赤芍、川牛膝、泽兰、益母草等;治血不归经所致的崩漏、恶露、赤带,则以生蒲黄配焦山楂、花蕊石、茜草、熟大黄炭、炮姜炭等;化瘀消癥治子宫肌瘤等,则以生蒲黄配石见穿、皂角刺、丹参、赤芍、生山楂;若围绝经期崩漏需断经,则蒲黄炭加紫草、白花蛇舌草、夏枯草。

5. 血竭末、三七粉　功效行瘀定痛。血竭行瘀止痛,亦有止血作用,其性偏于行;三七粉具活血化瘀和止血作用,能行亦能止,两药合用,可相辅相成,加强化瘀止血之功,又有行瘀定痛之效。常用于膜样痛经、子宫内膜异位症及子宫腺肌瘤所致重症痛经伴经量过多者。

(二)凉血止崩

1. 生地、地榆　功效凉血止血。生地味甘苦,性大寒,可清热养阴、凉血增液,但滋阴之力稍逊而清热生津、凉血止血之力较强。地榆性苦酸涩微寒,功效凉血止血,解毒敛疮,用于血热所致月经过多、崩漏等。常两者配伍治肝旺血热之经多、经漏不止。因考虑两者寒凉太过,易致脾虚便溏,可酌加椿根白皮,既可止血,又可涩肠止泻。

2. 夏枯草、墨旱莲 功效清肝凉血止血。夏枯草清泄肝火散郁,又能化痰散结;墨旱莲清养肝肾,又能凉血止血。两药合用,可清热平肝散结、凉血止血。用于经前乳胀取其清肝散郁;用于癥瘕积聚取其清肝化痰散结;用于热迫冲任所致月经量多、经水淋漓,可平肝清热、凉血止血。

3. 白花蛇舌草、紫草 功效清肝散结止血。白花蛇舌草功可清热解毒、活血利尿,胡国华认为该药尚有平肝清热散结作用;紫草可凉血解毒,《医林纂要》谓其可补心疏肝、散瘀活血。两药配伍,则共奏清热平肝、凉血摄冲之功。常用于围绝经期有子宫肌瘤、经前乳胀、月经过多、崩漏等。

(三)固涩止崩

1. 芡实、莲须 功效固肾止崩。芡实能益肾固精,健脾止带;莲须能固肾止血。两药均走脾肾两经,都有止涩作用而互相辅佐。常用于脾肾亏虚所致的崩漏、月经量多、带下绵绵、胎动胎漏及便溏泄泻等。

2. 桑螵蛸、海螵蛸 功效涩精止崩。两药均为固肾收涩之品,合用能益肾固冲止崩、涩精止泻、缩泉束带。常施治于崩漏、经多、带下、溲频、便溏。桑螵蛸,味甘咸平,归肝肾经。功效固精缩尿,补肾助阳。海螵蛸,味咸涩,性微温,具有固精止带、收敛止血、制酸止痛、收湿敛疮之功,常用于带下、崩漏。两药合用能固冲止崩、涩精止泻、缩尿束带,多用于肾虚不固之崩漏、带下、小便失禁、大便溏泻等;于活血调经方中加用,可通涩兼施。

3. 怀山药、山茱萸 功效脾肾双固。《神农本草经》谓山药"主健中补虚、除寒热邪气,补中益气力、长肌肉、久服耳目聪明";《本草纲目》认为山药"益肾气、健脾胃、止泻痢、化痰涎、润毛皮"。山药为山中之药、食中之药,在六味地黄丸等名方中都配有该药。山茱萸有滋补肝肾、固肾涩精之效。用于肝肾不足的腰膝酸软、月经过多或漏下,可与山药、熟地、菟丝子、白芍等配。两者相配,用于脾肾两虚之崩漏、胎漏、带下、产后汗证、经行泄泻等,亦常用于肾精亏耗所致月经过少、闭经等。

4. *覆盆子、金樱子* 固肾收涩。两药均为固肾收涩之药。金樱子偏于收敛固涩,有固精缩尿、涩肠止泻之功,覆盆子味甘酸,归肝肾经,性温而不燥,可收敛固精而无凝涩之弊,可补肾助阳而无伤阴之虞,平补肝肾之阴阳。两者相须为用,平补肝肾而摄精固脱,可用于肝肾不足的崩漏、带下、胎漏等症。

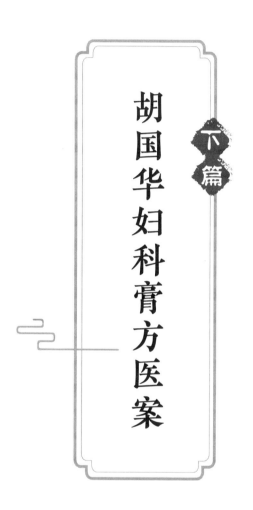

下篇

胡国华妇科膏方医案

第六章
月经病

　　月经失调作为常见妇科疾病,发生率较高,表现多样,有月经先期、月经后期、月经先后不定期、月经过多、月经过少、经间期出血、痛经等诸多症状。如果不及时治疗会引起月经严重失调而导致闭经、崩漏等妇科疾病。妇人以血为本,以气为用,气血是月经的物质基础。气为血之帅,血为气之母,血赖气的升降出入运动而周流。因此,月经病与女性气血失调密切相关。胡国华对于月经病治疗重视气血辨证,审因论治。

　　气血不足可致月经病。《女科撮要》:"其过期而至者,有因脾经血虚,有因肝经血少,有因气虚血弱。"脾为气血生化之源,肝藏血。脾胃生化乏源,肝无血可藏,使血海不能按时满盈,则表现为月经后期、闭经。气有固摄之力,脾有统血之功,气为血之帅,气虚脾弱,血无统帅而妄行。因此,气血不足也可表现为崩漏或月经过多。如《傅青主女科》:"妇人有经水过多,行后复行,面色萎黄,身体倦怠,而困乏愈甚者,人以为血热有余之故,谁知是血虚而不归经乎!"另,《妇科玉尺》云:"是知正产者,正如果中粟熟,其壳自开,两无所损,半产者,则犹采研新粟,碎其肤壳,损其皮肤,然后取得其实。"现代社会多见的月经失调,多数有女性频繁人工流产或诊断性刮宫史,导致胞宫受损。或由于术后卫生不洁,引起感染,发生气虚与血瘀、湿热夹杂之证,从而月经量少,痛经,甚至闭经。

　　气血运行不畅也可导致月经病。月经运行需要气血为动力。刘完素曰:"妇人童幼天癸未行之间皆属少阴,天癸既行皆从厥阴论之,天癸既绝乃属太阴经也。"古代医家对于生育期女性十分重视肝的调养,有"女子以肝为先天,以血为本"的观点。肝不仅藏血,还可疏泄。气血的运行,既要有气的推动,还有赖于肝气的疏泄调畅。现代社会工作、生活的压力,常使女性出现肝气郁结或肝阳上亢,影响肝气的正常疏泄,使人体气血运行障碍而发生月经失调。此外,寒为阴邪,收引凝涩,易伤阳气,影响气血运行;湿为阴邪,重浊腻滞,阻塞气机。胞宫感受寒湿之邪,则导致气血运行不畅,发生月经病。瘀血既是病理产物,也是致病因素。瘀血如路上的绊脚石,影响了气血的正常运行,甚至导致更严重的血瘀症状,发生月经病或癥瘕积聚。

肝肾不足可导致月经病。月经的产生与人体的五脏六腑均有关联,但是肝肾的影响更为显著。《素问·五运行大论》云:"北方生寒,寒生水,水生咸,咸生肾,肾生骨髓,髓生肝。"肾属水,肝属木,乙癸同源,肝藏血,主疏泄;肾藏精,主生殖。精血相生,肾精充盛,肝气调达,则血海按时满盈。胞络系于肾,任脉为"阴脉之海",总任一身阴经。肾为藏精之所,在肾气主导下,任脉将肾藏的阴精向五脏六腑输注,以濡养脏腑生成气血;"冲为血海",肝主藏血,在肝的气化功能主导下,将体内一部分气血汇集于冲脉,以调节十二正经的气血运行。因此,肝肾不足既影响气血生成,也影响气血运行,导致冲任失调而发生月经病。因此,胡国华临床重视问诊,详细询问经带胎产史及生活、饮食习惯,寻根溯源以明确病因。由于气血失调致多虚多瘀,调补气血为常法。

一是益气养血,调补冲任。对于纯虚证患者,治疗予补益气血的参芪四物汤为主,由黄芪、党参、炒当归、生地、熟地、生白芍、生白术为主组成,方中去除活血行血的川芎,以图缓缓养血、生血。调补气血的同时,也常添加2~3味补益肝肾之品,如杜仲、续断等。除了药物治疗,还常嘱咐患者调整饮食、起居,避免过度劳累,耗伤气血,使治疗成杯水车薪。

二是理气行血,调理冲任。由于女性容易情绪波动,导致肝气郁结,而影响气机升降发生月经失调。因此,胡国华在治疗月经病时很注重疏利肝气,调畅气机。如肝气郁结,引起月经逾期不行,常用制香附、广郁金、川楝子、鸡血藤等行气疏肝活血之品;如仅表现为经期乳胀、情绪易怒,则用柴胡、青皮、橘核、橘络等疏肝理气之药。并且胡国华会开导患者,分析导致情志不遂的原因,使患者心情开朗。寒湿、湿热、瘀血等也可影响气血运行。对于寒湿引起的月经失调,胡国华善用健脾利湿、温补脾阳的治法,常用四君子汤加干姜、吴茱萸、苍术、制半夏、陈皮等;湿热内蕴导致的月经失调,胡国华常用朱氏盆炎汤加减,该方由蒲公英、紫花地丁、刘寄奴、徐长卿、牡丹皮等组成,具有清热利湿、活血止痛功效;血瘀引起的月经失调,胡国华常用益母草、莪术、白术、泽兰叶、当归、赤芍、牛膝、丹参、生蒲黄等活血化瘀、引血下行的药物。对于虚实夹杂的患者,胡国华会根据患者的情况分为先祛邪后补益,或攻补皆施。胡国华认为"正气存内,邪不可干",治病使邪气衰大半即可,邪祛正虚,补益正气,则余邪自除。

三是滋补肝肾,补气填精。《医宗必读》:"东方之木,无虚不可补,补肾即所以补肝;北方之水,无实不可泻,泻肝即所以泻肾。"肝肾虚实,通过相互补泻得以调治。月经周期中肾之阴阳有消长变化,所以胡国华在调治气血时,还随月经的不同时期,调理肝肾阴阳。经净后以滋补肾阴为主,加女贞子、桑寄生等;经间期平补肾阴肾阳,加菟丝子、枸杞子等;经前期温补肾阳,加淫羊藿、巴戟天等。

月经病治疗,准确辨证是关键。胡国华临证处方继承了朱氏妇科精简和缓的特点。胡国华认为,月经病为慢性病,投新奇峻猛之药,不但不能起到疗效,反而伤害患者身体,因此治疗月经病需如小火煲汤,缓缓图之,用药要顾护患者脾胃,使气血生,运行畅,则月经自然会规律。

一、月经先期

案1 李某,女,39 岁。

年近四旬,经期超前,行经量少,经前乳胀。面部色斑明显,口有异味,胃纳尚可,二便调,脉细软,舌偏红,苔薄白腻。证属肝旺肾虚,冲任失调。治拟清养肝肾,调理冲任。处方:

党 参 100 g	沙 参 100 g	生黄芪 90 g	生 地 90 g
熟 地 90 g	缩砂仁 30 g	全当归 120 g	紫丹参 120 g
益母草 120 g	泽兰叶 120 g	川牛膝 120 g	女贞子 120 g
桑 椹 120 g	墨旱莲 120 g	枸杞子 120 g	池菊花 90 g
炒牡丹皮 90 g	福泽泻 90 g	川楝子 90 g	广郁金 120 g
小青皮 90 g	粉葛根 120 g	玉米须 120 g	炒谷芽 60 g
炒麦芽 60 g	绿豆衣 120 g	稽豆衣 120 g	金银花 90 g
嫩钩藤 120 g	生甘草 60 g	赤小豆 120 g	柏子仁 120 g
冬瓜仁 120 g	制何首乌 120 g	制黄精 120 g	刘寄奴 120 g
威灵仙 150 g	炒栀子 90 g	广木香 60 g	

另加:

西洋参 100 g	陈阿胶 200 g	鳖甲胶 250 g	蜂　蜜 200 mL
湘莲肉 250 g	核桃肉 200 g	黑芝麻 150 g	文　冰 400 g
灵　芝 120 g	黄　酒 500 mL		

【按】《景岳全书·妇人规》:"凡血热者,多有先期而至,然必察其阴气之虚实。"《傅青主女科》:"先期经来只一两点者,人以为血热之极也,谁知肾中火旺而阴水亏乎……先期而来少者,火热而水不足也。"患者脉细软、经水量少可见素体虚弱,肾为先天之本,肾虚则肾水之色上泛,故面有暗斑;肝郁气滞则经前乳胀,郁而化热则舌质偏红。膏方治拟清养肝肾,调理冲任。方中西洋参、党参、沙参、生黄芪、熟地、全当归、紫丹参、益母草、泽兰叶、川牛膝益气养血、活血调经;女贞子、桑椹、墨旱莲、枸杞子滋补肝肾;菊花、炒牡丹皮、泽泻、川楝子、广郁金、小青皮、炒栀子、广木香、钩藤疏肝解郁、清泻肝火;膏方滋腻,故用缩砂仁、谷芽、麦芽健脾益胃,以助吸收;朱氏妇科认为妇女面部色素沉着是由于血虚生风、热毒蕴血、脾虚生湿所致,朱氏三豆饮(绿豆衣、黑櫓豆衣、赤小豆、生甘草)是朱氏妇科消除面部色斑常用验方,临床效果显著。

案2　郭某,女,40 岁。

年方四旬,肾虚肝旺,经事先期,经量偏多,经前乳胀,有乳腺小叶增生病史,纳平便调,舌质暗淡苔薄少津,脉细带弦。治宜清养肝肾,疏肝调经。以膏代煎,缓缓调治。处方:

生黄芪 120 g	太子参 100 g	天　冬 100 g	麦　冬 100 g
女贞子 100 g	菟丝子 100 g	山茱萸 90 g	墨旱莲 120 g
芡　实 90 g	莲　须 90 g	茜草根 180 g	仙鹤草 180 g
炒牡丹皮 90 g	山慈菇 90 g	夏枯草 90 g	橘　核 90 g
橘　络 90 g	小青皮 90 g	全当归 120 g	生　地 120 g
熟　地 120 g	缩砂仁 30 g	炒枳壳 90 g	炒谷芽 90 g
炒麦芽 90 g	白　术 120 g	白　芍 120 g	制香附 90 g
生甘草 60 g	柴　胡 90 g	延胡索 90 g	络石藤 180 g
蓬莪术 90 g	绿豆衣 180 g	藕节炭 150 g	炒栀子 90 g

另加:

西洋参 100 g	陈阿胶 200 g	鳖甲胶 100 g	黄明胶 100 g

蜂　蜜 250 mL	湘莲肉 100 g	黑芝麻 100 g	胡桃肉 100 g
冰　糖 200 g	黄　酒 500 mL		

【按】患者年届四旬,肾虚肝旺,肾虚者肾气虚也,肝旺者肝气郁也。《素问·六节藏象论》云"肾者主蛰,封藏之本",王冰注曰"肾气全盛,冲任流通,经血渐盈,应时而下"。冲任之本在肾,肾气不足,封藏失职,冲任不固,故月经先期,经量偏多;肾气不足,日久及阳,血脉失于温煦,故见脉细舌暗;肝气郁滞则见经前乳胀脉弦。治宜清养肝肾,疏肝调经。方中参芪四物汤补气养血;加天冬、麦冬滋阴润燥;配以女贞子、菟丝子滋养肾阴,温补肾阳;山茱萸、芡实、莲须健脾固涩填精;藕节炭、络石藤、茜草根、仙鹤草活血止血不留瘀;炒牡丹皮、炒栀子凉血止血;制香附、小青皮、柴胡、莪术相配以行气破气。山慈菇、夏枯草、橘核络相配以散结,共奏疏肝理气散结,以治乳胀、小叶增生;枳壳、炒谷芽、炒麦芽健脾消食;绿豆衣以清热解毒;生甘草调和诸药。全方清养肝肾,益气养血,疏肝调经。

案3　王某,女,39岁。

已婚未育。年近四旬,经事提前,经量偏少,色暗有块。夜寐欠安,面部发瘰,形体过胖。有多囊卵巢综合征病史,长期口服达英-35(炔雌醇环丙孕酮片)等药物,现已停服 3 年。时令冬季,以期膏方调理。舌质红苔薄,脉细。证属肾虚肝旺,冲任瘀滞。治以清养肝肾,调理冲任。处方:

生黄芪 150 g	太子参 100 g	天　冬 90 g	麦　冬 90 g
全当归 120 g	赤　芍 90 g	白　芍 90 g	生　地 120 g
熟　地 120 g	缩砂仁 30 g	山茱萸 90 g	女贞子 100 g
桑　椹 100 g	墨旱莲 150 g	首乌藤 180 g	合欢皮 120 g
浙贝母 100 g	半枝莲 180 g	茯　苓 180 g	茯　神 180 g
绿豆衣 180 g	桑白皮 180 g	稽豆衣 180 g	川黄连 60 g
白芥子 100 g	石菖蒲 100 g	石楠叶 100 g	淫羊藿 150 g
炒牡丹皮 90 g	福泽泻 90 g	茜草根 180 g	生龙骨 300 g
山慈菇 90 g	青　皮 60 g	陈　皮 60 g	川楝子 60 g
广佛手 60 g	炒枳壳 90 g	生甘草 60 g	益母草 180 g
花蕊石 180 g			

另加:

西洋参 100 g	陈阿胶 250 g	鳖甲胶 100 g	鹿角胶 100 g
湘莲肉 120 g	黑芝麻 100 g	胡桃肉 100 g	三七粉 30 g
冰　糖 250 g	蜂　蜜 200 mL	黄　酒 500 mL	

【按】患者近六七,肾气渐衰,封藏失职,冲任不固,故经事提前;肾气虚弱精血不足,故经血量少。"肾主水,肝属木。"肾阴不足,水不涵木,导致肝阴不足,则舌红、面有热瘰。对于月经先期治疗,《景岳全书·妇人规》曰:"然先期而至,虽曰有火,若虚而挟火,则所重在虚,当以养营安血为主。矧亦有无火而先期者,则或补中气,或固命门,皆不宜过用寒凉也。"方中西洋参、生黄芪、太子参、全当归、白芍、生地、熟地益气养血滋阴;山茱萸、女贞子、桑椹、墨旱莲滋补肝肾;首乌藤、合欢皮、茯苓神养心安神助眠;青皮、陈皮、川楝子、佛手和牡丹皮、泽泻合用疏肝气、清泻肝热;患者冲任瘀滞,经水色暗有块,配茜草根、花蕊石、三七粉可活血化瘀。另外,本案中患者有多囊卵巢综合征病史,体形丰满,兼有痰湿瘀滞,故加用浙贝母、半枝莲、白芥子、石菖蒲、石楠叶、淫羊藿等化痰消脂。以陈阿胶、鳖甲胶、鹿角胶合用可阴阳并补;湘莲肉补脾止泻,益肾固精,养心安神。

案4 赵某,女,43 岁。

年逾四旬,已婚已育,经事惯前,量偏少,伴痛经,FSH 10.07 mIU/mL。纳平,二便调。舌质偏红苔薄,脉软细弦。证属气血肝肾不足,冲任失养。治拟补肾养血,调理冲任。以膏代煎,缓之调治。处方:

生黄芪 150 g	太子参 100 g	天　冬 90 g	麦　冬 90 g
全当归 120 g	生　地 120 g	熟　地 120 g	缩砂仁 30 g
女贞子 100 g	桑　椹 100 g	枸杞子 100 g	覆盆子 100 g
金樱子 100 g	炒续断 120 g	炒杜仲 120 g	茜草根 180 g
益母草 150 g	制香附 100 g	北沙参 100 g	青　皮 60 g
陈　皮 60 g	鸡血藤 180 g	白　术 90 g	白　芍 90 g
巴戟天 100 g	肉苁蓉 100 g	大红枣 50 g	炒芡实 180 g
炒莲须 180 g	赤灵芝 180 g	茯　苓 180 g	茯　神 180 g
山茱萸 90 g	生甘草 60 g	炒牡丹皮 90 g	福泽泻 90 g

另加:

生晒参 100 g	西洋参 100 g	陈阿胶 250 g	鳖甲胶 100 g

鹿角胶 100 g	湘莲肉 100 g	胡桃肉 100 g	黑芝麻 100 g
铁皮枫斗 30 g	藏红花 10 g	黄　酒 500 mL	冰　糖 250 g
蜂　蜜 200 mL			

【按】患者年逾四十,肾气渐衰,"冲任之本在肾",肾气不足,封藏失职,冲任不固,故月经提前;肾气虚弱,精血不足,故量少。脉软细,皆为肾虚之证。《傅青主女科》曰:"夫同是先期之来,何以分虚实之异……先期而来多者,火热而水有余也;先期而来少者,火热而水不足也。"患者月经先期且量少,故治应补肾养血、调理冲任为主。生晒参、西洋参、北沙参、生黄芪、太子参、当归、熟地、鸡血藤可益气养血;铁皮枫斗、女贞子、桑椹、枸杞子、覆盆子、金樱子可滋补肝肾,养阴补血;续断、杜仲补肝肾、强筋骨;中医有云"不通则痛",香附、青皮、陈皮使补而不滞、气血调和,茜草根、益母草、制香附、红花可行血活血、调经止痛。大枣、茯苓、生甘草补中益气健脾;患者舌质偏红,牡丹皮、泽泻有清热、泻热之功。巴戟天、肉苁蓉于阳中求阴,并平衡大队补阴药物;陈阿胶、鹿角胶、鳖甲胶阴阳相配,养肝益肾。全方肝肾并补,阴阳兼顾,冀来年经调体健。

案5　胡某,女,39岁。

年近四旬,结婚十余年,曾人流一次,既往子宫肌瘤史,生化妊娠。月经周期惯提前,月经量偏少。面色萎黄,经前头痛。畏寒肢冷,纳呆,寐欠安,脉细弦,舌暗。证属肝肾亏虚,脾虚血亏,冲任气滞。治以养肝肾,健脾胃,疏冲助孕。时值冬季,以膏代煎,冀体健经调,胎孕乃成。处方:

生黄芪 150 g	党　参 120 g	天　冬 90 g	麦　冬 90 g
大熟地 120 g	砂　仁 30 g	全当归 120 g	紫丹参 120 g
女贞子 100 g	菟丝子 180 g	桑　椹 120 g	鹿角霜 180 g
炒牡丹皮 90 g	明天麻 90 g	首乌藤 180 g	合欢皮 120 g
茯　苓 180 g	茯　神 180 g	莪　术 90 g	白　术 90 g
炒谷芽 90 g	炒麦芽 90 g	炒川续断 120 g	川杜仲 120 g
益母草 180 g	青　皮 60 g	陈　皮 60 g	浙贝母 90 g
淫羊藿 150 g	炒薏苡仁 90 g	大红枣 90 g	生甘草 60 g
炒枳壳 90 g	八月札 90 g	川厚朴 90 g	鸡血藤 180 g
山茱萸 90 g	生山楂 90 g	赤　芍 90 g	白　芍 90 g

生麦芽 300 g

另加：

生晒参 100 g	陈阿胶 200 g	鹿角胶 100 g	鳖甲胶 120 g
冰　糖 250 g	蜂　蜜 250 mL	湘莲肉 150 g	黑芝麻 150 g
核桃肉 150 g	黄　酒 500 mL		

【按】《傅青主女科》曰："子病而母必有顾复之情,肝郁而肾不无缱绻之谊,肝气之或开或闭,即肾气之或去或留,相因而致。"肝气郁结可致肾气摄纳失职,肾失摄纳则胎元不固。患者年届四旬、经行先期量少,证属肝肾亏虚,面色萎黄、纳呆肢冷属脾虚血亏,冲任气滞而胎孕难成。故治以滋养肝肾、健脾养血、理气疏冲为本。方中女贞子、菟丝子、桑椹、鹿角霜、淫羊藿、川续断、杜仲等阴阳双补,补肾强腰益精;生晒参、黄芪、党参、天冬、麦冬、熟地、砂仁、当归、丹参、赤芍、白芍等取参芪四物汤之义,益气养血、活血调经;牡丹皮、天麻等平肝止痛,天麻亦为治疗头痛之要药;首乌藤、合欢皮、茯苓、茯神等健脾宁心安神;炒谷芽、炒麦芽、生麦芽、莪术、白术、浙贝母、山楂、厚朴、八月札、枳壳、红枣、薏苡仁等疏利气机、理气化瘀散结、健脾消食,以助脾胃之运化;甘草调和诸药。诸药合用,肝肾同补、气血调和、心神得养、脾胃得健,冀体健经调,孕成而得以保全。

二、月经后期

案 1　金某,女,34 岁。

时值中年,剖宫产两胎,经事惯后,量少。经行腹痛,乳胀,腰酸。畏寒肢冷,夜寐梦扰,面部色斑,带多色黄,外阴瘙痒,纳可,便结。舌偏红边有齿印,苔薄少津,脉弦细无力。证属肝肾亏虚,湿热瘀滞。治宜滋养肝肾,清化湿热。以膏代煎,冀来年体健经调。处方:

党　参 100 g	沙　参 100 g	生黄芪 100 g	焦白术 120 g
茯　苓 120 g	茯　神 120 g	女贞子 120 g	桑　椹 120 g
墨旱莲 120 g	山茱萸 90 g	生　地 90 g	熟　地 90 g
缩砂仁 30 g	全当归 120 g	紫丹参 120 g	炒牡丹皮 90 g
益母草 90 g	泽兰叶 90 g	鸡血藤 120 g	柴　胡 90 g
延胡索 90 g	刘寄奴 120 g	威灵仙 120 g	川续断 120 g

川杜仲 120 g	桑寄生 120 g	川楝子 90 g	广郁金 120 g
青　皮 60 g	陈　皮 60 g	大血藤 300 g	椿根白皮 150 g
土茯苓 150 g	炒栀子 90 g	首乌藤 180 g	合欢皮 120 g
川黄连 60 g	炒知母 90 g	炒黄柏 90 g	川苦参 120 g
生甘草 60 g	绿豆衣 120 g	金银花 90 g	稽豆衣 120 g
络石藤 180 g	伸筋草 180 g		

另加：

西洋参 100 g	陈阿胶 250 g	鳖甲胶 200 g	文　冰 500 g
蜂　蜜 300 mL	湘莲肉 200 g	核桃仁 200 g	黑芝麻 150 g
灵　芝 120 g	黄　酒 500 mL		

【**按**】《傅青主女科》云："经本于肾。""经水出诸肾。"此女时值中年，三阳脉始衰，兼房劳多产，耗伤肾精，导致经水惯后，量少腰酸；肾阳亏虚，肢体温煦不足，则平素畏寒肢冷；气血不足，胞脉失养，则经行腹痛；脾虚湿盛，湿热下注，则带下偏黄；肝藏血，气血亏虚，肝失所养，疏泄不利，则面部色斑。胡国华予参芪四物汤合二至丸打底，大补气血，滋养肝肾；生地、熟地、女贞子、桑椹、山茱萸补肾填精；全当归、紫丹参、牡丹皮、红花、益母草、泽兰叶、鸡血藤活血祛瘀调经；益母草善活血调经、祛瘀通经，为妇科要药。《本草正》："益母草，性滑而利，善调女人胎产诸证，故有益母之好。"此七味同用既可活血祛瘀，又可养血调经，使经量增多，经期渐复。因患者湿热下注，带下色黄，故该膏融入朱氏妇科经验方朱氏盆炎汤加减(蒲公英、大血藤、刘寄奴、柴胡、延胡索、续断等)，以清热解毒、燥湿止带、攻补兼施；络石藤、伸筋草相配舒筋活络。针对面部色斑予以朱氏妇科经验方"扁鹊三豆饮"，原方出自《六科准绳》儿科方，绿豆、黑稽豆、赤小豆、生甘草，朱氏妇科改良后应用于妇科及产后面部色素沉着效果显著。此外，椿根白皮既能止带，又可通便，一举两得治疗带下便结；首乌藤、合欢皮，黄连、黄柏两组对药清心安神，清泻中下焦之热。"气行则血行，气行湿自化"，少佐川楝子、广郁金、青皮、陈皮，共奏疏肝解郁、理气祛湿之效。陈阿胶、鳖甲胶阴阳相配，补血软坚。全方益气养血扶正气，肝肾同补充其源，活血祛瘀通其经，清热疏肝使气畅，攻补兼施疗其疾。

案2　袁某，女，33 岁。

女子以经调为顺，年逾三旬，顺产一胎，产后经期落后，现神疲乏力，腰膝酸楚,夜寐欠安,面色偏黄,心情易抑易燥,带下量多,色黄味秽,纳呆,便调,曾患多囊卵巢综合征、甲状腺结节、胆囊息肉等病证。舌偏红苔薄边有瘀斑,脉细弦数。证属肝郁肾虚,痰瘀壅结。治宜疏肝益肾,化痰消癥。以膏代煎,缓缓图治,冀来年正复,体健经调。处方:

党　参 100 g	沙　参 100 g	生黄芪 100 g	赤　芍 90 g
白　芍 90 g	全当归 120 g	生　地 100 g	熟　地 100 g
缩砂仁 30 g	女贞子 120 g	桑　椹 100 g	菟丝子 100 g
川续断 120 g	桑寄生 100 g	金狗脊 90 g	枸杞子 90 g
池菊花 90 g	首乌藤 180 g	合欢皮 100 g	鲜百合 120 g
椿根白皮 120 g	土茯苓 100 g	柴　胡 90 g	延胡索 90 g
小青皮 90 g	广郁金 100 g	八月札 100 g	胆南星 100 g
金钱草 120 g	海金沙 100 g	广陈皮 60 g	鸡内金 120 g
络石藤 180 g	伸筋草 180 g	毛冬青 120 g	生甘草 60 g
川楝子 100 g	芡　实 90 g	莲　须 90 g	川黄柏 90 g

另加:

西洋参 100 g	生晒参 80 g	陈阿胶 250 g	鹿角胶 80 g
鳖甲胶 100 g	湘莲肉 150 g	胡桃肉 150 g	北冬虫夏草 100 g
灵　芝 100 g	三七粉 30 g	黄　酒 500 mL	

【按】《女科经纶》引程若水云:"妇人经水与乳,俱由脾胃所生。"《傅青主女科》曰"经水出诸于肾",故脾胃虚弱及肾气不足均可导致月经后期,月经过少。本例患者素体体弱,产后气血大伤,肾精亏损,导致冲任气血不能按时满溢,则月经后期。脾胃虚弱,气血生化无源,则面色失荣,神乏纳呆。腰为肾之府,肾精不足,则腰膝酸软。水不涵木,肝血失养,失于疏泄,肝气郁结,郁久化火,则烦躁易怒,心烦欠寐。气滞伤脾,脾失健运,痰湿内生,日久化热,湿热下注,则带下量多,色黄味秽。气滞血瘀,痰湿蕴结导致甲状腺结节、胆囊息肉。方中用西洋参、生晒参、党参、沙参补气养阴;参芪四物汤健脾益气、养血和血;女贞子、桑椹、枸杞子滋肾填精;菟丝子、续断、桑寄生、金狗脊补肝肾,强筋骨;络石藤、伸筋草通络止痛;柴胡、青皮、广郁金、川楝子、八月札、延胡索疏肝行气、活血化瘀;首乌藤、合欢皮、百合宁心安神;池菊、椿根白皮、土茯苓、黄柏、芡实、莲须清热燥湿、固肾止带;另用金钱草、海金沙、鸡内金此三金化瘀排石,配毛冬青以加强清热活血化瘀之功。缩砂仁、陈皮化湿和中,补而不腻;

甘草调和诸药。综合全方，补其有余，泻其不足，调和阴阳，以翼来年正复经准。

案3　胡某，女，43岁。

肝肾阴虚，冲任不足，经来落后量少，夜寐欠安，脱发神疲，时而潮热自汗，脉细数，舌暗。证属肝肾阴虚，气血不足。入冬进补，法拟益气养血，调补冲任。处方：

潞党参150 g	炙黄芪150 g	焦白术90 g	怀山药150 g
补骨脂120 g	全当归150 g	熟地150 g	杭白芍120 g
菟丝子120 g	覆盆子120 g	何首乌150 g	枸杞子150 g
云茯神150 g	首乌藤200 g	合欢皮150 g	巴戟天150 g
淫羊藿150 g	紫丹参150 g	川楝子120 g	制香附120 g
杜红花90 g	益母草180 g	川桂枝90 g	鸡血藤150 g
青　皮45 g	陈　皮45 g	山楂肉120 g	广木香60 g

另加：

吉林参60 g	陈阿胶250 g	鳖甲胶250 g	胡桃肉150 g
湘莲肉150 g	大红枣150 g	桂圆肉150 g	黑芝麻120 g
白冰糖500 g	黄　酒500 mL		

【按】《内经》云："女子七岁，肾气盛，齿更发长；二七而天癸至，任脉通，太冲脉盛，月事以时下，故有子……七七，任脉虚，太冲脉衰少，天癸竭，地道不通，故形坏而无子也。"患者年过六七，肾气已衰，肝肾阴虚，冲任乏源，气血不足，故经来落后量少，并伴夜寐欠安、脱发神疲等症数年。全方中党参、黄芪补气，当归、芍药、熟地养血，共奏补益气血之功；山药、焦白术健脾以养后天。巴戟天、淫羊藿、菟丝子、覆盆子、补骨脂等补益肝肾，以养先天。首乌藤、合欢皮、茯神等养心、解郁安神。丹参、鸡血藤、红花、益母草、桂枝温通而养血活血。肝肾阴虚以致肝郁，故香附、川楝子疏肝理气解郁。何首乌、枸杞子固肾防脱。山楂、木香、青皮、陈皮理气醒脾、和胃助运化。冬令之季，缓图根本，使气血得充，以翼来年康复。

三、月经先后不定期

案1　张某，女，35岁。

结婚半年，肝肾不足，经期先后不定，经量过少，经行腹痛，夹瘀块，畏寒肢

冷,面色萎黄,寐安,纳可,便调。脉弦细无力,舌偏红苔薄腻。治以养肝益肾,疏理冲任。处方:

生黄芪 100 g	全当归 120 g	缩砂仁 30 g	刘寄奴 90 g
生蒲黄 180 g	川杜仲 120 g	女贞子 120 g	巴戟天 150 g
合欢皮 120 g	川楝子 90 g	益母草 120 g	生晒参 100 g
莪 术 90 g	白 术 90 g	紫丹参 100 g	桃 仁 90 g
红 花 90 g	赤 芍 100 g	白 芍 100 g	柴 胡 90 g
延胡索 90 g	五灵脂 180 g	桑寄生 120 g	桑 椹 120 g
肉苁蓉 150 g	广郁金 120 g	橘 络 60 g	橘 核 60 g
泽兰叶 120 g	伸筋草 150 g	党 参 100 g	沙 参 100 g
茯 神 120 g	茯 苓 120 g	生 地 90 g	熟 地 90 g
鸡血藤 150 g	皂角刺 120 g	川续断 120 g	威灵仙 120 g
墨莲草 120 g	首乌藤 180 g	蒲公英 300 g	

另加:

西洋参 100 g	陈阿胶 250 g	湘莲肉 200 g	蜂 蜜 200 mL
三七粉 30 g	鳖甲胶 150 g	核桃肉 200 g	文 冰 400 g
鹿角胶 100 g	紫河车粉 90 g	黄 酒 500 mL	

【按】患者"年届五七,阳明脉衰,面始焦,发始堕",肾气渐衰,胞宫血海蓄溢失常,见月经先后不定、经量过少;《陈素庵妇科补解·调经门》云:"妇女经正来而腹痛者,血滞也。"肝气不舒,冲任气血不畅,经血不利,故经行腹痛且夹瘀块。证属肝郁肾虚,治以养肝益肾、疏利冲任。方中西洋参、沙参养阴生津;党参补气养血,配伍黄芪、当归、熟地、赤芍、白芍等增强补益气血效果;延胡索、五灵脂、紫丹参活血化瘀止痛;益母草、桃仁、红花、赤芍、鸡血藤相配活血行瘀调经;川楝子、广郁金理气止痛;莪术、刘寄奴、皂角刺、橘络、橘核等化瘀散结通络。另加茯神、首乌藤、合欢皮等宁心安神;川续断、川杜仲、桑寄生等益肝肾、祛风湿、畅血脉、调冲任;肉苁蓉、巴戟天相配补肾阳;蒲公英清利冲任。陈阿胶、鹿角胶、鳖甲胶、紫河车粉阴阳相配,养肝益肾。全方补肾养肝,益气养血,调理冲任,调经止痛。

案2 王某,女,42岁。

孕育一胎,无流产史。患者经事紊乱半年,先后不定,量多夹块。经行则腹痛、头痛,腰酸乳胀。平素畏寒肢冷,易感冒,神疲乏力,胃纳不适,夜寐欠安。足跟疼痛,带多色黄质稀,纳平便调。脉沉细,舌偏红苔薄。证属肝肾亏虚,冲任瘀滞,气机不畅。治拟养肝益肾、疏理冲任,冀膏汤调理,病除体健。处方:

天　冬 90 g	麦　冬 90 g	五味子 90 g	生黄芪 120 g
紫丹参 90 g	全当归 120 g	生　地 120 g	熟　地 120 g
赤　芍 90 g	白　芍 90 g	鸡血藤 180 g	络石藤 180 g
伸筋草 180 g	女贞子 120 g	桑　椹 90 g	山茱萸 90 g
枸杞子 90 g	墨旱莲 150 g	大血藤 300 g	蒲公英 300 g
车前草 300 g	泽兰叶 90 g	福泽泻 90 g	刘寄奴 120 g
皂角刺 120 g	小青皮 90 g	川楝子 90 g	椿根白皮 120 g
京玄参 120 g	紫草根 300 g	川独活 90 g	青防风 90 g
广木香 60 g	补骨脂 120 g	生甘草 60 g	川黄连 60 g
炒知母 90 g	炒黄柏 90 g	延胡索 120 g	

另加:

西洋参 100 g	生晒参 60 g	陈阿胶 250 g	鳖甲胶 250 g
文　冰 500 g	蜂　蜜 400 mL	胡桃肉 250 g	湘莲肉 250 g
黄　酒 250 mL			

【按】女子月信如期而行,与肝肾气血关系密切。该膏方除以参芪四物益气养血调经,还以一贯煎滋阴柔肝,女贞子、桑椹、山茱萸、枸杞子、补骨脂、墨旱莲、紫草根等平补肾阴肾阳;鸡血藤、泽兰叶、泽泻活血通络,引血下行;以蒲公英、大血藤、车前草、知母、黄柏、椿根白皮、刘寄奴等清热利湿、疏利冲任瘀滞之气机;以青皮、川楝子、广木香、延胡索疏肝理气止痛;以络石藤、伸筋草、独活、防风、补骨脂等舒筋活络止痛;以黄连配阿胶以滋阴降火安神;以西洋参、生晒参、陈阿胶、鳖甲胶大队气血双补之品,以增经血之源。冀服膏后气机调畅,血海按时满溢,来年月事得调。

四、月经过少

案1　章某,女,35 岁。

肾主先天,脾主后天,经水近年量少,3 日即净,经行惯后。经行乳胀,腰酸乏力,夜寐梦扰,面色萎黄。纳可,尿频。证属脾肾亏虚,肝郁气滞,冲任失养。治拟健脾益肾,调理冲任。时值冬令,以膏代煎,冀正复经调。处方:

党 参 90 g	沙 参 90 g	麦 冬 90 g	天 冬 90 g
女贞子 90 g	桑 椹 90 g	菟丝子 90 g	墨旱莲 120 g
全当归 180 g	生 地 90 g	熟 地 90 g	缩砂仁 30 g
紫丹参 180 g	鸡血藤 180 g	巴戟天 90 g	肉苁蓉 90 g
制黄精 120 g	络石藤 180 g	伸筋草 180 g	泽兰叶 90 g
川牛膝 90 g	蒲公英 300 g	橘 核 120 g	橘 络 120 g
小青皮 60 g	川楝子 90 g	川黄连 60 g	生甘草 60 g
广木香 60 g	炒谷芽 90 g	炒麦芽 90 g	炒苍术 90 g
野葛根 150 g	柏子仁 90 g	京玄参 120 g	

另加:

生晒参 100 g	西洋参 90 g	陈阿胶 250 g	鹿角胶 100 g
龟甲胶 100 g	紫河车 100 g	湘莲肉 200 g	胡桃肉 200 g
灵 芝 150 g	黄 酒 500 mL		

【按】患者时至五七,"阳明脉衰,面始焦,发始堕";傅青主曰:"经本于肾。"肾虚封藏失职,则易累及肝致疏泄不畅。肝藏血,主疏泄,疏泄不利则经水不能按时满溢,伴腰酸乏力,经行乳胀。木旺乘土,脾失健运,气血不足则月经量少、面色萎黄。张景岳言:"调经之要,贵在补脾胃以资生血之源,养肾气以安血之室。"而女子以肝为先天,肝以血为体,以气为用。胡国华认为本患者为脾肾两虚、肝郁气滞,治宜健脾益肾,疏肝调冲。方中生晒参、西洋参、党参、沙参、麦冬,气阴双补,补气滋阴;二至丸合生地、熟地、制黄精、桑椹、菟丝子、巴戟天、肉苁蓉同用肾阴阳同补,阴中求阳,阳中求阴;少佐砂仁健脾助运,防止滋腻碍胃;当归、丹参、鸡血藤、泽兰叶补血活血通经,使冲任通盛;络石藤、伸筋草相配通筋活络;川牛膝合用则可引药下行;配伍蒲公英、橘核、橘络、小青皮、川楝子可疏肝理气;炒谷芽、炒麦芽、木香、苍术健脾理气消食、宽胸除满;黄连、柏子仁、玄参滋阴降火、清心安神;葛根清热降火,又可升发脾胃清阳;陈阿胶、鹿角胶、龟甲胶阴阳相配,养肝益肾。全方益气养血、疏肝理气、健脾益肾、调理冲任,使经有来源,经量自增。

案2 王某,女,43岁。

年过六七,经水亏少,经期略前,堕发,发始白。纳食欠佳,夜寐尚安,二便调。脉细无力,舌淡苔薄。证属肝肾亏虚,冲任失调。治拟补肾填精,调理冲任。时值冬令,以膏代煎,冀来年经调体健。处方:

党 参120 g	沙 参120 g	生黄芪90 g	天 冬90 g
麦 冬90 g	生 地120 g	熟 地120 g	缩砂仁30 g
全当归120 g	紫丹参120 g	莪 术90 g	白 术90 g
鸡血藤180 g	抚川芎60 g	女贞子120 g	桑 椹120 g
墨旱莲120 g	芡 实90 g	莲 须90 g	制黄精120 g
炒谷芽90 g	炒麦芽90 g	制香附120 g	益母草120 g
泽兰叶120 g	桃 仁90 g	红 花90 g	川牛膝120 g
广郁金120 g	柏子仁90 g	生甘草60 g	牡丹皮120 g
福泽泻90 g	巴戟天120 g	肉苁蓉120 g	炒山楂90 g
川楝子90 g	小青皮90 g	炒黄芩60 g	

另加:

陈阿胶250 g	鳖甲胶200 g	文 冰500 g	蜂 蜜200 mL
黑芝麻200 g	湘莲肉200 g	核桃肉200 g	北冬虫夏草100 g
黄 酒500 mL			

【按】《素问·上古天真论》云:"女子七岁,肾气盛,齿更发长……六七三阳脉衰于上,面皆焦,发始白。"患者年过六七,肾气已衰,肝肾阴虚,冲任乏源,故经水量少。"气为血帅",肾气虚,封藏失司,冲任不固,遂经水提前而至。明代《医述》载:"人身毫毛皆微而发独盛者,何也?百脉会于百会,血气上行而为之生发也。"精血同源,故肾精亏、气血少则堕发、白发生。治拟补肾填精,调理冲任。方中党参、黄芪、莪术补气行气,气能生血。熟地、当归、川芎养血生血;党参、沙参合用气阴双补;鸡血藤、川芎、丹参、益母草、泽兰叶、桃仁、红花、川牛膝养血活血,通利经水;肉苁蓉、巴戟天补肾助阳,女贞子、桑椹、墨旱莲、制黄精滋补肝肾,阴阳双补,以填肝肾之亏。天冬、麦冬益胃生津,缩砂仁温脾开胃,炒谷芽、炒麦芽、炒山楂健脾益胃,诸药合用则健脾滋后天生化之源,再者膏方滋腻,健胃醒脾可助其吸收;制香附、广郁金、川楝子、小青皮、泽泻、牡丹皮疏肝理气;甘草调和诸药;陈阿胶、鳖甲胶养血滋阴。全方重在补肾填精、滋阴养血。冲任得调,经水自利。

案3 张某,女,30岁。

婚后3年,历经人流和异位妊娠各1次,现经行量少,腹侧隐痛,腰骶酸楚,带下时黄,夜寐尚安,纳可便调。脉细软,舌偏红苔薄。证属肝肾不足,冲任气滞。治拟养肝益肾,疏理冲任。时值冬令,以膏代煎,冀正复经调,胎孕乃成。处方:

生黄芪100 g	党 参90 g	沙 参90 g	赤 芍90 g
白 芍90 g	全当归120 g	天 冬90 g	麦 冬90 g
紫丹参120 g	生 地90 g	熟 地90 g	鸡血藤180 g
女贞子90 g	桑 椹90 g	覆盆子120 g	川续断90 g
川杜仲90 g	桑 枝120 g	桑寄生120 g	仙 茅90 g
淫羊藿90 g	炒知母90 g	炒黄柏90 g	大血藤300 g
络石藤180 g	伸筋草180 g	蒲公英300 g	车前草300 g
川楝子90 g	广郁金120 g	小青皮60 g	皂角刺100 g
路路通100 g	椿根白皮150 g	广木香60 g	炒苍术90 g
生甘草60 g	炒牡丹皮120 g		

另加:

西洋参100 g	生晒参90 g	陈阿胶250 g	龟甲胶90 g
鹿角胶90 g	胡桃肉200 g	湘莲肉200 g	灵 芝120 g
铁皮石斛10 g	冰 糖500 g	蜂 蜜250 mL	黄 酒500 mL

【按】《万氏妇人科》:"女子无子,多因经候不调……此调经为女子种子紧要也。"所以"种子必先调经"。朱丹溪曰:妇人无子者,多由血少不能摄精,经水不调,不能成胎。《证治准绳·女科》:"经水涩少,为虚为涩,虚则补之,涩则濡之。"婚后行堕胎术,经水量少,脉细软,可见气血受损,正气已伤。术中血室大开,外邪乘虚内侵,邪客冲任、胞宫,迁延日久,冲任损伤,络道不通,故腹部隐痛、腰骶酸楚;郁而化热,故带下偏黄,舌质偏红,皆为阴虚内热、冲任气滞之象。西洋参为补气养阴、清热生津之佳品。党参、沙参合用气阴双补;四物汤加丹参、鸡血藤养血活血;女贞子、桑椹、覆盆子为朱氏妇科补肾之常用药对;中医素有"肝肾同源"之说,方中续断、杜仲、桑枝、桑寄生补益肝肾,强筋健骨;仙茅、淫羊藿温肾阳,黄柏、知母滋肾阴、泻肾火,壮阳药与滋阴泻火药共用,既阴阳双补,又清上炎之虚火。蒲公英、车前草、大血藤清热活血止痛;络石藤、伸筋草、皂角刺、路路通疏通经络;川楝子、广郁金、小青皮、广木香疏肝理气,调畅气机,调理冲任;陈阿

胶、龟甲胶、鹿角胶阴阳相配,滋阴养血。本方配伍精当,扶正与祛邪并用,气血共调,肝肾同补,冀来年正复经调,早日得嗣。

案4 赵某,女,30 岁。

年已三旬,经事欠常,量少落后,经行腹痛,腰膝酸楚,神疲乏力,面色不华,夜寐欠安,时有脱发,经前心烦,舌红,脉弦。证属肝旺肾虚,冲任失调。治宜清肝益肾,调理冲任。时值冬令,欲以膏代煎,冀来年体健恙除,经事如常。处方:

太子参 120 g	生 地 120 g	熟 地 120 g	枸杞子 90 g
女贞子 90 g	桑 椹 90 g	菟丝子 90 g	炒续断 120 g
桑 枝 120 g	桑寄生 120 g	赤 芍 120 g	白 芍 120 g
当 归 120 g	首乌藤 150 g	合欢皮 120 g	炒黄芩 60 g
肥知母 120 g	生龙骨 300 g	野菊花 60 g	嫩钩藤 90 g
抚川芎 60 g	益母草 120 g	制何首乌 120 g	淡竹叶 60 g
泽兰叶 90 g	川牛膝 120 g	广郁金 90 g	小青皮 60 g
制香附 90 g	炒谷芽 60 g	炒麦芽 60 g	生甘草 60 g

另加:

冬虫夏草 20 g	西洋参 100 g	陈阿胶 250 g	胡桃肉 120 g
莲子肉 90 g	冰 糖 400 g	白 蜜 250 mL	陈 酒 400 mL

【按】肝为血府,乙癸同源,冲为血海,任主胞胎,冲任失调则经事欠常;肝气抑郁,气滞血瘀,则经量少落后,经行腹痛;血瘀不行不能濡养阴液,则腰膝酸楚,神疲乏力,面色不华,夜寐欠安;经前心烦,舌红,脉弦皆为肝气抑郁化火之象;肝郁肾虚,冲任失调,治宜清肝益肾,调理冲任。本膏中冬虫夏草、西洋参、太子参益气养阴,虚人为宜;生地、熟地、枸杞子、女贞子、桑椹、菟丝子等平补肝肾;桑枝、桑寄生补肾通络;炒续断、全当归、赤白芍、抚川芎等养血生血;首乌藤、合欢皮解郁除烦;生龙骨、嫩钩藤宁心安神,淡竹叶、泽兰叶淡渗利湿;广郁金、小青皮、制香附疏肝理气;配伍炒黄芩、野菊花、肥知母以清虚热、养肾阴;益母草和川牛膝活血祛瘀,引血下行。诸药配制成膏,冀来年体健恙除,经事如常。

案5 陆某,女,27 岁。

女子以肾为本,以血为用,经孕产乳,数耗于血。产后经量偏少,经行腹痛,神疲之力,腰膝酸楚,经前口糜,食纳平,大便结,脉沉细软,舌体偏红,苔薄。证属肝肾亏虚,气血不足,内兼瘀热。时值冬令之际,治以养肝益肾、调补气血,佐以清热化瘀之品。膏以代煎,冀来年体健正复。处方:

党 参 90 g	沙 参 90 g	炙黄芪 120 g	全当归 120 g
炒白术 90 g	炒白芍 90 g	生 地 120 g	熟 地 120 g
怀山药 120 g	鸡血藤 120 g	巴戟天 120 g	肉苁蓉 120 g
川杜仲 120 g	炒续断 120 g	炙狗脊 120 g	仙鹤草 200 g
女贞子 120 g	桑 椹 120 g	墨旱莲 120 g	枸杞子 120 g
白菊花 60 g	京玄参 90 g	炒谷芽 90 g	炒麦芽 90 g
佛手片 60 g	炒苍术 90 g	抚川芎 60 g	嫩白薇 60 g
炙甘草 60 g	延胡索 150 g	益母草 60 g	

另加:

生晒参 60 g	西洋参 60 g	陈阿胶 250 g	鹿角胶 100 g
胡桃肉 250 g	小红枣 60 g	黑芝麻 150 g	莲子肉 120 g
冰 糖 500 g	白 蜜 500 mL	陈 酒 500 mL	

【按】肝藏血,肾藏精,精能生血,血能化精,肝肾同源,精血相生。经孕产乳,皆耗伤阴血,血虚则经量偏少,血虚运行迟滞,不荣则痛,故经行腹痛;血虚精少,不能养神,则神疲乏力,腰为肾府,肝肾同源,精血互用,血虚则肾精亏耗,腰膝酸软;阴虚生内热,上扰于胃则口糜便结,舌体偏红,皆为阴虚内热之相;脉沉细软,苔薄,为气血不足之征。治当养肝肾,补气血,佐以清热化瘀。本膏中参芪补气,虚人为宜;西洋参则为甘凉补气养阴之隽品;党参、沙参合用气阴两补;炙黄芪为补气良药,使其气生而血行;炒白术、炒白芍、全当归、生地、熟地、怀山药、鸡血藤、川芎养阴生血;巴戟天、肉苁蓉、川杜仲、炒续断、炙狗脊补肝肾、强筋骨,配伍仙鹤草扶正补虚,女贞子、桑椹、墨旱莲、枸杞子等平补肝肾,用之不腻;白薇、玄参、白菊花清虚热;佛手片、炒苍术和炒谷芽、炒麦芽共奏益胃健脾之效,使气血生化有源,益母草则起养血活血之效。诸药合用,配制成膏,气血并补,本源相兼,补而不腻,行而不滞。以冀来年羔平康健。

案6 李某,女,36岁。

冲任数度受损,2005 年因左侧输卵管异位妊娠行手术治疗,保留卵巢。今年5月再次宫外孕保守治疗。之后经事量少,色红,经前乳胀,纳平寐安,便稀溏,日二三次。舌红苔薄少津,脉细软。证属正气耗损,气血两虚,脾虚生化无力。治宜扶正为先,健脾养血,疏通冲任,以冀来年正复经调。处方:

生黄芪 90 g	全当归 120 g	紫丹参 100 g	赤　芍 90 g
白　芍 90 g	莪　术 90 g	白　术 90 g	鸡血藤 180 g
络石藤 180 g	女贞子 120 g	墨旱莲 180 g	桑　椹 120 g
菟丝子 100 g	山茱萸 90 g	川杜仲 120 g	川续断 120 g
桑寄生 120 g	怀山药 150 g	茯　苓 100 g	茯　神 100 g
炒谷芽 90 g	炒麦芽 90 g	穿山甲粉①20 g	益母草 150 g
泽兰叶 90 g	桃　仁 90 g	红　花 90 g	川牛膝 120 g
生甘草 60 g	牡丹皮 90 g	炒知母 90 g	炒黄柏 90 g
柏子仁 90 g	皂角刺 100 g	蒲公英 300 g	大血藤 300 g
青　皮 60 g	陈　皮 60 g		

另加:

西洋参 100 g	生晒参 90 g	陈阿胶 250 g	鳖甲胶 250 g
文　冰 500 g	蜂　蜜 400 mL	胡桃肉 250 g	湘莲肉 200 g
黑芝麻 200 g	灵　芝 100 g	黄　酒 500 mL	

【按】患者多次异位妊娠说明素体冲任不通,《女科宝鉴》将冲任不通的原因分为"肝气郁结""湿热下注""瘀血凝滞""痰浊阻遏"四种。本病乃因正气不足,气血两虚,冲任不充,血虚瘀滞而发病:正气虚损,脾失健运,气血生化不足则见气血两虚之症;气虚,运化失司,则大便溏薄;血虚,冲任不充,经血量少;"肝藏血,主疏泄",血虚则肝失濡养,肝气不疏而见经前乳胀。全方以药制膏,共奏健脾养血,补益肝肾,疏通冲任之效。方中以西洋参、生晒参、黄芪、当归、白芍、白术、茯苓、山药益气健脾养血以滋生化之源;炒麦芽、炒谷芽、青皮、陈皮健运脾胃,其中青皮、陈皮合用有调和肝脾、消胀除积、理气止痛之功,胡国华多用于肝脾不和之痛经、经前乳胀及痰湿阻络之不孕等症;女贞子、墨旱莲、桑椹、菟丝子、枸杞子、山茱萸、续断、杜仲、桑寄生等补益肝肾,补养冲任、胞宫;丹参、莪术、赤芍、穿山甲粉、益母草、泽兰叶、桃红、川牛膝、牡丹皮等活血化瘀通经以疏通冲

---

①　穿山甲粉:今用石见穿代。

任。因异位妊娠从现代医学角度分析其病因多为输卵管不通,故胡国华于方中重用蒲公英、大血藤并佐以络石藤、皂角刺,以清热解毒,散结通络,以助疏冲;并且两药与知母、黄柏相伍可共制诸药的温补之性。方中另有多组药对均为朱氏妇科常用药对,如白术与莪术,一补一消,一守一攻,常用于脾虚痰凝血瘀之经闭、卵巢囊肿、子宫肌瘤等病症;赤芍与白芍,一散一敛,一泻一补,与诸药配合补而不散,补而不滞;泽兰与益母草合用活血不伤正,养血不留瘀。

案7 郑某,女,37岁。

三度人流,胞宫受损,精气耗伤,经行后期量少,色暗有血块,伴少腹隐痛,神疲乏力,夜寐梦扰易醒,纳可,便结。脉细软尺弱,舌质偏红苔薄。时值冬令,治拟补肾填精,调理冲任,以膏代煎,缓缓调治,冀来年体健经调。处方:

党 参100 g	沙 参100 g	紫丹参180 g	全当归120 g
赤 芍90 g	白 芍90 g	生 地90 g	熟 地90 g
缩砂仁30 g	桃 仁90 g	红 花90 g	蓬莪术90 g
焦白术90 g	巴戟天90 g	肉苁蓉90 g	女贞子120 g
桑 椹120 g	菟丝子120 g	川续断120 g	川杜仲120 g
益母草180 g	泽兰叶120 g	川牛膝90 g	怀牛膝90 g
生山楂90 g	麦 冬90 g	福泽泻90 g	牡丹皮90 g
首乌藤180 g	合欢皮10 g	大百合180 g	炙甘草60 g
络石藤180 g	伸筋草180 g	炒枳壳90 g	广木香60 g
八月札100 g	炒谷芽90 g	炒麦芽90 g	

另加:

西洋参100 g	生晒参100 g	陈阿胶300 g	鹿角胶100 g
鳖甲胶100 g	湘莲肉150 g	胡桃肉200 g	木灵芝100 g
北冬虫夏草100 g	河车粉50 g	桂圆肉100 g	小红枣100 g
铁皮石斛20 g	黄 酒500 mL		

【按】《证治准绳》云:"经水涩少,为虚为涩。虚则补之,涩则濡之。"多次人流,胞宫受损,瘀血阻滞,络道不畅,冲任失调,筋脉失于濡养,故经来量少色暗,少腹隐痛。方中西洋参、生晒参阴阳并补,参芪四物汤加桃仁、红花益气养血、活血调经;巴戟天、肉苁蓉与女贞子、桑椹、菟丝子调补肾阴肾阳,益母草、泽兰叶、

生山楂活血养血,续断、杜仲、怀牛膝补肾强腰、引血下行;首乌藤、合欢皮、百合宁心安神,络石藤、伸筋草调经通络,枳壳、广木香、八月札、炒谷芽、炒麦芽和胃助消化,全方共奏补肾填精,益气养血,疏肝和胃之效。

案8 焦某,女,38岁。

年近四旬,已育一胎,流产4次,近两年经行量少,4日即净。孕育12周因胎停行引产术,刻下术后1个月,脉细软,舌淡红,苔薄白腻。求嗣心切,欲膏方调治。治拟益气养血,调补冲任。处方:

全当归120 g	赤 芍90 g	白 芍90 g	生 地90 g
熟 地90 g	鸡血藤180 g	党 参90 g	沙 参90 g
莪 术90 g	白 术90 g	茯 苓90 g	茯 神90 g
生黄芪90 g	女贞子120 g	桑 椹120 g	菟丝子120 g
川续断120 g	川杜仲120 g	桑寄生120 g	覆盆子120 g
淫羊藿90 g	益母草120 g	泽兰叶120 g	桃 仁90 g
红 花90 g	制何首乌120 g	络石藤180 g	伸筋草180 g
皂角刺120 g	嫩桑枝90 g	路路通120 g	青 皮60 g
陈 皮60 g	紫丹参120 g	缩砂仁30 g	天 冬90 g
麦 冬90 g	粉葛根90 g	广郁金120 g	橘 核60 g
橘 络60 g	炒栀子60 g	牡丹皮60 g	福泽泻90 g
西仙茅90 g	生甘草60 g	川楝子90 g	

另加:

陈阿胶250 g	鳖甲胶200 g	文 冰500 g	蜂 蜜200 mL
湘莲肉200 g	核桃肉200 g	紫河车粉100 g	西洋参100 g
黄 酒500 mL			

【按】患者年近四旬,屡孕屡堕,证属滑胎也。《景岳全书·妇人规》云:"凡妊娠之数见堕胎者,必以气脉亏损为然⋯⋯凡胎孕不固,无非气血损伤之病,盖气虚则提摄不固,血虚则灌溉不周,所以多致小产。"《诸病源候论》曰:"血气虚损者,子脏为风冷所居,则血气不足,故不能养胎,所以致胎数堕⋯⋯"患者经行量少、脉细舌淡皆为气血两虚之候,气虚不能载胎,血虚不能养胎,故胎陨频作,治宜益气养血,调补冲任。方中党参、沙参、黄芪、白术、甘草补中益气以载胎;当

归、赤芍、白芍、生地、熟地、鸡血藤、益母草、桃仁、红花、紫丹参补血活血以养胎;
舌苔白腻,脾胃运化失调,缩砂仁调养脾胃以安胎;续断、杜仲、桑枝、桑寄生、仙
茅、淫羊藿补肾强腰以固胎;女贞子、桑椹、菟丝子、覆盆子滋养肝肾;患者术后不
久,络石藤、伸筋草、皂角刺、路路通可通经活络;青皮、橘核、橘络、广郁金、川楝
子疏肝行气。纵观全方,益气养血,补肾填精,调补冲任。诸药配制成膏,冬令常
服,冀来年体复正安,受孕有望。

案9 庞某,女,36岁。

产后月经量少2年,3日即净,眼干,咽喉干燥,大便时干,四肢疼痛,畏寒肢
冷,纳可,寐安。脉细数弦,舌红绛,苔黄腻。诊为月经过少,证属肝肾亏虚,冲任
失调,兼有阴虚内热。治当养血滋阴,调理冲任,兼养阴清热。膏以代煎。处方:

生黄芪120 g	北沙参120 g	天 冬90 g	麦 冬90 g
全当归120 g	紫丹参180 g	生 地120 g	熟 地120 g
春砂仁30 g	女贞子120 g	桑 椹120 g	菟丝子120 g
巴戟天90 g	鸡血藤180 g	益母草180 g	泽兰叶180 g
桃 仁90 g	红 花90 g	川续断120 g	厚杜仲120 g
柏子仁90 g	广佛手90 g	炒枳壳90 g	炒牡丹皮90 g
嫩白薇120 g	络石藤180 g	伸筋草180 g	青 皮60 g
陈 皮60 g	生甘草60 g	京玄参120 g	

另加:

生晒参100 g	西洋参100 g	阿 胶250 g	鹿角胶100 g
鳖甲胶60 g	核桃肉150 g	莲子肉150 g	黑芝麻120 g
灵 芝30 g	冰 糖250 g	蜂 蜜200 mL	饴 糖120 g
黄 酒500 mL	紫河车粉60 g		

【按】患者产后气血不足,损及肝肾,冲任受损,以致血海不能满溢,故月经
涩少、眼干。肺阴亏虚,故见咽喉干燥,肺与大肠相表里,肠燥液亏,故大便干结。
阴损及阳,肾阳不足失温煦,见畏寒肢冷。舌苔提示患者阴虚内热。故予生晒
参、西洋参、生黄芪补气,以生有形之血;当归、丹参、生地、熟地养血活血;益母
草、桃红、泽兰叶、鸡血藤活血调经,养血不留瘀;女贞子、菟丝子、巴戟天、桑椹平
补肝肾,同时调理冲任;玄参、党参、天冬、麦冬气阴双补;牡丹皮、白薇清虚热而

不过于寒凉,共奏养阴清热之功;大便干以柏子仁通便;续断、杜仲补肝肾强腰膝;佛手、枳壳梳理肝脾气机;络石藤、伸筋草舒筋活络;青皮、陈皮和胃理气,以防膏方太过滋腻,妨碍胃气。全方气血阴阳并补,以补为重,肝肾为纲。

五、月经过多

案1　刘某,女,28岁。

经行量多先期,色暗红,经行腹痛,夹血块,神疲乏力,心烦易怒,腰膝酸楚,面部有斑。有胃炎、乳腺小叶增生、子宫腺肌病、盆腔积液病史。纳平,便调,夜寐欠安。脉细软,舌质红苔薄。证属冲任瘀滞,肝郁化热。治拟疏肝化瘀,疏理冲任,以膏代煎,缓缓调治。处方:

潞党参 100 g	北沙参 100 g	生黄芪 100 g	全当归 100 g
白　术 100 g	白　芍 100 g	仙鹤草 300 g	茜草根 120 g
炒蒲黄 180 g	炒牡丹皮 90 g	刘寄奴 120 g	皂角刺 120 g
石见穿 150 g	蓬莪术 60 g	蒲公英 300 g	大血藤 300 g
地丁草 300 g	八月札 100 g	炒薏苡仁 90 g	炒谷芽 90 g
炒麦芽 90 g	绿豆衣 180 g	怀山药 150 g	川楝子 100 g
徐长卿 180 g	山慈菇 150 g	橘　核 90 g	橘　络 90 g
小青皮 90 g	明天麻 120 g	粉葛根 120 g	灵　芝 120 g
灯心草 90 g	藕节炭 120 g	生甘草 60 g	

另加:

西洋参 100 g	陈阿胶 300 g	鹿角胶 100 g	鳖甲胶 150 g
湘莲肉 180 g	胡桃肉 150 g	黑芝麻 150 g	冰　糖 300 g
蜂　蜜 250 mL	黄　酒 500 mL	三七粉 50 g	

【按】患者正值四七,气血充盛,但因工作压力较大,情志抑郁,肝郁而化火,故心烦易怒;母病及子,心火上炎,则夜寐欠安;肝火旺迫血妄行,故月经先期,经量偏多;坎离不济,故腰膝酸软;火热煎熬精血,则瘀血内阻,发为子宫腺肌病、面部长斑。胡国华认为本患者应以"清热疏肝,化瘀通滞"为治疗大法。清吴鞠通《温病条辨》曰:"善治血者,不求之有形之血,而求之无形之气。"《景岳全书》曰:"凡人之气血犹如源泉也,盛则流畅,少则壅滞,故气血不虚不滞,虚则无有不滞

者。"西洋参、太子参、黄芪、北沙参益气养阴,防止气旺生火;炒当归、白术、白芍健脾养血柔肝;仙鹤草、茜草、牡丹皮、炒蒲黄化瘀凉血止血;皂角刺、石见穿、莪术破血逐瘀,软坚散结;刘寄奴、蒲公英、地丁草清热解毒;八月札、山慈菇、橘核、橘络化痰消瘤、疏通气机;天麻、葛根、灵芝、灯心草养心平肝;炒谷芽、炒麦芽、炒薏苡仁、怀山药健脾化湿;予陈阿胶、鹿角胶、鳖甲胶补益气血,阴阳双补,养血填精。湘莲肉、胡桃肉、黑芝麻健脾补肾。藕节炭凉血止血,少佐三七活血化瘀。《景岳全书》曰:"调经之要,贵在补脾胃以资血之源,养肾气以安血之室。"全方攻补兼施,补益气血,健脾补肾,兼予清肝化瘀,凉血止血,以期患者血室得安,按时经转。

案 2 王某,女,40岁。

年逾四旬,经量偏多,经期提前。足跟痛,不能久立久行。嗳气,食后作胀,心烦易怒,伴乳腺小叶增生,夜寐不安,舌质暗边有齿印,苔薄,脉沉。证属肝郁肾虚,冲任气滞。治以补肾疏肝,调理冲任。以此膏调理。处方:

生黄芪 120 g	天 冬 90 g	麦 冬 90 g	全当归 120 g
白 术 90 g	白 芍 90 g	鸡血藤 180 g	淫羊藿 150 g
女贞子 100 g	桑 椹 120 g	山茱萸 100 g	补骨脂 100 g
桑寄生 120 g	嫩白薇 100 g	炒牡丹皮 100 g	福泽泻 90 g
首乌藤 180 g	合欢皮 120 g	厚 朴 90 g	炒枳实 90 g
广佛手 90 g	淮小麦 300 g	广郁金 100 g	云茯苓 180 g
青 皮 60 g	陈 皮 60 g	土茯苓 180 g	路路通 120 g
生麦芽 300 g	生甘草 60 g		

另加:

生晒参 100 g	西洋参 100 g	陈阿胶 200 g	鳖甲胶 100 g
鹿角胶 200 g	湘莲肉 100 g	黑芝麻 120 g	胡桃肉 150 g
文 冰 250 g	蜂 蜜 250 mL		

【按】患者年逾四旬,肾气渐衰,肾虚则固摄失调,经量偏多,经期提前;《内经》云"肾主骨生髓",肾虚日久则足跟痛,不能久立久行。《医碥·五脏生克说》云:"脾气过燥,则肾水为其所涸而失润;或过湿,则肾水为其所壅而不流,皆脾土克肾水也。"两者相互影响,脾胃运化失调,升降失司,出现食后作胀而嗳气。肝肾同源,肾水不济,肝木无水则燥;肾水不济则其子失调达舒畅,即出现肝气瘀

滞,故有心烦易怒,伴乳腺小叶增生,夜寐不安。舌质暗边有齿印,苔薄,脉沉均为肝肾不足,冲任气滞,脾胃运化失司。治以补肾疏肝,调理冲任。方中以参芪四物汤合六味地黄丸为底,用生晒参、西洋参、生黄芪益气养血;女贞子、桑椹、山茱萸、补骨脂、桑寄生等补肝肾、强筋骨,对于足跟痛疗效显著;白薇、牡丹皮、泽泻补中有泻,阴阳平调;肾虚日久导致肝郁,厚朴、枳实、佛手、郁金、青皮、陈皮、生麦芽疏肝理气,健脾消食解郁;淮小麦收敛止汗,配合首乌藤、合欢皮而宁心安神;路路通通筋活络;陈阿胶、鹿角胶、鳖甲胶阴阳相配,养肝益肾。全方补肾疏肝,健脾和胃,益气养阴,调理冲任。

案3　江某,女,14岁。

初诊(2004 年 11 月 18 日)

女子二七天癸至,以血为用,血脉调和,病无由生。患者禀赋不足,肾气不充。初潮至今,经事不调,量多先期,甚至崩漏。体质虚弱,面色不华,神疲乏力,继发贫血。脉细且软,舌淡苔薄。病久正虚,值此封藏冬令之际,治拟益气养血,调摄肝肾。冀经调体健,以膏代煎,缓缓图治。处方:

潞党参 120 g	生黄芪 90 g	全当归 90 g	细生地 90 g
大熟地 90 g	杭白芍 60 g	枸杞子 90 g	桑　椹 90 g
菟丝子 90 g	女贞子 90 g	墨旱莲 120 g	仙鹤草 50 g
茜草根 90 g	藕节炭 60 g	芡　实 90 g	莲　须 90 g
川杜仲 120 g	桑寄生 120 g	炒续断 120 g	巴戟天 90 g
肉苁蓉 90 g	炒谷芽 60 g	炒麦芽 60 g	生甘草 60 g
地骨皮 60 g	牡丹皮 60 g	制香附 60 g	青　皮 60 g
陈　皮 60 g	胡麻仁 60 g		

另加:

生晒参 30 g	西洋参 50 g	陈阿胶 250 g	龟甲胶 100 g
湘莲肉 90 g	胡桃肉 120 g	白　蜜 150 mL	文　冰 500 g
陈　酒 400 mL	龙眼肉 60 g		

【按】《素问·上古天真论》曰:"女子七岁,肾气盛,齿更发长;二七而天癸至,任脉通,太冲脉盛,月事以时下。"患者年幼,肾气、天癸、冲任、胞宫稚嫩,功能不健,冲任无制,故见经事不调,量多先期,甚则崩漏。病久正虚,故见面色不华,

神疲乏力。今气血不足,肝肾亏虚,时值冬令进补,拟益气养血,调摄肝肾之剂。本膏中参芪四物汤益气养血调经;墨旱莲、仙鹤草、茜草根、藕节炭凉血止血;芡实、莲须固涩冲任;桑寄生、杜仲、续断等补肝肾强筋骨以固冲;桑椹、菟丝子、枸杞子、女贞子等平补肝肾,用之不腻,以固其本;青皮、陈皮、制香附疏理气机;牡丹皮、地骨皮滋阴清虚热;巴戟天、肉苁蓉补肾益精。诸药配制成膏,补而不腻。以冀来年经调体健。

二诊(2006 年 12 月 7 日)

曾罹月经失调,经量颇多,甚至崩漏,并继发贫血。上膏服用后,贫血较前大有好转。刻下禀赋虚弱,肾气不充,经量仍偏多,经期延长,甚则淋漓崩中;面色萎黄,神疲乏力,纳平便结,脉细软,舌淡红,苔薄腻。正值冬令封藏之际,治拟益气养血,补肾调冲,以冀正复经调,此膏代煎,缓缓图治。处方:

党　参 90 g	沙　参 90 g	炙黄芪 120 g	巴戟天 120 g
肉苁蓉 90 g	淫羊藿 120 g	生　地 90 g	熟　地 90 g
全当归 120 g	杭白芍 90 g	焦白术 90 g	枸杞子 90 g
山茱萸 90 g	女贞子 90 g	桑　椹 120 g	菟丝子 120 g
炒续断 120 g	川杜仲 120 g	桑寄生 120 g	仙鹤草 300 g
芡　实 90 g	莲　须 90 g	炒谷芽 60 g	炒麦芽 60 g
制香附 90 g	青　皮 60 g	陈　皮 60 g	石菖蒲 90 g
炒苍术 90 g	茜草根 90 g	胡麻仁 60 g	柏子仁 60 g
炙甘草 60 g			

另加:

生晒参 60 g	陈阿胶 250 g	湘莲肉 90 g	胡桃肉 120 g
白　蜜 250 mL	文　冰 500 g	陈　酒 500 mL	黑芝麻 150 g

【按】女子以肾为本,以血为用。患者素体虚弱,肾气不充,气不摄血,故经量偏多,经期延长,甚则淋漓崩中。今精血不足,气血两亏,正值冬令封藏之际,治拟益气养血,补肾调冲,以期正复经调。膏中生晒参、党参、沙参、黄芪、白术等补气;当归、熟地、生地、白芍、阿胶等养血调经;仙鹤草、茜草根凉血止血;芡实、莲须益肾固精;桑寄生、杜仲、续断补肝肾强筋骨;桑椹、菟丝子、枸杞子、女贞子、山茱萸平补肝肾;青皮、陈皮、制香附行气理气,使全方补而不滞。冀服膏后气血旺盛,冲任充盈,气机调畅,血海按时满溢,来年月事得调。

案4 赵某,女,38岁。

时值中年,生育一胎,经事素提前而至,量多如注,内膜偏厚。神疲乏力,寐安纳平便调。脉细弦无力,舌质淡红,苔薄白腻。证属肾虚肝旺,冲任失调。治以清养肝肾,调摄冲任。以膏代煎,冀来年正复经调。处方:

生黄芪 150 g	太子参 100 g	生　地 90 g	熟　地 90 g
缩砂仁 30 g	赤　芍 90 g	白　芍 90 g	茯　苓 180 g
茯　神 180 g	女贞子 100 g	桑　椹 100 g	枸杞子 90 g
墨旱莲 150 g	紫草根 180 g	炒牡丹皮 90 g	仙鹤草 300 g
菟丝子 180 g	藕节炭 180 g	炒地榆 120 g	生麦芽 300 g
川杜仲 120 g	川续断 120 g	金狗脊 120 g	青　皮 60 g
陈　皮 60 g	生甘草 60 g	天　冬 90 g	麦　冬 90 g
生牡蛎 300 g	苎麻根 180 g	炒谷芽 60 g	炒麦芽 60 g
炒怀山药 180 g	芡实 180 g	莲　须 180 g	

另加:

生晒参 100 g	西洋参 100 g	陈阿胶 250 g	鳖甲胶 100 g
鹿角胶 100 g	冰　糖 200 g	蜂　蜜 250 mL	湘莲肉 150 g
胡桃肉 100 g	三七粉 30 g	黄　酒 500 mL	

【按】患者年逾五七,素体肝肾损耗,固摄失司,经血屡行,量多如注,乃致营阴亏虚,阴阳失调。《景岳全书·妇人规》指出"调经之要,贵在补脾胃以资血之源,养肾气以安血之室"。本例患者治拟清养肝肾、调摄冲任以和阴阳。方中西洋参、太子参与黄芪相配补中益气;生地、熟地与砂仁相佐既可防熟地滋腻,又可引药入经;赤芍、白芍一散一敛,一泻一补;茯苓、茯神、天冬、麦冬宁心安神、健脾渗湿;女贞子、桑椹、枸杞子、墨旱莲、怀山药、菟丝子补益肝肾、滋阴补血;杜仲、续断、狗脊补肾强腰;紫草、牡丹皮、仙鹤草、地榆、藕节炭、苎麻根清热收敛凉血;芡实、莲须补肾固冲;谷芽、麦芽、青皮、陈皮理气消导;牡蛎以地黄为之使,益精收涩;甘草调和诸药。辅料中阿胶养血,鹿角胶温阳,鳖甲胶养阴,莲肉脾肾皆补,胡桃肉、三七活血调经、祛瘀生新。众药收膏,以达止血不留瘀、通涩并用之效。

六、经期延长

胡国华认为经期延长的治疗应分缓急,周期调治。临近经期或经行之时因势利导,使月经来则通畅而不留瘀,用活血通经,调理冲任之法缩短经期。此时不能过用收涩之品,以免犯虚虚实实之戒。方用四物汤以鸡血藤代川芎。若经行超过7日未净,则应以止血为主,减少活血药使用。止血之法根据临床辨证,可以化瘀止血、清热止血、补气止血、养阴止血、补肾止血等。血热加生地、牡丹皮、焦栀子等清热凉血止血;气虚加生黄芪、党参、炒白术等健脾益气止血;阴虚加女贞子、墨旱莲养阴止血;湿热加蒲公英、败酱草、紫花地丁等清热利湿;肾虚则加菟丝子、川续断、杜仲等补肾固冲。

经期延长往往由于瘀血内阻,血不循经所致,如单纯用止血药,则瘀阻更甚而血难循其经,则出血难止。治疗当活血化瘀,瘀去则血自归经而自止。常选祛瘀止血药如生蒲黄、茜草、仙鹤草、花蕊石、山楂炭、三七粉、益母草等。收涩止血时尽可能选用具有双重作用的止血药,如属阳虚失摄,则选用既能温阳又兼具止血作用的药物,如鹿角霜、鹿衔草;如属阴血内热,热扰冲任,则选既能养阴又兼具止血作用的药物,如墨旱莲、生地炭、阿胶;如属气虚失摄之出血,则选黄芪、怀山药、炒白术等益气摄血;如属肾虚冲任失固,则选菟丝子、山茱萸等补肾固冲止血。强调治疗经期延长不能使用大量寒凉或单纯固涩止血之品,以防留瘀。血得热则行,得寒则凝,欲祛其瘀,必当温阳,阳盛则瘀浊自化,故在化瘀方药中需佐少许温阳药,如炮姜、艾叶、鹿角霜等。如瘀结较明显者,或伴明显的腹痛,可加入生蒲黄、五灵脂、三七粉等活血化瘀止痛之品。

血止之后,勿忘复旧。脾胃功能不好的患者一定要先健脾胃,复旧之时要注意一是纯虚无邪以补益固涩为主,用参芪四物汤、八珍汤、归脾汤、左归丸、右归丸等;二是本虚兼有宿疾,如子宫内膜息肉、子宫肌瘤、子宫内膜炎等,治疗以补虚兼祛瘀、清热、软坚消积;三是围绝经期之复旧,要尽早促其绝经,可加寒水石、紫草等。对经期延长的患者,如果在育龄期,首先要进行人促绒毛膜性腺激素测定,排除妊娠可能。另外,月经第3日至第5日检测性激素六项,经净后行B超检查,根据B超检查结果,结合患者的激素水平以及临床症状等明确诊断,进行针对性治疗。对围绝经期妇女,通过B超检查子宫内膜厚度,如果子宫内膜过厚,建议患者先行诊刮术,以明确病因,排除子宫内膜恶变之可能。平时的复旧非常适合膏方调治。

案1 周某,女,25岁。

产后汗出年余,经治好转,经事转长,但仍感神疲身痛腰酸,纳平便调寐安,

脉细软,舌淡偏红,苔薄黄腻。证属体虚未复,气血两虚。治以益气养血,疏理气机,以膏代煎,冀来年正复经调。处方:

生黄芪 150 g	北沙参 100 g	全当归 120 g	紫丹参 100 g
赤　芍 90 g	白　芍 90 g	鸡血藤 180 g	女贞子 100 g
菟丝子 100 g	川续断 120 g	川杜仲 120 g	淫羊藿 150 g
肥知母 90 g	泽兰叶 180 g	伸筋草 180 g	首乌藤 180 g
合欢皮 120 g	羌　活 90 g	独　活 90 g	生麦芽 300 g
大秦艽 100 g	抚川芎 60 g	炒谷芽 60 g	炒麦芽 60 g
广佛手 60 g	炒枳壳 60 g	生甘草 60 g	炒牡丹皮 90 g
青防风 60 g	红　花 90 g	炒薏苡仁 100 g	京玄参 100 g

另加:

西洋参 100 g	生晒参 100 g	陈阿胶 250 g	鹿角胶 100 g
鳖甲胶 60 g	湘莲肉 50 g	核桃肉 150 g	黑芝麻 100 g
三七粉 30 g	冰　糖 250 g	蜂　蜜 250 mL	黄　酒 500 mL

【按】《校注妇人良方·调经门》曰:"妇人月水不断,淋漓腹痛,或因劳损气血而伤冲任。"患者因产时伤血耗气,卫阳不固,腠理不实,阳不敛阴,阴津外泄,致产后汗出,风寒之邪入络,则腰酸身痛,虽经治好转,但仍素体虚弱,气不摄血,冲任不固,故经期延长。治宜益气养血,祛风通络,固冲调经。方中西洋参、生晒参、北沙参益气养阴生津;参芪四物汤补气养血;女贞子、菟丝子、续断、杜仲、淫羊藿补肝肾,强筋骨,固冲任;伸筋草、羌活、独活、秦艽、防风祛风胜湿通络,配知母、黄柏以防温燥伤阴,寒热并用,阴阳双调;首乌藤、合欢皮宁心安神;泽兰叶、红花、川芎等活血调经;炒谷芽、炒麦芽、枳壳、佛手健脾消食、宽胸除满。诸药合用,补其不足,删其有余,以期来年经调体康。

案2　吕某,女,37岁。

正值中年,生育二胎,人流两次,冲任受损,经事失常,经期延长,日久经量趋少,神疲乏力,夜寐梦扰,便秘欠畅,脉细无力,舌淡红,苔薄。证属肝肾不足,冲任失调,治宜补肾养血,宁心润肠。时值冬令,欲以膏代煎,冀来年经调正复。处方:

潞党参 100 g	北沙参 100 g	天　冬 90 g	麦　冬 90 g

生　地 120 g	熟　地 120 g	灵　芝 120 g	莪　术 90 g
白　术 90 g	缩砂仁 30 g	全当归 120 g	紫丹参 120 g
鸡血藤 180 g	女贞子 120 g	墨旱莲 120 g	桑　椹 120 g
制何首乌 120 g	制黄精 90 g	益母草 120 g	泽兰叶 120 g
鹿角霜 90 g	桃　仁 90 g	红　花 90 g	淮小麦 300 g
川黄连 60 g	炙远志 60 g	首乌藤 150 g	合欢皮 120 g
鲜百合 180 g	巴戟天 90 g	肉苁蓉 120 g	柏子仁 90 g
抚川芎 90 g	全瓜蒌 120 g	炒栀子 60 g	灯心草 60 g
茯　苓 120 g	茯　神 120 g	炒苍术 90 g	制香附 90 g
炒枳壳 90 g	炒谷芽 90 g	炒麦芽 90 g	牡丹皮 90 g
生甘草 60 g			

另加：

西洋参 100 g	生晒参 150 g	陈阿胶 300 g	鹿角胶 90 g
鳖甲胶 90 g	湘莲肉 200 g	胡桃肉 200 g	黑芝麻 100 g
紫河车粉 100 g	蜂　蜜 300 mL	冰　糖 300 g	北冬虫夏草 100 g
黄　酒 500 mL			

【按】行经时间超过 7 日，甚或淋漓半月方净，称为"经期延长"，又称"月水不断""经事延长"等。《诸病源候论》中即有"月水不断"的记载，由损伤经血，冲任虚损故也……劳伤经脉，冲任之气虚损，故不能制其经血，故令月水不断也。《校注妇人良方》云："妇人月水不断，淋漓腹痛，或因劳损气血而伤冲任……"病患正值中年，生育二胎，人流两次，冲任受损，经事失常，故而经期延长，日久经量趋少，神疲乏力，夜寐梦扰，便秘欠畅。证属肝肾不足，冲任失调。方中用西洋参、生晒参、党参、北沙参、麦冬、天冬、灵芝、白术益气健脾养阴；当归、熟地补血调经；生地、桑椹、女贞子、墨旱莲、牡丹皮养阴清热，凉血调经；益母草、泽兰叶、桃仁、红花、丹参、川芎、鸡血藤、莪术活血祛瘀通经；巴戟天、肉苁蓉、鹿角霜、制黄精补肾填精，另投茯苓神、远志、首乌藤、合欢皮、百合、灯心草等宁心安神以增强疗效；加之患者肠失水润，无以行舟，故用柏子仁、全瓜蒌等以奏润肠通便之效；枳壳、炒谷芽、炒麦芽理气健脾开胃。诸药相配，使全方滋而不腻，补而不滞，补肾养阴，宁心安神，冀来年经调正复。

案3　田某,女,47岁。

肾者主蜇,封藏之本。时值更年,肾气亏虚,经事紊乱,经期延长,气血耗伤,行弱肢寒,小腹冷感,神疲乏力,手指关节酸痛,腰背不适,夜寐不安,纳平便结,脉沉细缓,舌淡苔薄白。证属肝肾不足,心脾两虚,冲任失调。治拟养肝肾,健脾宁神,调理冲任。膏以代煎,冀来年恙平正复。处方:

潞党参 120 g	炙黄芪 90 g	全当归 90 g	炒白术 90 g
炒白芍 90 g	枸杞子 90 g	菟丝子 90 g	桑　椹 90 g
炒续断 120 g	川杜仲 120 g	覆盆子 90 g	巴戟天 90 g
肉苁蓉 120 g	淫羊藿 120 g	西仙茅 90 g	补骨脂 90 g
茜草根 150 g	仙鹤草 200 g	首乌藤 150 g	合欢皮 120 g
炙远志 60 g	朱灯心 40 g	延胡索 120 g	伸筋草 120 g
胡麻仁 120 g	瓜蒌仁 90 g	桑枝 120 g	桑寄生 120 g
女贞子 120 g	墨旱莲 120 g	炒苍术 90 g	炒谷芽 90 g
炒麦芽 90 g	佛手片 60 g	广陈皮 60 g	山茱萸 90 g
抚川芎 60 g	炙甘草 60 g		

另加:

生晒参 50 g	西洋参 50 g	陈阿胶 200 g	鹿角胶 120 g
胡桃肉 120 g	莲子肉 90 g	龙眼肉 90 g	黑芝麻 100 g
文　冰 500 g	陈　酒 500 mL	白　蜜 250 mL	

【按】《内经》云:女子七七,任脉虚,太冲脉衰少,天癸竭。时值更年,天癸当竭而未竭,故见经事紊乱,经期延长;阴阳相用,气血互依,阴虚则阳无所依,血虚则气弱,故见行弱肢寒,小腹冷感;手指关节酸痛,腰背不适;为经络不通,阳气不振之征;神疲乏力,夜寐不安,纳平便结为脾虚原神失养之象。故拟养肝肾,健脾宁神,调理冲任。本膏中参芪补气,虚人为宜;党参、沙参合用气阴两补;全当归、炒白术、炒白芍、枸杞子、菟丝子、桑椹、覆盆子等诸药合用,为滋阴补血之品;炒续断、川杜仲、巴戟天、肉苁蓉、淫羊藿、仙茅、补骨脂等补肾壮阳;茜草根、仙鹤草、首乌藤活血养血;合欢皮、炙远志、朱灯心、炒谷芽、炒麦芽、佛手片等养血健脾安神。山茱萸、女贞子等平补肝肾,用之不腻。诸药配制成膏,气血双补,滋而不腻。以冀来年恙平康健。

案4 龚某,女,31岁。

而立之年,足月一胎,人流一次,经事尚准,经量唯多,放环后尤显,经期延长至10余日方净,经前乳胀,面色萎黄,神疲乏力,舌淡苔薄,脉细软,中药调治,症情稍缓。正值冬令之际,欲以膏代煎。治宜养肝益肾,调摄冲任。冀来年经调恙平,体健安康。处方:

生　地 90 g	熟　地 90 g	生黄芪 90 g	太子参 90 g
女贞子 120 g	桑　椹 90 g	菟丝子 90 g	枸杞子 90 g
山茱萸 90 g	全当归 90 g	白　术 90 g	白　芍 90 g
芡　实 90 g	莲　须 90 g	炒续断 120 g	川杜仲 120 g
桑螵蛸 90 g	海螵蛸 90 g	蒲公英 300 g	茜草根 150 g
仙鹤草 200 g	池菊花 90 g	橘　核 60 g	橘　络 60 g
小青皮 60 g	炒牡丹皮 60 g	制香附 90 g	炙甘草 60 g

另加:

生晒参 100 g	西洋参 120 g	陈阿胶 200 g	胡桃肉 120 g
莲子肉 90 g	龙眼肉 90 g	小红枣 90 g	冰　糖 500 g
白　蜜 250 mL	陈　酒 400 mL		

【按】肝肾同源,气血互生,肝气抑郁,则经前乳胀;面色萎黄,神疲乏力为气血虚弱之象;经行量多、经期延长均为肝肾不足、气血亏虚,无以固涩为因,故治宜养肝益肾,调摄冲任。本膏中生晒参、生黄芪大补气血,虚人正宜;西洋参、太子参为清补之品,以制参芪之峻;生地、熟地、全当归、炒白术、炒白芍养血补血;桑椹、枸杞子、菟丝子、山茱萸滋阴补肾;桑螵蛸、海螵蛸、芡实、莲须收敛止带;炒续断、川杜仲补肾壮腰;蒲公英、茜草根、仙鹤草等凉血止血;池菊花、橘核、橘络、小青皮、炒牡丹皮、制香附行气通络。诸药配制成膏,清补兼施,滋而不腻,冀来年健康恙除。

七、经间期出血

案1 陆某,女,34岁。

年逾三旬,生育一胎。今年始经间期出血。经治病情好转,仍感体虚易感、夜梦、纳平、便调。脉弦细无力,舌偏红苔薄黄。证属气血两虚,心脾不足。治宜健脾养心,调补冲任。时值冬令,以膏代煎,冀来年正复经调。处方:

生黄芪 100 g	全当归 120 g	赤 芍 90 g	白 芍 90 g
女贞子 100 g	枸杞子 90 g	桑 椹 120 g	菟丝子 120 g
墨旱莲 100 g	茜草根 180 g	炒地榆 100 g	炒续断 100 g
炒杜仲 100 g	青防风 90 g	焦白术 90 g	首乌藤 180 g
合欢皮 120 g	鲜百合 180 g	酸枣仁 90 g	广佛手 60 g
炒谷芽 90 g	炒麦芽 90 g	益母草 90 g	仙鹤草 300 g
灵芝 180 g	白扁豆 180 g	生甘草 60 g	山慈菇 100 g
生 地 100 g	熟 地 100 g	春砂仁 30 g	制黄精 100 g
炒枳壳 90 g	制香附 100 g		

另加：

西洋参 100 g	生晒参 60 g	陈阿胶 400 g	湘莲肉 150 g
黑芝麻 150 g	胡桃肉 150 g	北冬虫夏草 100 g	三七粉 30 g
冰 糖 200 g	蜂 蜜 250 mL	灵芝孢子粉 30 g	黄 酒 500 mL

【按】经间期为阴阳转换的时期，即氤氲之时。经间期出血，相当于西医"围排卵期出血"。月经过后天癸不断泌至，阴精逐渐充盛，卵泡受其滋养发育至成熟，冲任气血旺盛蓬勃，人体进入"重阴"状态，如《素问·阴阳应象大论》所云"重阴必阳"，此时精化为气，阴转为阳，氤氲萌发，"的候"到来。本患者平素体虚，虽经调理病情好转，但正气未复，《素问·调经论》有云："阴虚则内热。"热扰心神则夜寐多梦，舌偏红苔薄黄，脉弦细无力为阴虚内热之象。故胡国华予西洋参益气养阴；生晒参、西洋参、黄芪、当归、生地、熟地、白芍补气养血；女贞子、枸杞子、桑椹、菟丝子滋肾填精；赤芍、墨旱莲、茜草根、炒地榆凉血止血；运用玉屏风散固护肺卫；益母草、仙鹤草调经止血；首乌藤、合欢皮、百合、酸枣仁、灵芝养心安神；山慈姑、枳壳、制香附疏肝理气，软坚散结。另予陈阿胶养血生津。《傅青主女科》："妇人有经未来之前，泄水三日，而后行经者。人以为血旺之故，谁知是脾气之虚乎。"故胡国华注重脾胃调养，予莲子、黑芝麻、胡桃肉补肾健脾；北冬虫夏草补益肺肾；三七粉化瘀止血；灵芝孢子粉补肾纳气。全方补肾填精，益气养阴，凉血止血，冬令进补以期来年阴阳平衡，冲任协调。

案2 杨某，女，25 岁。

冲为血海，肝主疏泄，女子以经调为顺，正值壮年，经事失常年余，经间期出血,量少,平素经期乳胀,头痛,烦躁易怒,小腹坠胀,头晕乏力,纳平,便结,夜寐尚安,检查雌二醇(E_2)偏低,脉细软,舌淡苔薄。证属肝旺肾虚,冲任失调。治以清肝益肾,调理冲任。时值冬令,以膏代煎,冀来年经调体健。处方:

潞党参 90 g	北沙参 90 g	全当归 90 g	炒白芍 90 g
鸡血藤 120 g	女贞子 120 g	桑 椹 90 g	菟丝子 90 g
覆盆子 120 g	墨旱莲 150 g	生 地 90 g	熟 地 90 g
缩砂仁 30 g	熟大黄炭 30 g	炮姜炭 30 g	茜草炭 90 g
炒地榆 120 g	藕节炭 90 g	川楝子 90 g	橘 核 90 g
橘 络 90 g	小青皮 60 g	山慈菇 90 g	全瓜蒌 90 g
柏子仁 90 g	冬瓜仁 90 g	肉苁蓉 120 g	淫羊藿 90 g
肥知母 90 g	川黄柏 90 g	广佛手 90 g	明天麻 90 g
嫩白芷 60 g	益母草 90 g	仙鹤草 300 g	络石藤 180 g
伸筋草 150 g	炒谷芽 60 g	炒麦芽 60 g	制香附 120 g
生甘草 60 g			

另加:

西洋参 50 g	陈阿胶 250 g	鹿角胶 90 g	鳖甲胶 120 g
湘莲肉 120 g	胡桃肉 150 g	黑芝麻 120 g	冰 糖 250 g
蜂 蜜 250 mL	黄 酒 500 mL		

【按】中医学中无"经间期出血"的专论,隋代巢元方《诸病源候论》指出"故血非时而下,淋漓不断,谓之漏下",《傅青主女科》中"妇人有带下而色红者,似血非血,淋漓不断",《竹林寺女科》中有"一月经再行",可见本病症状散见于月经先期、经漏、赤白带下、一月经再行等相关记载中。患者正值壮年,经事失常年余,经间期出血,月经量少,属先天不足、后天失养;加之平素经期乳胀,烦躁易怒,证属肝旺肾虚,冲任失调。治以清肝益肾,调理冲任。肾阴亏虚,阴不潜阳,肝阳上亢则头痛头晕;肝失条达,气机不畅,则出现小腹坠胀;肝木久郁,克制脾土,脾失健运,导致纳平便结。方中用西洋参、党参、沙参,寒热并用,调阴和阳;四物汤合五子衍宗丸补肾益气,养血调经;经间期出血多为氤氲之时阴阳失调,熟大黄炭、炮姜炭、茜草炭、炒地榆、藕节炭清热凉血,也体现了对朱氏妇科"将军斩关汤"的灵活妙用;肝旺肾虚,纳平便结,故加全瓜蒌、柏子仁、冬瓜仁、佛手、炒谷芽、炒麦

芽健脾和胃,润肠通便;川楝子、橘核、橘络、青皮、制香附、山慈姑等疏肝理气,散结通络;络石藤、伸筋草相配通筋活络止痛;陈阿胶、鹿角胶、鳖甲胶寒热并调、阴阳相配,养肝益肾。全方清肝益肾,疏肝解郁,调理冲任。

案3　吴某,女,28 岁。

就诊日期(2018 年 12 月 1 日)

已剖宫产一儿,欲孕二胎。月经净后 1 周左右,阴道少量出血,查示子宫内膜厚,曾行诊刮术查无异常。病史约两年。平素白带易异常。脉弦细数,舌红苔薄。证属肝经郁热,冲任失调。治以疏肝清热,调摄冲任,冀来年体健,经调孕成。处方:

生黄芪 100 g	太子参 100 g	生　地 120 g	熟　地 120 g
缩砂仁 30 g	女贞子 90 g	墨旱莲 120 g	赤　芍 120 g
白　芍 120 g	牡丹皮 90 g	茜　草 180 g	生薏苡仁 180 g
大血藤 180 g	生山楂 120 g	仙鹤草 180 g	川续断 120 g
川杜仲 120 g	荆芥炭 90 g	嫩白薇 120 g	椿根白皮 180 g
生蒲黄 180 g	花蕊石 180 g	浙贝母 90 g	广佛手 90 g
炒枳壳 90 g	青　皮 60 g	陈　皮 60 g	生甘草 60 g
生牡蛎 300 g			

另加:

西洋参 100 g	陈阿胶 200 g	鳖甲胶 150 g	冰　糖 200 g
蜂　蜜 200 mL	核桃肉 90 g	三七粉 40 g	铁皮枫斗 30 g
黄　酒 300 mL			

【按】 本患年届三十,正气尚足,除排卵期出血,查示子宫内膜厚外,无其他明显异常,从舌脉辨证为肝经郁热,冲任失调。治疗以疏肝清热、调摄冲任,简洁明了而方药平和。以西洋参、黄芪、太子参、生地、熟地、赤芍、白芍滋阴养血,以女贞子、墨旱莲、茜草、仙鹤草、荆芥炭清肝益肾、养血止血;以牡丹皮、大血藤、椿根白皮、薏苡仁、牡蛎、嫩白薇等清热燥湿止带;以续断、杜仲补肾强腰;以生蒲黄、花蕊石、生山楂活血化瘀;以浙贝母、广佛手、炒枳壳、青皮、陈皮、缩砂仁理气化痰健脾,生甘草调和诸药。诸药合用,阴阳和调、肝肾兼顾、通补兼施,收效可期。

案 4 徐某,女,41 岁。

就诊日期(2018 年 10 月 25 日)

年逾四旬,肾气渐衰,经事尚准,期中出血,神疲乏力,体虚畏寒,夜寐梦扰,既往痔疮,脉细微弦,舌质淡边有齿印。治以扶正为先,时值冬令,以膏代煎,冀来年正复经调。处方:

生黄芪 150 g	全当归 120 g	天 冬 90 g	麦 冬 90 g
女贞子 100 g	菟丝子 180 g	墨旱莲 150 g	鸡血藤 180 g
茜 草 180 g	炒地榆 120 g	山茱萸 90 g	首乌藤 180 g
合欢皮 120 g	茯 苓 180 g	茯 神 180 g	炮 姜 40 g
仙鹤草 300 g	芡 实 180 g	莲 须 180 g	炒谷芽 180 g
炒麦芽 180 g	炒川续断 120 g	川杜仲 120 g	冬瓜仁 150 g
瓜蒌仁 150 g	炒白芍 180 g	青 皮 60 g	陈 皮 60 g
络石藤 180 g	伸筋草 180 g	生甘草 60 g	酸枣仁 90 g
佩 兰 90 g	怀山药 180 g	灯心草 60 g	

另加:

生晒参 100 g	西洋参 120 g	陈阿胶 200 g	鳖甲胶 100 g
鹿角胶 120 g	湘莲肉 150 g	黑芝麻 150 g	胡桃肉 150 g
冬虫夏草 50 g	三七粉 30 g	灵 芝 180 g	冰 糖 250 g
蜂 蜜 250 mL	黄 酒 500 mL		

【按】本例患者年届四旬,心肾渐亏,故见神疲乏力、体虚畏寒、夜寐梦扰。治以扶正为先。以生晒参、西洋参、黄芪、当归益气养血;麦冬、女贞子、菟丝子清肝益肾;墨旱莲、茜草、炒地榆、山茱萸、仙鹤草、芡实、莲须、续断、杜仲等固肾凉血止血;首乌藤、合欢皮、茯苓神、酸枣仁、灯心草、炒白芍等宁心安神;冬瓜仁、瓜蒌仁润肠通便;络石藤、伸筋草舒筋通络止痛;以炒谷芽、炒麦芽、青皮、陈皮、佩兰、山药等理气消食、健脾化湿;甘草调和诸药。全方配合,气血并调、肝肾同治、调体、调经、调神,"三调"同步,以冀来年正复经调。

八、崩漏

证分虚实两端。引起冲任损伤之因虽多,但不外虚实两端。虚者多因素体脾气亏虚，或忧思过度，或饮食劳倦损伤脾气，致气虚下陷、统摄失司、冲任不固，而成崩漏；或素体肾气不足或房劳多产伤肾，以致封藏不固、冲任失摄而为崩漏。实证多由素体阳盛、肝火内炽，热伤冲任，迫血妄行而成崩漏；或因经期产后余血未尽，旧血不去而新血不得归经，而致崩漏。故其病因病机虚则不外肾虚、脾虚，实则不外血热、血瘀。治疗上掌握补与清的主次，标本兼治，防止崩漏复发。血崩调治，止血相对容易，关键在于辨证求因，重在固本调经。

实勿单纯固涩。胡国华在治疗上对于实证血热型崩漏，多以清热凉血止血，选用生地、黄芩、牡丹皮、赤芍、茜草、地榆等凉血止崩之品，伴有肝火偏旺的围绝经期崩漏，多加用夏枯草、墨旱莲、白花蛇舌草、紫草根等清肝凉血止血。对于血瘀型出血，则以通经化瘀止血为治，药用桃红四物汤加生蒲黄、炙乳香、炙没药、益母草、仙鹤草、茜草、血竭、三七粉等。一般不直接用收涩止血药。

虚重滋养肝肾。月经过多、崩漏等证日久均可出现虚证表现，失血日久，耗伤阴血，出血日久不愈，必然会伤及阴血，阴血不足易导致虚火内生，或由肝阴耗伤，损及肾阴也形成肝肾阴虚。此时用药当着重考虑补益肝肾阴精，以固肾止崩，临床多用芡实、莲须、桑螵蛸、海螵蛸等固涩止崩，怀山药、山茱萸健脾益肾止崩，覆盆子、金樱子固肾收涩之品，养阴则以女贞子、墨旱莲、桑椹为主。

止崩讲究通涩清养四法。崩漏多属虚实夹杂，单纯的实证或者虚证临床都较为少见，用方需根据疾病不同阶段区别用药。胡国华在传承朱氏妇科学术经验时，将朱氏妇科止崩经验归纳为通、涩、清、养四法。

通乃通因通用之意。因瘀血阻络，血不循经而致崩漏乃临床所常见。因瘀致漏则必先祛其瘀，瘀散脉通，出血自止。胡国华常用祛瘀止血药如蒲黄炭、熟大黄炭、山楂炭、花蕊石、茜草、三七末、仙鹤草、益母草等。血瘀又有气滞、气虚、阳虚、血寒、外伤及寒热湿痰等邪气夹杂之别，故祛瘀止血药需与理气、清热、温经散寒、益气养血、滋补肝肾等法相合而用。妊娠胎漏下血而孕前有子宫内膜异位症、盆腔炎所致腹痛者亦可以通药。久漏患者乍见一派虚象，万不可见虚误补，需注意虚中夹瘀之证，不忘去瘀，瘀血去方能新血生。

涩法乃收敛固涩，止血塞流之法，但塞流勿忘澄源。用于"塞流、澄源、复旧"之塞流期。傅青主曰："世人一见血崩，往往用止涩之品，虽亦能取效于一时，但不用补阴之药，则虚火易于冲击，恐随止随发，以致终年累月不能痊愈者有之。"故盲目止涩，往往塞而不止。胡国华临床多用具有双相调节的止血塞流药，如活血止血药，如生蒲黄、三七、血竭等；凉血止血药如生地炭、墨旱莲、女贞子、地榆炭、藕节炭；益气止血药如焦潞党参、焦白术、炒怀山药、芡实、莲须；补血止血药如地黄炭、蒲黄、阿胶；固肾止血药如炒杜仲、炒续断、桑螵蛸、墨旱莲、苎麻根、覆盆子；温经止血药如炮姜、艾叶、胡芦巴等。针对病因既塞流又兼澄源，可谓一举两得。

清乃清热凉血、清热解毒之法。塞流、澄源期皆可化裁应用。崩漏临床一般热多寒少，而热有虚、实之分。热清血自宁，实证血热出血一般势急色红，舌深红，苔薄少津，脉弦数；阴虚出血，多舌暗红，脉细弦数。实证常用生地、大蓟、小蓟、地榆、侧柏叶、椿根皮、炒牡丹皮；热瘀交结酌加清热解毒药如蒲公英、紫花地丁、败酱草、大血藤、柴胡、延胡索、川楝子之类。阴虚出血常用二至丸、苎麻根、桑椹、山茱萸、枸杞子、桑螵蛸、生地炭等，注重在补阴之中行止崩之法，血无热迫，则静而复常。

养者，一为扶正补虚，一为复旧善后。用于崩漏的复旧期。脾主统血，肝主藏血，肾主藏精。故肝、脾、肾三脏的调摄对崩漏的治疗意义重大。临床脾虚失统，治以健脾摄血；肾阳虚衰，精血不固，治以温肾固冲；肾阴不足，肝火偏亢，治以滋肾平肝、固摄冲任。另外，心主血，"心和则血生"，崩漏患者极易紧张，心神不安，导致血海难宁，此时可选远志、茯苓神、酸枣仁、淮小麦、百合、合欢皮、首乌藤之类以养心疏肝安神，疗效颇显。崩漏日久，气血耗伤，需复旧善后，纯虚无邪则补益兼以固涩之品，治以脾肾；本虚兼有宿疾的患者治宜补虚兼以祛瘀、清热、软坚消瘤；分阶段而言，青春期、生育期妇女崩漏之复旧，要促排卵、调周期；而围绝经期妇女则需促其绝经；同时要嘱咐患者慎房事、勿劳作、怡情志。

胡国华临证多四法兼用，取效甚捷。如通涩兼施以祛瘀止血，清通兼顾以清热化瘀，清养并举以清肝益肾，涩养并重以益气止血、益肾固冲。通涩清养四法并举以清热养阴、化瘀摄冲。同时胡国华强调四法应顺势而为。如顺应月经周期，见病程短者，在接近正常月经周期时，顺势以通为主，其余时间若出血则以涩为主；病程长而反复崩中漏下者，应注意如每次出血量多时为月经周期，可顺其自然而用通法，逐渐形成正常的规律月经后，则崩漏期以涩为主，平素则胞宫当藏时以补养为主，胞宫当泻时以清泻为主。胞宫氤氲转化时注意补泻药物轻重配伍，使胞宫藏泻有度则病愈。还可配合超声了解内膜厚度，内膜厚者以通为主，内膜薄者以养为主。临床数法需运筹帷幄。

案1　某女,38 岁。

初诊

年届四旬,经事量多如崩,经行腹痛,数次诊刮,时有头晕,面色欠华,纳平寐安,二便尚调。舌暗红苔薄腻,脉沉细弦,时值冬令,膏以代煎,冀来年正复经调。处方:

生黄芪 90 g	党　参 90 g	沙　参 90 g	麦　冬 120 g
粉葛根 180 g	炒牡丹皮 90 g	全当归 120 g	白　术 90 g
白　芍 90 g	女贞子 120 g	墨旱莲 150 g	桑　椹 120 g
枸杞子 120 g	池菊花 90 g	炒续断 120 g	厚杜仲 120 g
嫩钩藤 120 g	炒蒲黄 120 g	茜草炭 120 g	益母草 90 g
仙鹤草 300 g	紫草根 300 g	生龙骨 300 g	炒栀子 90 g
炒谷芽 90 g	炒麦芽 90 g	青　皮 60 g	陈　皮 60 g
制香附 120 g	柏子仁 90 g	生甘草 60 g	潼蒺藜 120 g
明天麻 90 g	延胡索 120 g		

另加:

西洋参 100 g	陈阿胶 150 g	鳖甲胶 150 g	蜂　蜜 250 mL
胡桃肉 200 g	湘莲肉 200 g	黄　酒 500 mL	

二诊

年逾四旬,经事量多,10 日方净,小腹稍胀,畏寒肢冷,纳平,夜寐欠安,脉沉细,舌淡边有齿印,苔薄。去年服膏体力稍增,再继前方出入。处方:

生黄芪 120 g	全当归 120 g	赤　芍 90 g	白　芍 90 g
鸡血藤 150 g	女贞子 120 g	桑　椹 120 g	炒续断 120 g
川杜仲 120 g	仙鹤草 300 g	三七粉 30 g	桑寄生 120 g
茜草炭 120 g	菟丝子 120 g	紫草根 300 g	白花蛇舌草 300 g
椿根皮 120 g	败酱草 300 g	赤灵芝 100 g	炒谷芽 90 g
炒麦芽 90 g	广佛手 60 g	淮小麦 300 g	首乌藤 180 g
合欢皮 120 g	巴戟天 120 g	肉苁蓉 120 g	生甘草 60 g
明天麻 120 g	潼蒺藜 120 g		

另加:

西洋参 80 g	陈阿胶 300 g	鳖甲胶 100 g	文　冰 400 g
胡桃肉 250 g	湘莲肉 250 g	蜂　蜜 300 mL	

【按】王子亨曰："经者,常候也。谓候其一身之阴阳愆伏,知其安危,故每月一至。太过不及,皆为不调。阳太过则先期而至,阴不及则后时而来。其有乍多乍少,断绝不行,崩漏不止,皆由阴阳盛衰所致。"患者年近六七,三阳脉衰,冲任不足,阴阳失调,故见经多期长之症,治拟调理肾中阴阳,益肾清肝,固涩冲任。方以西洋参、生黄芪、党参、沙参、麦冬滋阴生津,炒牡丹皮、全当归、白术、白芍养血调血,女贞子、墨旱莲滋补肾阴,收敛血行,潼蒺藜、桑椹、枸杞子滋补肝肾,炒续断、杜仲补肾强腰,炒蒲黄、茜草炭、益母草、仙鹤草化瘀止痛,止血补虚,止而不滞;生龙骨、炒栀子、池菊花清肝降逆,清利头目,嫩钩藤、明天麻滋阴潜阳,制香附、小青皮疏肝理气,陈皮、炒谷芽、炒麦芽健脾助运,以防滋腻碍胃。次年再诊,腹痛已除,头晕亦止,仍有量多期长,加减再进。党参、沙参、麦冬之养阴生津、龙骨、菊花、钩藤之清肝潜阳,增鸡血藤以调经,菟丝子、巴戟天、肉苁蓉之补肾温阳,佛手、椿根皮、败酱草之理气利湿而除胀,首乌藤、合欢皮、淮小麦之安神助眠。冀来年随访,诸症皆缓。

案2 杨某,女,43岁。

冲为血海,任主胞胎,女子以血为用,故经调为顺,年逾四旬,经期欠常,周期紊乱,量多崩漏,时需西药调周止血,神疲乏力,腰膝酸软,便溏心慌,近白发增多,夜寐尚安,晨起口中异味,脉细软,舌淡红苔白腻。证属脾肾两虚。治以健脾益肾,调摄冲任。时值冬令,欲以膏代煎,冀来年正复经调。处方:

潞党参 100 g	北沙参 100 g	生黄芪 100 g	焦白术 90 g
云茯苓 120 g	怀山药 120 g	女贞子 120 g	桑 椹 120 g
菟丝子 120 g	覆盆子 120 g	炒续断 120 g	川杜仲 120 g
巴戟天 90 g	肉苁蓉 90 g	制何首乌 90 g	炒蒲黄 90 g
仙鹤草 300 g	炒地榆 120 g	藕节炭 120 g	生 地 90 g
熟 地 90 g	赤 芍 90 g	白 芍 90 g	炒苍术 90 g
炒谷芽 90 g	炒麦芽 90 g	补骨脂 90 g	白扁豆 90 g
广陈皮 60 g	大红枣 50 g	川楝子 90 g	炒薏苡仁 100 g
广木香 60 g	干荷叶 60 g	生甘草 60 g	墨旱莲 120 g
红景天 100 g			

另加:

西洋参 50 g	生晒参 60 g	鳖甲胶 90 g	鹿角胶 90 g

北冬虫夏草 100 g　　赤灵芝 120 g　　　文　冰 300 g　　黑芝麻 100 g

胡桃肉 200 g　　　　蜂　蜜 300 mL　　湘莲肉 120 g　　黄　酒 500 mL

阿　胶 250 g

【按】《内经》曰："阴虚阳搏谓之崩,阴络伤则血下溢。"患者素患崩漏,年逾四旬,肾气渐衰,封藏失司,冲任不固。脾胃为后天之本,脾主统血,脾气虚弱,统摄无权,不能制约经血,则或崩或漏,日久气血亏耗,出现神疲乏力,腰膝酸软,便溏心慌等症,舌淡红苔白腻,脉细软均为脾肾两虚之证。全方以西洋参、生晒参、党参、北沙参、四君子汤合参苓白术散健脾益肾止崩,加女贞子、桑椹、菟丝子、何首乌、墨旱莲、覆盆子、补骨脂、续断、杜仲等补肾摄精,炒蒲黄、仙鹤草、炒地榆、藕节炭凉血固摄冲任,以四物汤养血调经;苍术、陈皮、薏苡仁、木香、荷叶和炒谷芽、炒麦芽、川楝子等健脾化湿、运化脾胃,又可防膏方滋腻。诸药合用,配制成膏,脾肾同补,本源相兼,以冀来年正复经调。

案3　杨某,女,45 岁。

年逾四旬,胞宫受损,冲任失调,经期延长,淋漓不尽,潮热汗出,阴道干涩,耳鸣失眠,大便时溏,腰腿疼痛,胃纳作胀,时反酸,脉细弦,舌偏红,苔薄黄腻。证属肝旺肾虚,冲任瘀滞,脾虚胃滞。治宜清肝益肾,疏冲和胃,调理冲任。冬季以膏代煎,冀来年正复经调。处方:

紫丹参 120 g	全当归 120 g	赤　芍 90 g	白　芍 90 g
鸡血藤 120 g	生　地 90 g	熟　地 90 g	缩砂仁 30 g
党　参 90 g	沙　参 90 g	蓬莪术 90 g	炒白术 90 g
茯　苓 90 g	茯　神 90 g	女贞子 120 g	墨旱莲 120 g
菟丝子 90 g	巴戟天 90 g	肉苁蓉 90 g	桑　椹 90 g
补骨脂 90 g	桑螵蛸 90 g	海螵蛸 90 g	芡　实 90 g
莲　须 90 g	炒牡丹皮 90 g	玉米须 90 g	车前草 300 g
蒲公英 300 g	大血藤 300 g	柴　胡 90 g	延胡索 90 g
川楝子 90 g	小青皮 60 g	怀山药 120 g	白扁豆 120 g
瓦楞子 120 g	浙贝母 120 g	淮小麦 300 g	鲜百合 180 g
鲜荷叶 90 g	益母草 100 g	泽兰叶 120 g	首乌藤 180 g
合欢皮 120 g	夏枯草 120 g	广木香 60 g	八月札 90 g

广郁金 120 g	炒枳壳 90 g	广佛手 90 g	炒黄芩 60 g
川黄连 60 g	生甘草 60 g	粉牡丹皮 90 g	明天麻 100 g
络石藤 180 g	伸筋草 180 g	威灵仙 120 g	

另加：

| 鳖甲胶 90 g | 阿　胶 250 g | 文　冰 300 g | 黄　酒 500 mL |
| 黑芝麻 100 g | 胡桃肉 200 g | 蜂　蜜 300 mL | 湘莲肉 120 g |

【按】患者时值更年,经水淋漓下血不断,中医学属于"崩漏",相当于现代医学的围绝经期功能失调性子宫出血。《素问·阴阳别论》云:"阴虚阳搏谓之崩。"女子属阴,以血为本,正值肾气将衰未衰之际,肾阴不足,相火偏亢,肝旺肾虚,冲任瘀滞,故见经期延长,淋漓不尽,潮热汗出,阴道干涩,耳鸣失眠;脾虚胃滞,故大便时溏,胃纳作胀,时反酸,脉细弦,舌偏红,苔薄黄腻,皆为佐证。塞流、澄源、复旧是崩漏治疗的三大法则,在复旧阶段,重当扶正固本,肝、脾、肾三脏与月经关系密切,故治以清肝益肾,疏冲和胃,调理冲任。方中以丹参、当归、赤芍、白芍、鸡血藤、生地、熟地、砂仁、党参、白术等益气养阴补血,女贞子、墨旱莲养阴止血,菟丝子、巴戟天、肉苁蓉、桑椹、补骨脂、桑螵蛸、海螵蛸、芡实、莲须入肾经以补益肾气、固涩止血,且与二至丸配伍起到阴阳同补之效。围绝经期患者,肝气偏旺,疏泄失常,郁久化热,加入牡丹皮、玉米须、车前草、蒲公英、大血藤等清热利湿,黄连、淮小麦、百合、茯神、首乌藤、合欢皮等清肝泻火、解郁宁神;柴胡、延胡索、川楝子、佛手、枳壳、郁金、八月札、木香等疏理冲任气滞,益母草、泽兰活血化瘀。脾为后天之本,脾气旺盛,运化正常,则能统血摄血,故加入白术、茯苓、山药益气健脾,天麻、络石藤、伸筋草、威灵仙等舒筋通络止痛。全方平衡气血阴阳、清肝益肾、解郁清热,以膏代煎,冀来年正复经调。

案4 杨某,女,34岁。

初潮后经事欠畅,时淋漓不净,婚后自然流产一次。平素夜寐欠安易醒,尿频,大便黏稀。经前外阴湿疹时作,脉细弦带数,舌偏红苔薄黄。证属肾虚肝旺,湿热下注。治以清肝益肾,除湿安神,以膏代煎,冀来年正复经调。处方:

西洋参 100 g	生黄芪 150 g	党　参 120 g	沙　参 120 g
太子参 100 g	全当归 120 g	生　地 100 g	熟　地 100 g
缩砂仁 30 g	女贞子 120 g	墨旱莲 150 g	桑　椹 100 g

山茱萸 90 g	牡丹皮 100 g	福泽泻 90 g	覆盆子 100 g
金樱子 90 g	菟丝子 180 g	茜草根 180 g	仙鹤草 189 g
首乌藤 180 g	合欢皮 100 g	生龙齿 300 g	明天麻 180 g
酸枣仁 200 g	灯心草 100 g	茯　苓 180 g	茯　神 180 g
川黄连 60 g	补骨脂 90 g	益智仁 90 g	生薏苡仁 80 g
芡　实 180 g	莲　须 180 g	川黄柏 90 g	炒谷芽 100 g
炒麦芽 100 g	青　皮 60 g	陈　皮 60 g	生山楂 90 g
炒枳壳 90 g	广佛手 90 g	炒苍术 90 g	

另加:

陈阿胶 150 g	鳖甲胶 100 g	鹿角胶 100 g	冰　糖 250 g
饴　糖 250 g	湘莲肉 120 g	胡桃肉 120 g	珍珠粉 30 g
黄　酒 500 mL			

【按】患者初潮后经水即时淋漓不净,当属崩漏。女子以肝为先天,肾为先天之本。正如《傅青主女科》云:"盖肝之性急,气结则其急更甚,更急则血不能藏,故崩不免也。"《医学衷中参西录》言:"女子血崩,因肾脏气化不固而冲任滑脱也。"肝之疏泄失常,无法调节血海满溢;肾虚则封藏失职,冲任失固,不能制约经血,故见经水非时而下,尿频,胞胎亦难固。湿热下注,故见大便黏稀,经前外阴湿疹时作;阴亏火炎于上,见夜寐欠安易醒,脉细弦带数,舌偏红苔薄黄。证属肾虚肝旺,湿热下注。治以清肝益肾,除湿安神。方中以参芪四物汤、六味地黄丸合二至丸益气养血,滋养肾阴,覆盆子、金樱子、菟丝子、补骨脂、益智仁固肾缩尿摄血,茜草、仙鹤草通涩并用,寓止于通。选用牡丹皮、泽泻、黄连、黄柏、灯心草、墨旱莲等清热凉血以制沸,宁静血海以清源。薏苡仁、黄柏清泄湿热,首乌藤、合欢皮、酸枣仁、茯苓、茯神以宁心安神。加入陈阿胶、鳖甲胶、鹿角胶阴阳同补,共奏调气补血、清肝益肾之功,及时扶正以固本。

案5　田某,女,47岁。

时值更年,经事紊乱,量多淋漓,经期延长,痛经年久,小腹冷感,经期尤甚,平素畏寒肢冷,神疲乏力,足跟时痛,纳呆便结,诊刮示"子宫内膜呈增生反应";脉细软,舌淡苔白。证属肝肾不足,冲任虚寒。乘兹冬令,投以益肝养肾、温经摄冲之品。膏以代煎,此冀恙平康健。处方:

炙黄芪 120 g	潞党参 90 g	山茱萸 90 g	女贞子 90 g
枸杞子 90 g	桑 椹 90 g	淫羊藿 120 g	墨旱莲 150 g
西仙茅 90 g	补骨脂 90 g	菟丝子 90 g	延胡索 120 g
鹿角霜 120 g(先煎)	青 皮 120 g	陈 皮 120 g	益母草 120 g
仙鹤草 150 g	茜草根 150 g	炒牡丹皮 150 g	椿根白皮 120 g
全当归 120 g	蒲公英 120 g	赤 芍 60 g	白 芍 60 g
炒蒲黄 120 g	炒续断 120 g	川杜仲 120 g	胡麻仁 90 g
佛手片 60 g	炙甘草 60 g	苍 术 90 g	白 术 90 g
炒谷芽 60 g	炒麦芽 60 g		

另加：

生晒参 50 g	西洋参 50 g	阿胶 200 g	鹿角胶 120 g
胡桃肉 120 g	湘莲肉 90 g	小红枣 90 g	龙眼肉 90 g
冰 糖 500 g	陈 酒 500 mL	白 蜜 250 mL	

【按】《内经》云："女子七七，肾气渐衰，任脉虚，太冲脉衰少，天癸竭。"时值围绝经期，诊刮示"子宫内膜呈增生反应"，天癸当竭而未竭，故见经事紊乱，量多淋漓，经期延长；自幼体虚，阳气不足，故见畏寒肢冷，神疲乏力；痛经年久，小腹冷感，经期尤甚，足跟时痛，属肾阳虚运血不足；脉细软，舌淡苔白，证属肝肾不足，冲任虚寒。乘兹冬令，拟以益肝养肾，温经摄冲之品。本膏中参芪补气，虚人为宜；党参、沙参合用气阴双补；枸杞子、山茱萸、女贞子、桑椹、菟丝子诸药合用，为滋阴补血之品；淫羊藿、西仙茅、补骨脂、鹿角霜、延胡索补肾壮阳；全当归、赤芍、白芍、炒蒲黄、炒牡丹皮、益母草等活血养血；炒续断、川杜仲补肝肾强筋骨；苍术、白术、青皮、陈皮、炒谷芽、炒麦芽、佛手片共奏理气健脾之效；椿根白皮、蒲公英利湿解毒。诸药配制成膏，阴阳双补，气血并调，以冀来年恙平康健。

九、闭经

胡国华以益肾养血通经法治疗闭经。无论何因所致之闭经，均与肾虚密不可分。若肾阴充盛，肾水得充，肾精得养，则气血冲任通达，经候如常，故肾气旺盛是调经受孕的前提条件。若先天禀赋不足或体弱多病、房劳多产，则可致肝肾不足、冲任亏损、血海空虚，月经闭止不行。临床可见形体瘦弱、腰膝酸软、头晕耳鸣、面色苍白,舌淡苔薄白,脉沉细或沉弱。治宜益肾养血,调经促孕。多见于卵巢早衰、原发性闭经及由于肝肾气血不足所致的闭经。

胡国华常用淫羊藿、巴戟天、肉苁蓉、仙茅、山茱萸等温补肾阳,用制何首乌、女贞子、桑椹、墨旱莲、生地、熟地、枸杞子滋补肾阴,以阴阳双补,阴中求阳,阳中求阴,使滋阴不宜腻,补阳不宜燥,再佐以石菖蒲、石楠叶等温阳促卵。

调理气血乃调经之精髓,可用当归、生地、熟地、丹参、鸡血藤、川芎、赤芍、白芍、延胡索、郁金、香附、柴胡等理气活血养血。气虚者加黄芪、党参、白术等益气,血瘀加桃仁、红花、益母草、牛膝、丹参、生山楂、泽兰等。如腰背酸痛者,可酌加续断、杜仲以益肾强腰;夜寐难安者酌加首乌藤、合欢皮、百合、淮小麦等疏肝安神;畏寒肢冷者酌加肉桂、小茴香、吴茱萸、艾叶等温补命门之火;经前乳胀者酌加制香附、川楝子、广木香、橘核、橘络等以理气疏冲散结;兼输卵管不通者,酌加路路通、皂角刺、王不留行等以理气通络;脾虚便溏者酌加怀山药、炒白术、白扁豆;舌黯红有瘀者酌加紫丹参、鸡血藤、赤芍。

补肾健脾化痰法治疗闭经,多见于多囊卵巢综合征所致闭经。一般以中青年患者多见,先见月经后期量少,渐致经闭不行,形体逐渐肥胖,并有其他脾肾阳虚、痰湿壅滞的症状。本病多责之于脾虚运化失职、聚湿生痰、脉络受阻而营卫不得宣通,壅滞不行而体胖经闭遂成。临床可见月经逐渐推后甚至经闭不行,形体肥胖多毛,月经量少,色淡质稀,腰膝困重,头晕沉,困倦嗜睡,胸闷泛恶,四肢怠倦乏力或水肿,带下清稀量多,久而不孕,面色萎黄,舌质淡,体胖边有齿痕,舌苔薄腻或厚腻,脉沉细或濡滑。治应健脾补肾、燥湿化痰、通利冲任,多于经前服用,方用涤痰汤化裁。药用茯苓、怀山药、党参、白术健脾益气,用陈皮、半夏、莪术、白芥子、制南星、石菖蒲、苍术燥湿化痰,用鸡血藤、川芎、生山楂、丹参、益母草、茜草、泽兰等活血通络,酌加柴胡、制香附、广郁金等疏肝理气以通络化痰,待胃纳转佳、精力渐充,乃于平时进健脾补肾、益气养血之品,用八珍汤加续断、杜仲、桂枝、鸡血藤等。如经水已行,则以附桂八味丸或右归丸等充养冲任,以固其本。

益肾调肝解郁法治疗闭经,多见于平素经行尚准,因精神等因素而致月经闭而不行,或多见于高催乳素血症所致的闭经患者。患者一般体质尚实,多由于情志不畅而心气郁结,肝失条达舒畅,肝郁乘脾,脾土受侮而致精血生化不足,脉络空虚而致闭经。临床可见婚后不孕,月经后期或先后不定,渐致闭经、经行量少,经前乳胀作痛,精神焦虑,心烦易怒,面瘰频发,大便干结,胁肋作痛,胸闷气促,善叹息,舌淡或偏红,苔薄或薄黄,脉弦细。治当清肝益肾,疏肝泻火,通利冲任。予以凉膈散、丹栀逍遥散等化裁加减。药用牡丹皮、赤芍、生地、柴胡、广郁金、牛膝、泽兰叶、焦栀子、当归、白芍、茯苓等。待肝气调达通利,再续以补肾养血调经,待经行后以归肾丸调补肝肾,充养血海。

对于高催乳素血症,症见经闭、乳汁泌溢、腰疼神疲、头晕眼花、面色晦暗而乳胀、情志抑郁,脉弦细,舌暗苔薄,症见肾虚血瘀、肝气上逆之象,治宜疏肝养血,理气通经。方以四物合逍遥散加减,药用当归、生地、丹参、赤芍、鸡血藤、川芎、柴胡、郁金、制香附、蒲公英、全瓜蒌、枳壳、川牛膝、王不留行等,酌加益肾之品。若见乳汁自溢而质稠色黄,心烦易怒而脉细数,舌红苔薄,则属肾虚血枯、心肝火旺,治可清热养阴、疏肝理气,方用四物汤合逍遥散、增液汤化裁,药用当归、生地、赤芍、钩藤、玄参、泽兰、川牛膝、柴胡、黄芩等。

案1 林某,女,34岁。

婚后生育一胎,人流一次,经闭如常,欲生二胎。夜寐欠安,多梦,冬季咳喘,纳可,便溏。脉细软,舌淡红边有齿印,苔薄。证属脾肺肾俱虚。治宜健脾益肾,宣肺止咳。去年服膏,症情见缓,继予膏方调治。处方:

生黄芪 100 g	党　参 120 g	沙　参 120 g	麦　冬 90 g
天　冬 90 g	炒白术 90 g	茯　苓 120 g	茯　神 120 g
女贞子 90 g	菟丝子 90 g	覆盆子 120 g	补骨脂 120 g
川续断 90 g	川杜仲 90 g	怀山药 150 g	山茱萸 90 g
白扁豆 120 g	炒谷芽 90 g	炒麦芽 90 g	焦山楂 90 g
炙麻黄 60 g	苦杏仁 40 g	姜半夏 90 g	鲜百合 90 g
粉葛根 90 g	前　胡 90 g	全当归 120 g	赤　芍 90 g
白　芍 90 g	鸡血藤 180 g	络石藤 180 g	伸筋草 180 g
广郁金 120 g	广木香 60 g	川黄连 60 g	炙甘草 60 g
牡丹皮 120 g	车前子 300 g	桔　梗 60 g	

另加:

生晒参 90 g	西洋参 100 g	陈阿胶 400 g	文　冰 500 g
蜂　蜜 200 mL	湘莲肉 250 g	核桃肉 200 g	大　枣 150 g
黄　酒 500 mL			

【按】闭经一证,不外血枯、血隔两类,纵观本例患者,闭经伴有夜寐欠安,便溏,舌淡红边有齿印苔薄,脉细软,当属"血枯"经闭。《医学正传》曰:"月经全借肾水施化,肾气既乏,则经血日以干涸,渐而至于闭塞不通。"肾气不足,冲任失养,血海空虚,则可导致经闭不行。肾为先天之本,内寓元阴元阳,"五脏之阴非此不能滋,五脏之阳非此不能发",故肾虚日久,多可累及他脏。本例患者即出现肾、脾、肺三脏俱虚之候:肾虚不能温煦脾阳,脾气不健,则见便溏;脾虚气血生化乏源,心神失养,则见夜寐不安,多梦;肾不纳气,肺气失降,上壅于肺,则为咳喘,故当标本同治,治以健脾益肾,宣肺止咳。《景岳全书》云:"枯之为义,无血而然故……欲其不枯,无如养营;欲以通之,无如充之……"治疗本病宜寓通于补,以滋养为主,方中女贞子、覆盆子、山茱萸、川续断、川杜仲补肾填精,菟丝子、补骨脂脾肾双补,山药兼顾肺、脾、肾;生黄芪、党参、白术、茯苓健脾益气生血,滋生化之源,以后天补先天,亦可培土生金以止咳喘;白扁豆、炒谷芽、炒麦芽、焦山楂健脾助运,又可防补益药太过滋腻;再以沙参、麦冬、百合滋肺阴,三拗汤合桔梗、前胡宣降肺气,姜半夏化痰止咳喘;当归、赤芍、白芍、鸡血藤、络石藤、伸筋草养血活血通络。全方共奏益肾健脾,宣肺止咳之功。

案2 陈某,女,43岁。

就诊日期(2010年10月25日)

年逾四旬,肝肾亏虚,经闭不行,卵巢功能下降,胆石症、甲状腺结节、盆腔炎病史,夜寐不安,时潮热汗出,腰背酸楚,纳平,便调。脉细弦无力,舌质暗淡苔薄。治拟养肝益肾,调补冲任。以膏代煎,冀来年正复经调。处方:

生黄芪 150 g	北沙参 100 g	天　冬 100 g	麦　冬 100 g
紫丹参 180 g	全当归 120 g	莪　术 90 g	白　术 90 g
巴戟天 120 g	女贞子 120 g	菟丝子 180 g	墨旱莲 120 g
淫羊藿 150 g	京知母 90 g	炒牡丹皮 90 g	糯稻根 200 g
山慈姑 100 g	夏枯草 120 g	生牡蛎 300 g	橘　核 90 g
橘　络 90 g	青　皮 60 g	陈　皮 60 g	大血藤 180 g
徐长卿 150 g	威灵仙 180 g	马鞭草 180 g	柏子仁 120 g
冬瓜仁 180 g	首乌藤 180 g	合欢皮 120 g	茯　苓 180 g
茯　神 180 g	淮小麦 300 g	益母草 180 g	桃　仁 90 g

红　花 90 g	泽兰叶 180 g	川续断 120 g	桑寄生 120 g
生甘草 60 g	生龙骨 300 g	生麦芽 300 g	

另加：

生晒参 100 g	西洋参 100 g	陈阿胶 200 g	鹿角胶 100 g
鳖甲胶 100 g	冰　糖 250 g	蜂　蜜 250 mL	湘莲肉 150 g
黑芝麻 150 g	紫河车粉 30 g	灵　芝 180 g	黄　酒 500 mL

【按】患者年逾六七，三阳脉衰于上，面皆焦，发始白。《素问·腹中论》中言"二阳之病发于心脾，有不得隐曲，女子不月"。临床可分虚实二型，本例患者素体肝肾亏虚，以致经闭不行。肝为藏血之脏，肝血虚少，则血海不充；肾为癸水之本，肾气不足则见腰背酸楚；肝肾虚亏，则经水乏源、经闭不来；阴不潜阳，阳扰于上则潮热汗出；舌脉为佐，治拟养肝益肾，调补冲任。治肝必及肾、益肾需疏肝，方中参佐黄芪补气，当归、丹参、牡丹皮相配伍，养血活血，通补结合，紫河车、巴戟天、淫羊藿、墨旱莲、菟丝子、桑寄生充养精血、调补元气，辅女贞子、续断益肾，加山慈菇、夏枯草疏肝清肝，滋补之中佐以青皮、陈皮、莪术、白术、橘核、橘络、大血藤疏达肝气、理气消导，徐长卿、威灵仙行气活血，泽兰、益母草、马鞭草、桃仁、红花活血不伤正、养血不留瘀。麦冬清心除烦，知母滋肾降火，牡蛎、龙骨平肝潜阳，合欢皮、茯苓、茯神、首乌藤、柏子仁与淮小麦、甘草相配养心阴安心神，糯稻根敛汗退热。辅料中阿胶养血，鹿角胶温阳，鳖甲胶养阴，灵芝补养气血，芝麻益肾，莲肉顾护先后天。众药收膏，以达益精填髓，平调阴阳之寓。

案3　兰某，女，22岁。

经闭日久，西药调周。经治经转落后，经量偏少，经前乳胀腰酸，纳平便调。B超示子宫卵巢偏小，性激素尚正常。寐安纳平。脉细数，舌淡苔薄。证属肝肾亏虚，冲任失调。治以养肝益肾，调理冲任。时值冬至，以膏方调治。冀来年正复经调。处方：

生黄芪 120 g	天　冬 90 g	麦　冬 90 g	全当归 120 g
紫丹参 180 g	莪　术 90 g	白　术 90 g	鸡血藤 180 g
女贞子 120 g	菟丝子 120 g	墨旱莲 120 g	大熟地 120 g
缩砂仁 30 g	党　参 90 g	沙　参 90 g	益母草 180 g
泽兰叶 180 g	茯　苓 180 g	茯　神 180 g	怀山药 180 g

牡丹皮 60 g	福泽泻 90 g	川续断 120 g	川杜仲 120 g
炒薏苡仁 180 g	青　皮 60 g	陈　皮 60 g	生山楂 120 g
淫羊藿 150 g	石楠叶 90 g	覆盆子 100 g	制香附 100 g
生甘草 60 g	灵　芝 180 g	北柴胡 90 g	橘　核 90 g
橘　络 90 g	淮小麦 300 g	大百合 180 g	大红枣 70 g

另加:

陈阿胶 200 g	鳖甲胶 80 g	鹿角胶 120 g	冰　糖 200 g
饴　糖 100 g	蜂　蜜 200 mL	胡桃肉 120 g	湘莲肉 120 g
紫河车粉 30 g	黄　酒 500 mL	黑芝麻 120 g	

【按】闭经一疾,始载《内经》,《素问·阴阳别论》云:"二阳之病发心脾,有不得隐曲,女子不月。"闭经者或虚或实,分血枯之与血隔也,因阴竭所以血枯,枯之为义,无血而然。其为患,脾虚不能生血,有因肾水不能生肝而血少者。患者肝肾亏虚,血海不盈故经闭日久,脉细舌淡;精亏血少,腰府失养故见腰酸。治则损其肝者缓其中,损其肾者益其精。治以养肝益肾,调理冲任。方中大熟地、女贞子、菟丝子、墨旱莲、川续断、川杜仲、淫羊藿、石楠叶、覆盆子补肝肾益精血,肝肾同补调理冲任;生晒参、西洋参、生黄芪、天冬、麦冬、党参、沙参、白术、怀山药益气养阴;全当归、益母草、泽兰叶、牡丹皮、紫丹参、莪术、鸡血藤补血活血,血调则经调;灵芝、茯苓、茯神、淮小麦、百合、大枣养血安神;配以炒薏苡仁、泽泻以利湿;青皮、陈皮、柴胡、橘核、橘络、制香附、缩砂仁以行气;生山楂以消食;生甘草调和诸药。全方共奏养肝益肾,益气养血,安神行滞,调理冲任之效。

案4　凌某,女,38岁。

患者年近四旬,停经 4 月余,卵巢功能低下,时有烘热汗出,纳可,寐浅,二便调。脉弦细数,舌偏红苔薄。证属肾虚血瘀,冲任失调。治拟滋养肝肾,活血调经,佐以宁心安神。以膏代煎,冀以来年经调体健。处方:

生黄芪 150 g	太子参 120 g	全当归 120 g	生　地 120 g
熟　地 120 g	缩砂仁 30 g	鸡血藤 180 g	枸杞子 90 g
女贞子 120 g	桑　椹 100 g	制黄精 120 g	抚川芎 90 g
菟丝子 120 g	覆盆子 100 g	补骨脂 100 g	淫羊藿 150 g
炒牡丹皮 90 g	天　冬 90 g	麦　冬 90 g	京知母 90 g

首乌藤 180 g	合欢皮 120 g	酸枣仁 120 g	茯　苓 180 g
茯　神 180 g	制香附 120 g	青　皮 60 g	陈　皮 60 g
广佛手 60 g	炒枳壳 90 g	糯稻根 300 g	瘪桃干 180 g
益母草 180 g	泽兰叶 180 g	桃　仁 90 g	红　花 90 g
柏子仁 100 g	冬瓜仁 180 g	北沙参 100 g	

另加：

生晒参 100 g	西洋参 100 g	陈阿胶 200 g	鳖甲胶 100 g
鹿角胶 100 g	冰　糖 250 g	蜂　蜜 200 mL	湘莲肉 120 g
黑芝麻 120 g	胡桃肉 120 g	紫河车粉 30 g	赤灵芝 180 g
三七粉 30 g	铁皮枫斗 20 g	黄　酒 500 mL	

【按】患者平素操劳,耗伤气血,年近四旬已冲任亏虚,天癸衰少,血海不能按时满溢,经水停闭。气血不足则心神失养,故时常失眠。清代傅青主在《傅青主女科》中谈到"年未老经水断"曰:"经水早断,似乎肾水衰涸……"《妇人大全良方·调经门》述:"积想在心,由心而及五脏,五脏劳损,经水先闭。"胡国华认为该患者坎离不济,"心不宁则肾不实"。故予八珍汤加减补益气血;五子衍宗丸化裁补肾益精;人参归脾汤加减益气养血,健脾养心。胡国华喜在补益药中加用行气活血药以促药性的散发。故加桃仁、红花、鸡血藤、益母草、泽兰叶、三七粉活血通络;青皮、陈皮、制香附、枳壳疏肝理气。患者阴虚内热,烘热汗出,胡国华加少许北沙参、铁皮石斛滋阴清热,益胃生津。以陈阿胶、鳖甲胶、鹿角胶收膏,阴阳气血同补。以冀来年气血充足,肾中阴阳调和,经水按时调畅。

案5　李某,女,39 岁。

就诊日期(2018 年 12 月 1 日)

先天肾虚,子宫偏小,初潮后 2 年经闭,需西药才转。查 LH、FSH 均升高,卵巢偏小,右 1.5 cm×1.1 cm×1.8 cm,左 1.4 cm×1.2 cm×0.9 cm。带下甚少,纳平便调,舌偏红苔薄黄腻,脉沉细。证属脾肾亏虚,冲任失调。治以补益肝肾,化痰通络。去年服膏,再以膏方调治,冀来年经调。处方:

生黄芪 120 g	党　参 100 g	沙　参 100 g	紫丹参 180 g
全当归 120 g	莪　术 90 g	白　术 90 g	鸡内金 180 g
女贞子 100 g	墨旱莲 150 g	巴戟天 90 g	炒牡丹皮 90 g

福泽泻 90 g	益母草 180 g	泽兰叶 180 g	桃 仁 90 g
红 花 90 g	白芥子 100 g	炒苍术 90 g	生 地 120 g
熟 地 120 g	缩砂仁 30 g	天 冬 90 g	麦 冬 90 g
炒栀子 90 g	粉葛根 180 g	瓜蒌仁 180 g	冬瓜仁 180 g
青 皮 60 g	陈 皮 60 g	生甘草 60 g	石菖蒲 90 g
茯 苓 180 g	茯 神 180 g	炒谷芽 60 g	炒麦芽 60 g
广佛手 90 g	炒枳壳 90 g		

另加：

生晒参 80 g	西洋参 100 g	陈阿胶 200 g	鳖甲胶 100 g
鹿角胶 100 g	文冰糖 250 g	蜂 蜜 250 mL	核桃肉 90 g
黑芝麻 120 g	湘莲肉 150 g	紫河车粉 30 g	黄 酒 500 mL
铁皮枫斗 30 g			

【按】该患者属于先天禀赋不足,因素体肝脾肾亏虚、气血衰少,致冲任失调、闭而不行。故用方需综合气血、阴阳、肝脾肾等各方,故首重以生晒参、西洋参、生黄芪、党参、沙参、紫丹参、全当归、莪术、白术、生地、熟地等健脾益气、气阴双补、养血活血调经;以女贞子、墨旱莲、巴戟天、牡丹皮、泽泻、阿胶、鳖甲胶、鹿角胶、紫河车、枫斗等清肝益肾、填精补髓以充盈先天;以益母草、泽兰叶、桃仁、红花活血化瘀通经;以白芥子、炒苍术、葛根、瓜蒌仁、冬瓜仁、石菖蒲、茯苓、枳壳等化痰通络;以砂仁、青皮、陈皮、炒谷芽、炒麦芽、佛手、甘草等疏肝理气、健脾促运。全方组合,先后天兼顾、调经调体并进,肝脾肾同调,坚持数月,使先后天之精潜滋暗长,易收其功。

十、痛经

胡国华认为痛经乃气血瘀滞胞宫,导致经脉瘀滞、气血不畅、冲任失调,故临证主张以通为用,使气血调畅、经行畅通,达到通则不痛的目的。

辨证注重辨因识证。根据痛经发生的时间辨痛经虚实,认为经前或经行初期疼痛多属实证,月经将净或经后疼痛多属虚证。根据疼痛的部位察病位在肝在肾,在气在血,如痛在少腹一侧或双侧,痛处不定,上窜下达,多属气滞,病在肝;痛在小腹正中常与子宫瘀滞有关;痛及腰脊多属病在肾。同时结合疼痛的性质、程度辨虚实、寒热、气血,使辨证更加精准。强调凭脉辨证。朱氏妇科一贯重视脉诊的传统,在临床治疗妇科疾病过程中非常重视凭脉辨证,如痛经患者脉弦迟而涩,多属冲任气滞;脉细而沉紧,多属寒凝气滞;脉弦或涩,则有肝胆郁热;若脉细而沉涩,则属气血不足;若脉弦滑而数,属湿热瘀阻。

治疗讲究循证定法。胡国华认为气郁痛经,宜在行经前几日有乳胀、胸闷、小腹作胀时服药,治以疏肝调冲则经水自可畅行;血瘀痛经,宜在行经初期,经水涩滞、腹痛夹瘀时活血调经,瘀散经畅,腹痛可消;若虚性痛经则宜注重平时调补脾肾,若体质渐壮,则行经期间不一定服药,痛经亦会渐渐减轻;女性婚前痛经一般较为单纯,大多属先天肝肾不足、气血虚弱,或夹有寒凝血瘀之类,治疗亦相应简单;婚后痛经常夹房事不洁之湿热瘀滞,治当有别,需要有所区别。一般而言,强调虚证痛经治在平时予以调补,实证治在经前及经期予以疏化;原发治在精简,继发治在兼顾;寒证治在温通,热证重在清化;审痛重在治气,定痛重在理血;痛发则先行化瘀,痛止则重在调补;血多需化瘀止血,血少宜益气养血。

确立化瘀八法。① 理气化瘀,用于气滞血瘀型痛经,常用青皮、柴胡、延胡索、川楝子、制香附。② 补气化瘀,用于气虚血瘀型痛经,常用黄芪、党参、太子参、茯苓、白术。③ 温宫化瘀,用于寒凝血瘀型痛经,常用艾叶、小茴香、胡芦巴、吴茱萸、炮姜。④ 疏利化瘀,用于肝郁气滞型痛经,常用路路通、枳壳、王不留行子、石菖蒲之类药物。⑤ 活血化瘀,用于血瘀腹痛较重之痛经,常用生蒲黄、五灵脂、生山楂、乳香、花蕊石、没药、血竭、赤芍之类。⑥ 清热化瘀,用于湿热瘀阻型痛经,常用蒲公英、败酱草、大血藤、牡丹皮之类药物。⑦ 理血化瘀,用于兼有血虚之痛经,常用川芎、当归、生地、赤芍、鸡血藤、白芍之类。⑧ 益肾化瘀,用于肝肾不足之痛经,常用女贞子、桑椹、菟丝子、巴戟天、肉苁蓉、枸杞子。痛经虽多实证,但多虚实夹杂,痛经实证日久,缠绵难愈,损耗人体正气,则必致肝肾亏虚,气血不足。故治疗痛经多数法并用,兼顾其不足与兼夹之候,兼合治法以攻补兼施,而非单取一法即可。

朱氏加味没竭汤方主治经行期间子宫内膜未排出之前小腹剧痛、腹胀,膜块排出后痛势即减。舌暗苔薄或腻,边偏紫,脉弦或紧或涩,多见于子宫内膜异位症、子宫腺肌病、膜样痛经。结合朱氏验方"加味没竭汤""蒲丁藤酱汤",胡国华自拟"痛经宁方",药用生蒲黄、大血藤、制乳香、制没药、田三七粉(冲服)、威灵仙、柴胡、延胡索、刘寄奴、胡芦巴,方中生蒲黄、大血藤活血化瘀止痛为君,活血化瘀止痛力强。柴胡、延胡索疏肝理气止痛为臣,佐以威灵仙通络止痛,胡芦巴温肾散寒止痛,乳香、没药散瘀定痛,刘寄奴破血通经止痛,田三七散瘀止血、兼有补血为使。全方以化瘀止痛为主,多味药入肝经,起到疏肝理气、宣畅气机之用,且方中凉温并举,攻补兼施,化瘀而不伤正,止血而不留瘀。

温经止痛方主治经来偏少、小腹冷痛、畏寒肢冷、大便欠实,腹部喜按喜暖,舌淡苔薄白,脉细弦或紧。基本方包括:生蒲黄、全当归、赤芍、白芍、鸡血藤、制香附、延胡索、吴茱萸、胡芦巴、刘寄奴、乌药、艾叶等。用于寒凝血瘀型痛经,可温经散寒、活血化瘀止痛。经量偏少者,加益母草、泽兰;腹泻者,加怀山药、炮姜炭;腹胀者,加木香;腰酸者,加川续断、杜仲。

清热化瘀方主治经前或经期下腹疼痛拒按,或兼腰酸,经色暗红或有血块,质稠或夹有较多黏液,平素小腹隐痛或有不适感,白带量多黏稠,舌质红苔黄腻,脉弦滑或滑数。基本方:生地,蒲公英,大红藤,牡丹皮,赤芍,延胡索,败酱草,刘寄奴。功可清热解毒、凉血活血止痛,适合瘀热痛经。痛甚者,可加生蒲黄、炙乳香、炙没药;瘀热重者,可加金银花、青蒿、黄柏;经行量少者,酌加丹参、茜草、益母草、泽兰;发热者,可加柴胡、黄芩;大便不畅者,可加全瓜蒌;胸闷者,可加郁金、川楝子;湿热甚者,可加薏苡仁、茯苓等。

案1 边某,女,20岁。

素体虚弱,复发痛经,痛剧需服药,畏寒肢冷,大便稀溏,面部热瘰时作,纳呆,夜寐尚可,脉沉细弦,舌偏红苔薄。证属血虚寒凝,冲任失调。治宜养血活血,散寒温经,时值冬令,以膏代煎,冀来年正复,经调痛止。处方:

党 参 100 g	沙 参 100 g	生黄芪 100 g	天 冬 90 g
麦 冬 90 g	全当归 120 g	赤 芍 90 g	白 芍 90 g
鸡血藤 120 g	巴戟天 90 g	肉苁蓉 90 g	淫羊藿 90 g
淡黄芩 90 g	刘寄奴 90 g	生蒲黄 90 g	吴茱萸 45 g
陈艾叶 60 g	胡芦巴 180 g	川楝子 100 g	益母草 120 g
川续断 120 g	川杜仲 120 g	桑 枝 120 g	桑寄生 120 g
威灵仙 180 g	柴 胡 90 g	延胡索 90 g	小青皮 90 g
绿豆衣 180 g	炒薏苡仁 120 g	怀山药 130 g	白扁豆 120 g

芡 实 90 g	莲 须 90 g	广佛手 60 g	缩砂仁 30 g
炮干姜 30 g	炒牡丹皮 60 g	制香附 120 g	生甘草 60 g
广木香 60 g	炒谷芽 90 g	炒麦芽 90 g	补骨脂 120 g

另加：

西洋参 100 g	生晒参 90 g	陈阿胶 250 g	鹿角胶 100 g
鳖甲胶 100 g	冰 糖 300 g	蜂 蜜 250 mL	湘莲肉 150 g
胡桃肉 150 g	紫河车粉 30 g	黄 酒 500 mL	

【按】《景岳全书·妇人规》曰："经行腹痛,证有虚实。实者或因寒滞,或因血滞,或因气滞,或因热滞;虚者有因血虚,有因气虚。"该患者素体虚弱,气血本虚,加之经血外泄,精血更虚,胞宫、胞脉失于濡养,"不荣则痛",故经行腹痛;气血亏虚,经脉无以温煦,故畏寒肢冷;脾胃运化无力故纳呆、大便稀薄。治以养血活血,散寒温经。方中重用西洋参、生晒参、党参、沙参、黄芪、当归、赤芍、鸡血藤、益母草大补气血,养血活血;巴戟天、肉苁蓉、淫羊藿补肾壮阳;生蒲黄、吴茱萸、艾叶、胡芦巴、炮姜温经活血、散寒止痛;续断、杜仲、桑枝、桑寄生、威灵仙补益肝肾;柴胡、延胡索、川楝子、青皮、佛手、制香附、木香疏肝理气,活血止痛;炒薏苡仁、怀山药、白扁豆、芡实、缩砂仁、炒谷芽、炒麦芽等健脾益胃,使气血化生有源。方中稍佐清热凉血、活血化瘀之牡丹皮,以防温补滋腻。纵观全方,补气血通经脉,温阳散寒,冲任得调,痛证乃去。

案2 骆某,女,24岁。

经讯如常,时有痛经,经前乳胀,神疲乏力,四肢欠温,纳可寐安,大便干结,舌偏红边有齿印,苔薄黄腻,脉细软。治以益气养血,调理冲任,以膏代煎,缓缓调治。处方:

党 参 100 g	沙 参 100 g	生黄芪 90 g	白 术 90 g
白 芍 90 g	茯 苓 100 g	茯 神 100 g	全当归 120 g
生 地 90 g	熟 地 90 g	缩砂仁 30 g	女贞子 120 g
桑 椹 120 g	枸杞子 120 g	粉葛根 120 g	墨旱莲 120 g
肥玉竹 90 g	全瓜蒌 150 g	柏子仁 120 g	冬瓜仁 150 g
肉苁蓉 150 g	川黄连 60 g	炒牡丹皮 100 g	川楝子 90 g
广郁金 120 g	炒谷芽 60 g	炒麦芽 60 g	炒决明子 120 g

生甘草 60 g	伸筋草 180 g	络石藤 180 g	桑 枝 120 g
桑寄生 120 g	青 皮 60 g	陈 皮 60 g	

另加：

西洋参 100 g	陈阿胶 200 g	鳖甲胶 200 g	蜂 蜜 250 mL
文 冰 400 g	湘莲肉 200 g	胡桃肉 200 g	黑芝麻 200 g
黄 酒 500 mL			

【按】患者证属气血亏虚,冲任失调,胞脉失养,不荣则痛,故痛经时作。气血不足,症见神疲乏力;肝木失养,则见经前乳胀;血虚津枯,则肠道失润,大便干结;气血运行不畅,阻滞经络,筋脉失于温煦,故见四肢欠温。《丹溪心法》有言:"经候过而作痛者,气血俱虚也。"故方以参芪四物汤为基础调补气血,随证加减,以一方变百法。另伍女贞子、桑椹、枸杞子、墨旱莲平补肝肾之阴阳;葛根、玉竹清热滋阴生津,全瓜蒌、柏子仁、冬瓜仁、肉苁蓉、决明子润肠通便;黄连、牡丹皮清虚热,酌加川楝子、广郁金、青皮、陈皮清肝疏肝;炒谷芽、炒麦芽健脾和胃;伸筋草、络石藤、桑枝、桑寄生通络助气血运行。在辅料中,选用陈阿胶、鳖甲胶益气血,补肾阴。全方合而共奏益气养血,调理冲任之效。冀来年冲任得畅,气血得冲,痛经得减,诸羔悉瘥。

案3 王某,女,38 岁。

痛经,每经行腹痛伴量少 4 年余,经行腰酸乳胀。平素两腹侧隐痛,面色萎黄,神疲乏力,畏寒肢冷,夜寐欠安。带多有异味,纳平便结。证属湿热瘀滞,冲任受损。治拟清热化湿,活血疏冲。处方:

西洋参 90 g	党 参 90 g	沙 参 90 g	生黄芪 90 g
白 术 90 g	白 芍 90 g	茯 苓 90 g	茯 神 90 g
女贞子 120 g	桑 椹 120 g	墨旱莲 120 g	全当归 150 g
紫丹参 150 g	泽兰叶 120 g	益母草 120 g	川牛膝 120 g
桃 仁 90 g	红 花 90 g	广郁金 120 g	川楝子 90 g
小青皮 90 g	蒲公英 300 g	橘 核 90 g	橘 络 90 g
椿根皮 120 g	土茯苓 120 g	大血藤 300 g	车前草 300 g
刘寄奴 150 g	皂角刺 120 g	路路通 120 g	石见穿 120 g
柴 胡 90 g	延胡索 90 g	威灵仙 120 g	炒苍术 90 g

嫩白薇 90 g	广木香 60 g	池菊花 90 g	制香附 120 g
伸筋草 90 g	炒谷芽 60 g	炒麦芽 60 g	络石藤 180 g
鸡血藤 180 g	生甘草 60 g		

另加：

陈阿胶 200 g	鳖甲胶 250 g	文　冰 500 g	蜂　蜜 300 mL
核桃肉 200 g	湘莲肉 200 g	灵　芝 120 g	黄　酒 500 mL

【按】患者之痛经乃湿热瘀滞、气血失和、冲任失调所致。邪犯冲任，冲任损伤，邪热客于冲任、胞宫，导致气血湿热瘀滞不畅而致痛经；年逾五七，肾气渐虚，冲任虚损，精血不足，血海不能充盈，则经行量少；经后血海愈空虚，故腹痛隐隐；气虚则神疲乏力；气血不能上荣于面故面色不华；湿热内盛，阳气不能温达，则畏寒肢冷；心神失养则夜寐难安；湿热蕴结胞宫则带下异味，大便干结。《经》曰："冲任以通畅为贵。"胡国华组方益气养血活血、通利冲任、清化湿热兼顾，为防膏方滋腻，酌加健脾和胃之品。方中西洋参、党参、沙参、生黄芪、白术、白芍补益元气，配当归、丹参、桃仁、红花、鸡血藤、泽兰叶、益母草、川牛膝活血调经，取参芪四物汤、桃红四物汤相合之意，以共奏益气养血活血之功；女贞子、桑椹、墨旱莲配广郁金、川楝子、小青皮、柴胡、延胡索清肝益肾、通利冲任；蒲公英、大血藤、车前草、土茯苓、椿根皮清利湿热；刘寄奴、橘核、橘络、皂角刺、路路通、石见穿、威灵仙、伸筋草活血化瘀、通络止痛；白薇、菊花清泻邪热；苍术、木香、制香附、炒谷芽、炒麦芽健脾化湿和胃。全方治法兼顾、气血得和、冲任得调、湿热得化，可见其功。

案 4　王某，女，32 岁。

欲生二胎。剖宫产术后一年余，已停母乳，产后转经，周期规则，经色暗淡，经行腹部坠胀。性欲减退，腰骶酸楚，无乏力畏寒，情绪尚调。纳可，便调，寐安。脉细，舌淡暗，苔薄。处方：

生黄芪 120 g	全当归 120 g	赤　芍 90 g	白　芍 90 g
鸡血藤 180 g	女贞子 120 g	桑　椹 120 g	菟丝子 120 g
覆盆子 120 g	淫羊藿 120 g	络石藤 180 g	伸筋草 180 g
茜草根 180 g	生山楂 90 g	青　皮 60 g	陈　皮 60 g
生麦芽 300 g	太子参 120 g	天　冬 90 g	麦　冬 90 g

制香附 90 g	炒苍术 60 g	炒薏苡仁 180 g	益母草 120 g
续断 120 g	桑 枝 120 g	桑寄生 120 g	草决明子 120 g
川厚朴 90 g	炒枳壳 90 g		

另加：

陈阿胶 200 g	鳖甲胶 100 g	鹿角胶 100 g	湘莲肉 150 g
黑芝麻 120 g	胡桃肉 150 g	三七粉 30 g	黄 酒 500 mL
冰 糖 250 g	蜂 蜜 250 mL		

【按】患者剖宫产致冲任受损,脉络空虚,血行不畅,肾气未复,《素问·脉要精微论》云"转摇不能,肾将惫矣",故性欲减退,腰骶酸楚;胞宫失养,瘀血阻滞,不通不荣则痛,故经行腹部坠胀;肾气衰疲,络道不畅,故不得子。《素问·阴阳应象大论》云:"形不足者,温之以气;精不足者,补之以味。"治拟补肾助阳,通利冲任。方中生黄芪、太子参、当归、赤芍、白芍、天冬、麦冬合用,补气养血,活血调经,调和阴阳;菟丝子、覆盆子、淫羊藿合用,固冲填精,温补肾阳,促进排卵;女贞子、桑椹相配,平补肝肾;鸡血藤、茜草、益母草、三七合用,化瘀止血,行血补血,攻补兼施;杜仲、桑枝、桑寄生等合用,补益肝肾,通络助孕;络石藤、伸筋草配伍,通络止痛,补骨强筋;苍术、炒薏苡仁相配,健脾渗湿;生山楂、青皮、陈皮、生麦芽合用,活血和胃,利气化滞;制香附、厚朴、枳壳合用,疏肝理气;陈阿胶、鳖甲胶、鹿角胶阴阳相配,补肾益精,养血滋阴。全方补肾助阳,益气活血,疏利冲任。

案5 陆某,女,29岁。

初潮 14 岁,即伴痛经,经前腹胀,经行腹痛,夹有血块,经事如期,婚年余未孕,平素胸闷气短,胃纳尚可,大便秘结,夜寐欠安。舌质淡红苔薄,脉细,证属气血亏虚,瘀阻冲任,治拟益气养血,活血止痛,疏利冲任,以膏代煎,缓缓调治,冀来年体健恙除。处方:

生黄芪 100 g	北沙参 100 g	全当归 120 g	赤 芍 90 g
白 芍 90 g	抚川芎 90 g	天 冬 90 g	麦 冬 90 g
女贞子 120 g	桑 椹 100 g	川续断 120 g	川杜仲 120 g
生蒲黄 180 g	炒五灵脂 100 g	制乳香 30 g	制没药 30 g
鸡血藤 180 g	益母草 180 g	络石藤 120 g	青 皮 60 g
陈 皮 60 g	柴 胡 90 g	延胡索 90 g	川楝子 90 g

| 制香附 100 g | 炒苍术 100 g | 柏子仁 100 g | 瓜蒌仁 150 g |
| 生甘草 60 g | | | |

另加：

| 陈阿胶 350 g | 冰　糖 250 g | 蜂　蜜 250 mL | 黄　酒 500 mL |
| 黑芝麻 150 g | 三七粉 30 g | 湘莲肉 150 g | |

【按】朱丹溪曰："经将行腹痛属气滞……"患者经前腹胀,是谓气滞,经行腹痛夹瘀,是谓血瘀,平素胸闷气短又为气血亏虚夹郁之因。方中用朱氏参芪四物汤益气养血,活血调经;女贞子、桑椹入肝肾经,补益肝肾,补血滋阴;川续断、杜仲补益肝肾强腰。《本草纲目》云:"乳香活血,没药散血,皆能止痛消肿生肌,故二药每每相兼而用。"联用失笑散共奏活血化瘀,散结止痛之功。鸡血藤、益母草等养血活血。柴胡、延胡索、青皮、陈皮、川楝子、制香附等疏肝理气,行气止痛;苍术配陈皮、甘草健脾燥湿,以防膏滋碍脾;柏子仁、瓜蒌仁安神定志,宽胸散结,润肠通便,通经活络。《本草纲目》云:"阿胶为治疗……女人血痛血枯,经水不调,无子,崩中带下,胎前产后诸疾……"与莲肉同用,健脾养血,黑芝麻益肾,三七粉活血化瘀止痛。全方诸药合用调体、调经之余,不忘调神;益气养血,活血止痛,疏利冲任,补中有消,滋而不腻。

案6 段某,女,28岁,未婚。

肝藏血,肾藏精,精血同源,肝肾乃冲任之本。禀赋不足,初潮临经军训,遂发痛经,病延日久,形体瘦弱,乳房平塌,视物模糊,头晕神疲,则肝肾内亏;痔疮出血,牙龈溢血,脉细弦数,舌质暗红,则虚热内盛也。治拟清养肝肾、疏理冲任之品,兹值封藏冬令,调补适宜,以冀来年正复痛止。处方:

潞党参 120 g	炙黄芪 120 g	生　地 90 g	熟　地 90 g
京玄参 90 g	麦　冬 120 g	杭白芍 120 g	制何首乌 120 g
枸杞子 120 g	桑　椹 120 g	粉牡丹皮 90 g	椿根皮 120 g
大血藤 150 g	川楝子 90 g	醋柴胡 60 g	延胡索 60 g
桃仁泥 120 g	柏子仁 90 g	肉苁蓉 120 g	女贞子 120 g
墨旱莲 120 g	仙鹤草 150 g	川牛膝 120 g	川续断 120 g
桑寄生 120 g	制狗脊 120 g	山茱萸 60 g	全当归 120 g
怀山药 120 g	云茯苓 120 g	广木香 60 g	广陈皮 60 g

另加：

陈阿胶 100 g	黄明胶 100 g	鹿角胶 60 g	湘莲肉 60 g
龙眼肉 60 g	胡桃肉 60 g	冰　糖 750 g	陈　酒 400 mL

【按】肝为藏血之脏，主疏泄，体阴而用阳，冲为血海，肝经之脉与冲脉相连。妇女经带胎产和哺乳等生理功能活动与冲任密切相关。肾乃五脏之根，肾之生机健则脾愈健，气血旺，血脉和调，为月经的周期转化和骤虚骤实的变化提供基础。本案患者形体瘦弱，乳房平塌，视物模糊，头晕神疲，乃肝肾亏虚故也。方中用桑寄生、怀山药、肉苁蓉、女贞子、墨旱莲、制狗脊、枸杞子、山茱萸、续断滋肾暖胞。生地、熟地、白芍、麦冬、玄参、柏子仁滋阴养血，柔肝益肾。川楝子、延胡索、木香、陈皮疏肝理气。虚热内盛，热邪盘踞冲任胞宫，气血失畅，故而牙龈出血，脉细弦数，舌质暗红，故予当归、牡丹皮、桃仁、大血藤、仙鹤草清热化瘀。以膏代煎，冀来年体健正复。

案7　阎某，女，35 岁。

禀赋虚弱，神疲乏力，畏寒肢冷，口眼干涩，经事尚准，偶有痛经，寐安，舌偏红苔厚干腻，脉细弱。证属脾肾亏虚，月经失调。治宜健脾益肾，调畅气机。处方：

党　参 100 g	沙　参 100 g	麦　冬 120 g	天　冬 120 g
生　地 120 g	熟　地 120 g	阳春砂 30 g	全当归 120 g
赤　芍 120 g	白　芍 120 g	鸡血藤 180 g	炒续断 120 g
川杜仲 120 g	桑　枝 120 g	桑寄生 120 g	女贞子 120 g
桑　椹 120 g	枸杞子 90 g	山茱萸 90 g	制香附 120 g
广佛手 60 g	胡芦巴 90 g	紫河车 90 g	大灵芝 120 g
巴戟天 120 g	肉苁蓉 120 g	福泽泻 90 g	牡丹皮 120 g
肥玉竹 90 g	炒谷芽 90 g	炒麦芽 90 g	青　皮 60 g
陈　皮 60 g	首乌藤 180 g	合欢皮 120 g	粉葛根 180 g
生甘草 60 g	制何首乌 120 g	伸筋草 150 g	池菊花 90 g
络石藤 150 g			

另加：

西洋参 100 g	生晒参 50 g	陈阿胶 250 g	鳖甲胶 100 g

| 鹿角胶 50 g | 北冬虫夏草 30 g | 胡桃肉 250 g | 湘莲肉 250 g |
| 黄 酒 500 mL | 黑芝麻 250 g | | |

【按】患者年逾五七,"阳明脉衰,面始焦,发始堕",阳明脉衰,脾胃虚弱,气血生化不足,则神疲乏力;气虚阳弱,失于温运,则见畏寒肢冷,偶有痛经;"精依气生,气化为精",血与津液均来源于水谷精气,故而脾虚则精(津)血不足,濡润乏源,是以症见口眼干涩。治拟健脾益肾,调畅气机:方中西洋参、生晒参、党参、沙参、麦冬、玉竹合用,调阴和阳,健脾益气;四物汤加减补血养血,赤芍、白芍同用养血活血,补而不滞;鸡血藤、桑枝、牡丹皮活血化瘀,疏通经络;炒续断、槲寄生、川杜仲、山茱萸补肝肾、强筋骨;女贞子、桑椹、枸杞子、巴戟天、肉苁蓉、胡芦巴等相配,调和阴阳,滋补肝肾,且胡芦巴有温经止痛之效,对经行腹痛疗效显著;紫河车、制何首乌补益精血,益肾填精;络石藤、伸筋草相配通筋活络;炒谷芽、炒麦芽、阳春砂、陈皮健脾消食,理气助运,配合制香附、佛手、青皮疏肝理气,使肝气升,胃气降,一升一降,全身气机得以调畅;粉葛根、池菊花利湿泻热,调和药性,使补而不腻;合欢皮、首乌藤、灵芝宁心安神;陈阿胶、鹿角胶、鳖甲胶阴阳相配,养肝益肾,助诸药益肾填精调和阴阳,又有助于收汁成膏。全方健脾益气,补肾养血,理气调经。

案8 沈某,女,39 岁。

未婚未孕,今年始发痛经,痛剧出冷汗,B超提示子宫腺肌病,CA125 升高、CA19-9 升高,经事尚准。纳可便调寐安,脉沉细弦,舌质偏红,苔薄腻少津。证属瘕结腹中,冲任气滞。治以化瘀消瘕,调经止痛。以膏代煎,冀来年痛止经调。处方:

天 冬 90 g	麦 冬 90 g	全当归 120 g	赤 芍 90 g
白 芍 90 g	鸡血藤 180 g	刘寄奴 120 g	皂角刺 120 g
女贞子 100 g	桑 椹 90 g	川续断 120 g	厚杜仲 120 g
大血藤 300 g	蒲公英 300 g	炙乳香 30 g	炙没药 30 g
柴 胡 90 g	延胡索 90 g	川楝子 90 g	血竭粉 30 g
生蒲黄 300 g	茜草炭 180 g	花蕊石 180 g	生山楂 90 g
广地龙 120 g	全 蝎 30 g	制香附 90 g	青 皮 60 g
陈 皮 60 g	桂 枝 60 g	云茯苓 180 g	络石藤 180 g

伸筋草 180 g	浙贝母 120 g	半枝莲 180 g	炒枳壳 90 g
蓬莪术 90 g	益母草 90 g	炒牡丹皮 90 g	鸡内金 100 g
生甘草 60 g			

另加：

西洋参 100 g	生黄芪 150 g	陈阿胶 200 g	鹿角胶 60 g
鳖甲胶 150 g	湘莲肉 150 g	核桃肉 150 g	黑芝麻 150 g
三七粉 30 g	冰　糖 200 g	蜂　蜜 250 mL	黄　酒 500 mL

【按】子宫腺肌病是子宫具有活性的内膜侵入子宫肌层,从而引起子宫增大、痛经、月经过多等相关症状及体征的一种良性疾病。中医无此病名,明代《证治准绳·女科》记载的血癥,与本病颇为相似。胡国华认为该患者的主要病机为瘀阻胞宫,日久化热,损伤冲任。故以活血清热、化瘀通络治疗为主。方中蒲公英、大血藤、半枝莲清热活血化瘀;桂枝茯苓丸中桂枝通阳化气,茯苓利水泄热,赤芍、牡丹皮凉血活血,配金铃子散、刘寄奴、皂角刺、莪术、浙贝母、柴胡、青皮、血竭、乳香、没药等行气化瘀定痛;广地龙、全蝎、络石藤、伸筋草通络止痛;《医宗金鉴·删补名医方论》云:"蒲黄甘平入肝,生用则破血。"配花蕊石化瘀止血。《妇人心法要诀》云:"治诸癥积,宜先审身形之壮弱,病势之缓急而论之。"本例患者年近六七,肾气渐亏,加上病久及肾,耗伤气阴,故方中西洋参、黄芪、天冬、麦冬益气养阴;女贞子、川续断、杜仲、桑椹补益肝肾以扶正;当归、白芍养血和血;生山楂、鸡内金消积滞,健脾开胃。全方功补兼施,以冀癥消痛减正复。

案9 邓某,女,29岁。

未婚,无性生活。因痛经、经量少就诊,现4个月经来规律,按月而行,量中色常,血块偶有,痛经仍作,第1至第2日明显,需予止痛药缓解。冬日怕冷,手脚凉,出脚汗,黑眼圈明显,今年3月体检:乳腺增生,右肾结节。近日纳寐尚可,二便调。脉细软,舌质淡红苔薄,血虚寒凝,冲任瘀滞。治以养血温经,化瘀调冲。处方:

黄　芪 150 g	党　参 90 g	沙　参 90 g	全当归 120 g
赤　芍 90 g	白　芍 90 g	鸡血藤 180 g	女贞子 100 g
桑　椹 100 g	益母草 180 g	桃　仁 90 g	红　花 90 g
淫羊藿 150 g	络石藤 180 g	炒川续断 100 g	川杜仲 120 g

生蒲黄 200 g	刘寄奴 120 g	羌　活 90 g	独　活 90 g
嫩桂枝 60 g	炒牡丹皮 90 g	福泽泻 90 g	制香附 100 g
青　皮 60 g	陈　皮 60 g	浙贝母 100 g	橘　核 90 g
橘　络 90 g	夏枯草 120 g	生牡蛎 300 g	大红枣 70 g
炒枳壳 90 g	生山楂 100 g	嫩白芷 100 g	胡芦巴 150 g
细生地 100 g	抚川芎 90 g	威灵仙 150 g	

另加：

生晒参 100 g	西洋参 100 g	陈阿胶 250 g	鳖甲胶 150 g
鹿角胶 100 g	冰　糖 250 g	蜂　蜜 200 mL	饴　糖 100 g
湘莲肉 120 g	胡桃肉 100 g	黑芝麻 120 g	三七粉 30 g
血竭粉 20 g	黄　酒 500 mL		

【按】该患者之痛经属血虚寒凝、冲任瘀滞型，此类患者经行腹痛一般较甚，伴有小腹冷痛及畏寒肢冷，手足凉等全身症状。《素问·举痛论》解释因寒气引起的疼痛说："寒气入经而稽迟，泣而不行，客于脉外则血少，客于脉中则气不通，故卒然而痛。"方中生晒参、西洋参、黄芪、党参、沙参、当归、赤芍、白芍、鸡血藤、生地、川芎等取参芪四物汤之义，益气养血活血；女贞子、桑椹、淫羊藿、续断、杜仲、牡丹皮、泽泻清肝益肾；以益母草、桃仁、红花、生蒲黄、刘寄奴、生山楂活血化瘀止痛；以制香附、青皮、陈皮、炒枳壳、浙贝母、橘核、橘络、夏枯草、生牡蛎理气化痰、通络止痛；以桂枝、羌活、独活、白芷、威灵仙、胡芦巴、络石藤温经散寒通络。全方配伍，使冲任瘀滞得以调畅，血虚得养、寒凝得以温化。

案 10　郁某，女，33 岁。

患者禀赋肾虚，高龄初产，剖宫产后腰膝酸软，痛经剧，经量逐减，神疲乏力，纳平便调，舌淡苔薄腻，脉沉细。冲为血海，任主胞胎。产时受损，气血耗伤，冲任不适，经脉失养。治拟调养冲任，补益气血，疏筋通络。时值冬令之际，膏以代煎，冀来年体健恙平。处方：

炙黄芪 100 g	炒白术 90 g	炒白芍 90 g	赤　芍 90 g
青防风 60 g	全当归 120 g	紫丹参 90 g	抚川芎 60 g
伸筋草 100 g	炒续断 120 g	桑　枝 120 g	桑寄生 120 g
益母草 120 g	制何首乌 120 g	络石藤 150 g	首乌藤 120 g

川杜仲 120 g	炙狗脊 120 g	怀牛膝 120 g	制香附 120 g
鸡血藤 150 g	制川乌 15 g	草　乌 15 g	川桂枝 30 g
广地龙 100 g	女贞子 120 g	桑　椹 120 g	枸杞子 120 g
炒谷芽 90 g	炒麦芽 90 g	焦山楂 90 g	炙甘草 60 g

另加：

生晒参 60 g	西洋参 100 g	陈阿胶 300 g	龟甲胶 100 g
黑芝麻 120 g	小红枣 120 g	龙眼肉 100 g	胡桃肉 120 g
文　冰 400 g	白　蜜 250 mL	陈酒 500 mL	

【按】肾者,胃之关也,封藏之本。该患者禀赋素弱,肾本不足,剖宫术后,气血受伤,元气受损,气虚则运血无力,血行迟滞则血瘀胞宫,故经来疼痛,血瘀则更增气滞,则经量逐减。冲为血海,任主胞胎,冲任失调,又气虚血瘀,迁延日久,则伤及脾胃,见肝之病,知肝传脾,当先实脾。益调养冲任,补益气血,疏筋通络。本膏中生晒参、黄芪补气,虚人为宜;患者脾胃虚弱,则黄芪以炙用;西洋参为清补之品,补而不腻;炒白术健脾,青防风祛百节之风,升阳除湿,配伍参芪则能益气祛邪;全当归养血活血,以济血海,炒白芍性静而善守,养血敛阴,柔肝止痛,伍紫丹参、抚川芎通达气血,活瘀血,生新血;与生晒参、黄芪、防风、白术相奏,气血双补;桑寄生、炒续断、川杜仲补肝肾,强筋骨;女贞子、桑椹、枸杞子滋阴益冲,药性平和;制何首乌补肝肾,益冲任,养精血,滋而不腻;炙狗脊补肝肾,祛风寒湿邪,强腰脊,坚筋骨,与络石藤、伸筋草相伍,兼能祛风蠲痹;益母草、鸡血藤补血养血,活血化瘀,下行血海,旁达四肢;首乌藤安神养心,可使夜寐安复;制香附利三焦,解六郁,为气病之总司,女科之主帅;制川草乌、川桂枝大辛大热,通行十二经,彻上彻下,以除阴寒;怀牛膝补肾益精,有通经达下的性能;广地龙为蠕动之品,屈曲之处无所不达,后用炒谷芽、炒麦芽、焦山楂醒胃而不躁,平正中和,鼓舞胃气;炙甘草合和药性,诸药阴阳合用,气血双补,以冀来年恙平康健。

十一、经行头痛

案1　陈某,女,40岁。

年逾四旬,生育一胎。乳腺增生,宫腔有息肉,月经量多。患者经行头痛多年,形体瘦弱,平素畏寒肢冷,易腰酸。胃纳平,二便调。证属肝肾不足,冲任瘀

滞,血脉不和。治宜养肝肾,消癥枳,佐以疏肝热。时值冬令,以膏代煎,冀来年正复经调。处方:

生黄芪 120 g	党 参 100 g	沙 参 100 g	全当归 120 g
赤 芍 90 g	白 芍 90 g	抚川芎 90 g	鸡血藤 180 g
茜草根 180 g	女贞子 100 g	桑 椹 100 g	明天麻 180 g
嫩钩藤 180 g	潼蒺藜 180 g	白蒺藜 180 g	嫩白芷 90 g
生牡蛎 300 g	浙贝母 100 g	石见穿 180 g	山慈菇 90 g
夏枯草 120 g	炒荆芥 90 g	广地龙 120 g	益母草 180 g
青 皮 60 g	陈 皮 60 g	天 冬 90 g	麦 冬 90 g
生 地 120 g	熟 地 120 g	缩砂仁 30 g	川楝子 100 g
首乌藤 180 g	合欢皮 120 g	生龙骨 300 g	络石藤 180 g
威灵仙 180 g	花蕊石 180 g	生甘草 60 g	炒牡丹皮 100 g
川续断 120 g	川杜仲 120 g		

另加:

西洋参 100 g	生晒参 100 g	陈阿胶 200 g	鳖甲胶 100 g
鹿角胶 100 g	冰 糖 250 g	炼 蜜 250 mL	湘莲肉 150 g
胡桃肉 150 g	黑芝麻 100 g	铁皮枫斗 20 g	黄 酒 500 mL

【按】 经行头痛,古载较少,唯《张氏医通》云"每遇经行辄头痛,气满,心下怔忡,此痰湿为患也,二陈汤加当归、炮姜、肉桂",然此病有虚有实,岂唯痰湿哉?虚者气血、阴精不足,经行之后,气血阴精更亏,清窍失养;实者或痰或瘀或热,随冲气上逆,邪扰清窍。患者形瘦体弱,腰酸畏寒,兼有息肉,乳腺增生,此乃虚中夹实。治以养肝肾消癥积,佐以疏肝热,则头痛得止,癥积得消,邪祛正复,体健经调。方中西洋参、生晒参、天冬、麦冬、沙参寒热并用,调和阴阳;参芪四物汤益气养血;女贞子、桑椹、川续断、川杜仲补肝肾、益精血、强筋骨;益母草、炒牡丹皮、茜草、花蕊石活血止血,调经为用;嫩钩藤、明天麻、潼蒺藜、白蒺藜、白芷、威灵仙、荆芥平潜肝阳、祛风止痛;山慈菇、夏枯草、浙贝母、生牡蛎、石见穿散结消癥;患者乳腺增生,川楝子、青皮、陈皮可疏肝行气;脾为后天之本,缩砂仁和胃醒脾;首乌藤、合欢皮、生龙骨安神;络石藤、广地龙、鸡血藤通络止痛;生甘草调和诸药。全方补益肝肾,益气养血,消癥散结,佐以疏肝热。

案 2　杜某,女,35 岁。

初诊(2017 年 12 月 13 日)

数年服膏,体质尚虚弱,经行头痛,神疲乏力,畏寒腰酸,大便干结,乳腺结节,子宫肌瘤,甲状腺结节,脉沉细弦,舌偏红苔薄少津。治宜滋养肝肾,散结消癥,佐以通腑之药,以膏代煎,冀来年正复体健。处方:

生黄芪 150 g	全当归 120 g	赤　芍 90 g	白　芍 90 g
鸡血藤 180 g	女贞子 100 g	桑　椹 100 g	明天麻 100 g
潼蒺藜 120 g	白蒺藜 120 g	抚川芎 90 g	香白芷 60 g
川续断 120 g	川杜仲 120 g	浙贝母 100 g	半枝莲 180 g
鸡内金 100 g	生山楂 120 g	山慈菇 100 g	小青皮 90 g
夏枯草 100 g	桂　枝 60 g	炒谷芽 60 g	炒麦芽 60 g
茯　苓 180 g	茯　神 180 g	益母草 150 g	生麦芽 300 g
炒苍术 90 g	冬瓜仁 100 g	瓜蒌仁 180 g	生白术 200 g
广佛手 90 g	生甘草 60 g	天　冬 90 g	麦　冬 90 g
粉葛根 180 g	络石藤 180 g	石见穿 150 g	

另外:

生晒参 100 g	西洋参 100 g	陈阿胶 200 g	鳖甲胶 100 g
鹿角胶 100 g	湘莲肉 100 g	胡桃肉 150 g	黑芝麻 150 g
蜂　蜜 250 mL	冰　糖 250 g		

二诊(2018 年 12 月 13 日)

素体虚弱,神疲乏力,畏寒腰冷。时发头痛(前额为重),胃纳平便调,既往子宫肌瘤、甲状腺结节、肺结节。脉细软,舌淡红苔薄。证属脾肾两虚,癥结胞中。治宜健脾益肾,消癥散结。数年服膏,再以膏代煎以调治,冀来年正复瘤消。处方:

生黄芪 150 g	党　参 100 g	沙　参 100 g	全当归 120 g
赤　芍 90 g	白　芍 90 g	生　地 120 g	熟　地 120 g
缩砂仁 30 g	女贞子 120 g	桑　椹 120 g	菟丝子 120 g
川续断 120 g	川杜仲 120 g	巴戟天 90 g	明天麻 180 g
潼蒺藜 180 g	白蒺藜 180 g	铁刺苓 180 g	青　皮 60 g
陈　皮 60 g	浙贝母 90 g	半枝莲 150 g	淫羊藿 120 g

生山楂 90 g	鸡内金 100 g	天 冬 90 g	麦 冬 90 g
茯 苓 180 g	茯 神 180 g	炒薏苡仁 100 g	生甘草 60 g
大红枣 70 g	山慈菇 90 g	广佛手 90 g	夏枯草 90 g
山茱萸 90 g			

另加:

生晒参 120 g	西洋参 100 g	陈阿胶 200 g	鳖甲胶 100 g
饴 糖 200 g	蜂 蜜 100 mL	湘莲肉 100 g	黄 酒 500 mL
鹿角胶 100 g	胡桃肉 120 g	冰 糖 200 g	黑芝麻 120 g

【按】头为诸阳之会,精明之府,五脏六腑之气血皆上荣于头。正如《张氏医通》所云"每遇经行头辄痛,此气血虚弱也"。正值行经之时,阴血下注冲任,患者本素肝肾亏虚,精血不足,无以上荣于脑,故见经行头痛,乏力,腰部失养,而见腰酸,肠道津液亏虚,故有大便干结。气血之根在于肾,肾虚则气血瘀滞,阻滞冲任胞宫肝经,日久渐成癥瘕,故子宫肌瘤、甲状腺结节、肺结节。治拟滋养肝肾,散结消癥,佐以通腑之药。方中以生黄芪、全当归、赤芍、白芍、鸡血藤、女贞子、桑椹、续断、杜仲益气养血,调补肝肾,加入明天麻、潼蒺藜、白蒺藜、川芎、白芷平肝活血止痛。浙贝母、半枝莲、鸡内金、生山楂、山慈菇、青皮、夏枯草散结消癥,佐以桂枝起温通之妙。炒谷芽、炒麦芽、茯苓、茯神健脾益气安神,佛手疏肝行气,冬瓜仁、瓜蒌仁起通腑之效。辅料选用陈阿胶、鳖甲胶、鹿角胶等血肉有情之品滋肾。待肝肾充足,气血旺盛,精血上荣于脑以养脑窍,经行头痛之疾自除。次年再次行膏方调养,察其舌脉,属脾肾亏虚,癥结胞中,治拟健脾益肾,消癥散结,数年服膏,冀来年正复瘤消。

案3 郑某,女,40岁。

年方四旬,肝肾亏损,腰膝酸楚,神疲乏力,经行头痛,夜寐梦扰,纳可便调,经事稍前。脉细软,舌淡红苔薄。治以滋养肝肾,宁心安神。处方:

生黄芪 90 g	白 术 90 g	白 芍 90 g	茯 苓 120 g
茯 神 120 g	全当归 120 g	生 地 90 g	熟 地 90 g
缩砂仁 30 g	鸡血藤 180 g	女贞子 120 g	桑 椹 120 g
墨旱莲 120 g	枸杞子 120 g	池菊花 90 g	川续断 120 g
川杜仲 120 g	金狗脊 120 g	明天麻 120 g	嫩钩藤 120 g

炒决明子 90 g	首乌藤 180 g	合欢皮 120 g	川黄连 60 g
酸枣仁 90 g	灯心草 120 g	全瓜蒌 120 g	柏子仁 120 g
福泽泻 90 g	炒牡丹皮 90 g	夏枯草 120 g	桑寄生 120 g
络石藤 180 g	伸筋草 180 g	石楠叶 90 g	生甘草 60 g

另加：

西洋参 100 g	党 参 100 g	沙 参 100 g	陈阿胶 200 g
鳖甲胶 250 g	蜂 蜜 200 mL	文 冰 400 g	灵 芝 120 g
核桃肉 200 g	湘莲肉 200 g	黑芝麻 120 g	黄 酒 500 mL
三七粉 30 g	北冬虫夏草 100 g		

【按】患者年方四旬,六七三阳脉衰于上,精血已不足,肾气、气血虚弱,故腰膝酸楚、神疲乏力;气血不足无法濡养心神,故夜寐梦扰。《医学真传》曰:"盖冲任之血,肝所主也。"肝肾同源,经期阴血下注冲任,导致肝肾阴血愈不足,无法濡养脑络,故经行头痛;舌脉为其佐证。应治以滋养肝肾,宁心安神。方中西洋参、沙参养阴生津,党参补气养血,配伍黄芪、当归、熟地等增强补益气血效果;黄连、茯神、首乌藤、合欢皮、酸枣仁、灯心草等相配清心火,宁心安神;川续断、川杜仲、桑寄生等补肝肾、强筋骨;枸杞子、池菊花养血平肝;明天麻、嫩钩藤、炒决明子平肝潜阳;茯苓、牡丹皮、泽泻清泻虚热;白术、白芍两者合用,一阴一阳,刚柔相济,具有柔肝安脾之功;络石藤、伸筋草相配通筋活络;女贞子、墨旱莲相配滋阴补肾养肝;陈阿胶、鳖甲胶阴阳相配,养肝益肾。全方益气养血,调阴和阳,补肾平肝,清热止痛。

案4 陈某,女,36 岁。

就诊日期(2022 年 1 月 6 日)

生育一胎,流产二次。时值中年,经事量少先期,卵巢功能低下,尤经期头痛,痛剧,恶心呕吐,夜寐欠安,纳平,大便偏稀。舌淡边有齿印苔薄,脉细无力。证属肝肾亏虚,肝脾不和。治以养肝益肾以扶正,平肝壮胃以调冲。以膏代煎,以冀来年正复经调,冲任血气平和。处方:

生黄芪 120 g	全当归 120 g	白 术 90 g	白 芍 90 g
鸡血藤 180 g	抚川芎 90 g	女贞子 100 g	桑 椹 100 g
菟丝子 120 g	墨旱莲 150 g	明天麻 180 g	嫩钩藤 150 g
生 地 60 g	熟 地 60 g	缩砂仁 30 g	姜半夏 90 g

天　冬 90 g	麦　冬 90 g	淡竹茹 90 g	赭　石 150 g
旋覆花 90 g	柿　蒂 90 g	首乌藤 180 g	合欢皮 100 g
淫羊藿 150 g	炒芡实 90 g	炒莲须 90 g	淮小麦 300 g
鲜百合 180 g	益母草 180 g	桃　仁 90 g	红　花 90 g
白　芷 90 g	红景天 180 g	茜　草 180 g	炒牡丹皮 90 g
淡黄芩 60 g	紫丹参 180 g	炒谷芽 90 g	炒麦芽 90 g
炒枳壳 90 g	络石藤 180 g	生甘草 60 g	

另加：

生晒参 100 g	西洋参 100 g	陈阿胶 200 g	鳖甲胶 120 g
鹿角胶 100 g	冰　糖 200 g	蜂　蜜 200 mL	湘莲肉 120 g
黑芝麻 100 g	核桃肉 120 g	铁皮枫斗粉 30 g	三七粉 30 g
黄　酒 500 mL			

【按】患者因生育加流产史，加时值中年，致肝肾亏虚、气血不足，故见月经量少先期；肝脾不和而见经行头痛剧烈、恶心呕吐、大便稀薄；气血亏虚、心神失养，见夜寐欠安。方中生晒参、西洋参、生黄芪、全当归、白术、白芍、鸡血藤、抚川芎、生地、熟地等，取参芪四物汤之义，益气养血和血；紫丹参、益母草、桃红、茜草活血通经；女贞子、桑椹、菟丝子、墨旱莲、炒牡丹皮、淡黄芩等清肝益肾；明天麻、嫩钩藤、络石藤、白芷、红景天等活血通络、平肝止痛；缩砂仁、姜半夏、天冬、麦冬、淡竹茹、赭石、旋覆花、柿蒂等和胃降逆止呕；首乌藤、合欢皮、淮小麦、鲜百合等疏肝解郁、宁心安神；炒谷芽、炒麦芽、炒枳壳、生甘草、炒芡实、炒莲须等理气消食、健脾固涩。全方调和肝脾、气血并补、宁心安神、降逆止呕，调经、调体、调神"三调"兼顾，冀来年诸恙皆平。

十二、经行腰痛

案　孔某，女，35 岁。

未婚，每行经腰痛甚，服止痛药物方缓。经量稀少，宫腔息肉术后半年，平素面部热瘰频发。夜寐尚安，大便干结。脉细软，舌淡红苔薄。证属宫寒血滞，冲任失调。治拟养血活血，调经止痛，拟膏方调治。处方：

生黄芪 120 g	全当归 120 g	赤　芍 90 g	白　芍 90 g

生　地 120 g	熟　地 120 g	鸡血藤 180 g	女贞子 100 g
菟丝子 100 g	墨旱莲 120 g	牡丹皮 90 g	泽兰叶 100 g
福泽泻 90 g	绿豆衣 180 g	桑白皮 100 g	益母草 180 g
桃　仁 90 g	红　花 90 g	胡芦巴 100 g	陈艾叶 60 g
炒苍术 90 g	瓜蒌仁 120 g	紫丹参 150 g	柴　胡 100 g
延胡索 90 g	川续断 100 g	川杜仲 100 g	生蒲黄 200 g
青　皮 60 g	陈　皮 60 g	生甘草 60 g	稽豆衣 180 g

另加：

生晒参 100 g	陈阿胶 200 g	鳖甲胶 100 g	鹿角胶 100 g
冰　糖 200 g	饴　糖 200 g	蜂　蜜 150 mL	胡桃肉 120 g
湘莲肉 120 g	黑芝麻 120 g	三七粉 30 g	黄　酒 500 mL

【按】盖痛因实者谓"不通则痛",因虚者谓"不荣则痛",又《素问·脉要精微论》曰:"腰者,肾之府,转摇不能,肾将惫矣。"此例患者证属肾虚宫寒,寒主收引则血行不畅,久则积聚成癥,发为宫腔息肉、面部热瘰,血行受阻,故经行量少,"不荣则痛",故经行腰痛。方中生晒参、生黄芪、全当归、白芍、熟地、鸡血藤补气养血调经;芍药配甘草,为缓急止痛之要方;朱氏妇科注重肾水与肝木同调,女贞子、菟丝子柔嫩多汁,补而不腻,平补肝肾,佐以青皮疏肝理气;鸡血藤、益母草、桃仁、红花、丹参、柴胡、延胡索、生蒲黄活血祛瘀、行气止痛调经;胡芦巴、艾叶温肾助阳;瓜蒌仁滑肠通便,缓解大便干结症状;续断、杜仲补肝肾,强腰膝;泽泻、桑白皮、绿豆衣、稽豆衣合用具有清热解毒、祛痘消肿之功。辅料中的三七粉为活血祛瘀、止痛的要药。纵观全方,虚和瘀同治,标与本兼顾。以膏代煎,冀来年经调体健。

十三、经行乳房胀痛

案1　陶某,女,32 岁。

面部热瘰,经行乳胀,夜寐欠安,带多色黄,周期尚准,纳可胃胀,便欠畅,舌淡红边有齿印苔薄,脉细弦无力。证属肝旺气滞,湿热瘀滞。治以疏肝清热,化湿调冲。处方:

| 党　参 90 g | 沙　参 90 g | 全当归 120 g | 鸡血藤 180 g |
| 赤　芍 90 g | 白　芍 90 g | 莪　术 90 g | 白　术 90 g |

首乌藤 180 g	合欢皮 120 g	细生地 120 g	粉牡丹皮 90 g
女贞子 120 g	墨旱莲 120 g	桑 椹 120 g	绿豆衣 120 g
金银花 120 g	稽豆衣 120 g	京柴胡 90 g	川楝子 90 g
橘 核 90 g	橘 络 90 g	蒲公英 300 g	京玄参 90 g
椿根皮 150 g	土茯苓 150 g	炒知母 90 g	炒黄柏 90 g
川续断 120 g	川杜仲 120 g	五味子 60 g	川黄连 60 g
冬瓜仁 120 g	全瓜蒌 90 g	柏子仁 90 g	生甘草 60 g
炒谷芽 60 g	炒麦芽 60 g	炒枳壳 90 g	炒石决明 120 g
石见穿 150 g	明天麻 120 g	嫩钩藤 120 g	

另加：

西洋参 90 g	陈阿胶 200 g	鳖甲胶 250 g	文 冰 500 g
蜂 蜜 200 mL	湘莲肉 200 g	核桃肉 200 g	黄 酒 500 mL
铁皮枫斗 100 g			

【按】本病古籍少见。《内经》云："足阳明胃经，行贯乳中……足厥阴肝经上膈，布胸胁，上乳头而行。"后世医家一言以蔽之"女子乳头属肝，乳房属胃"。故经行乳胀之病，多责肝胃，或肝气瘀滞，或胃虚痰滞，或两者兼见，乃因经前、经期冲脉气血旺盛，冲气夹肝郁之气或痰湿壅阻乳络，乳络气血不畅，而有此证；患者面部热瘰，带多色黄，此乃肝旺气滞，湿热瘀滞。治当疏肝清热，化湿调冲，方中西洋参、党参、沙参、全当归、赤芍、白芍、莪术、白术、鸡血藤补气养血，兼以活血，气血并调，补而不滞；女贞子、墨旱莲、桑椹、川续断、川杜仲、五味子补肾养肝，调补冲任；全瓜蒌、蒲公英、橘核、石见穿、金银花、黄连清热散结；细生地、玄参、粉牡丹皮清热凉血；知母、黄柏、稽豆衣清透虚热；绿豆衣、椿根皮、冬瓜仁、土茯苓利湿清热；再以明天麻、嫩钩藤、炒石决明平肝；柴胡、川楝子、橘络、枳壳疏肝；柏子仁、首乌藤、合欢皮安神；炒谷芽、炒麦芽健脾消食；生甘草调和诸药。全方补肝益肾，调气活血，疏肝清热，化湿散结。其中，金银花、稽豆衣、绿豆衣为胡国华治疗面部热瘰常用药组，取扁鹊名方"三豆饮"之义；橘核、橘络为治疗乳腺小叶增生常用药对，有疏肝通络散结之用。

案 2 蒋某，女，37 岁。

年逾四旬，肝郁脾虚，经行乳胀，食冷脘腹不适，易感冒，经事尚准，生育一胎，有胆石症、肝血管瘤、甲状腺结节、乳腺结节之疾，脉细弦无力，舌暗淡苔薄黄。治

以疏肝散结,健脾和胃,佐以消瘤之品。以膏代煎,冀来年正复体健。处方:

生黄芪 100 g	白 术 90 g	白 芍 90 g	青防风 90 g
全当归 120 g	鸡血藤 180 g	柴 胡 90 g	延胡索 90 g
女贞子 120 g	桑 椹 120 g	广郁金 120 g	益母草 150 g
抚川芎 90 g	海金沙 200 g	金钱草 180 g	浙贝母 150 g
半枝莲 180 g	生薏苡仁 180 g	牡丹皮 120 g	福泽泻 90 g
川厚朴 90 g	炒枳壳 90 g	鸡内金 150 g	生山楂 90 g
京三棱 90 g	蓬莪术 90 g	川续断 120 g	川杜仲 120 g
绵茵陈 120 g	川楝子 90 g	橘 核 90 g	橘 络 90 g
山慈菇 90 g	夏枯草 180 g	青 皮 60 g	陈 皮 60 g
太子参 120 g	怀山药 180 g	生甘草 60 g	缩砂仁 30 g
大红枣 50 g			

另加:

西洋参 120 g	陈阿胶 200 g	鳖甲胶 100 g	鹿角胶 100 g
饴 糖 500 g	冰 糖 150 g	蜂 蜜 150 mL	湘莲肉 120 g
胡桃肉 120 g	灵芝孢子粉 20 g	铁皮石斛 20 g	黄 酒 500 mL

【按】经行乳胀为育龄期女性常见的病症,清代阎纯玺《胎产心法》云:"肝经上冲,乳胀而溢。"因足厥阴肝经布胸胁绕乳头而行,因此疏肝解郁为常用之法。此患者年近四旬,癥瘕积聚,诸症为肝郁脾虚之象,且易感冒体质,故用玉屏风散、四逆散、逍遥丸三方为底拟膏调治。方中生黄芪、防风、白术即玉屏风散为基,顾护肺卫,敛汗固表;重用疏肝解郁之要药柴胡,配伍厚朴、枳壳、青皮、川楝子疏肝解郁,清肝理气,使肝气条达;郁金辛散,入肝经,既行气散肝郁,又活血止痛;当归补血活血,白芍养血柔肝,二药相合,补益肝血以濡养肝脏,且白芍、甘草缓急止痛,使肝气得疏,气滞疏通,川芎为血中气药,味辛性阳,活血行气止痛,郁金与川芎二药合用,共助柴胡疏肝行气,又通达乳络,缓解乳房胀痛。方中女贞子、桑椹滋养肝肾,川续断、川杜仲等补肝肾、强筋骨。因患者有胆石症,兼加海金沙、金钱草、浙贝母软坚散结;加鸡内金、生山楂等消食导滞,为防药性峻猛,兼加山药、太子参、砂仁顾护脾胃。朱丹溪在《丹溪心法》中云"气血冲和,万病不生""一有怫郁,诸病生焉"。全方诸药合用肝、脾、肾三脏同调,动中有静,攻补兼施,使肝气条达,郁气得疏,气顺血通,则经行乳房胀痛自消。

第七章
带下病

中医"带下病",一般还会伴有下腹部疼痛,痛连腰骶,可伴有低热起伏,月经不调,甚至不孕。多责之于湿热之邪蕴阻冲任,胞脉气血运行受阻,日久耗伤,病机以"湿、热、瘀、虚"为主,日久尤以"虚"为关键,脾肾阳虚,温煦气化失司,防御固摄失常,不能驱邪外出,导致带下。《妇人大全良方·调经门》云:"若其时劳力,则生虚热,变为疼痛之根。"胡国华强调"虚"之重要性,在正气不足、邪气亦不盛的情况下,主张通过清补肝肾、温经通络的方法进行治疗,兼以清热化瘀,疏利冲任,治疗重在攻补兼施,分时而治。用蒲公英、地丁草、大血藤、败酱草清热解毒化湿,生蒲黄、广地龙、延胡索、三棱、莪术祛瘀通络止痛,软柴胡、川楝子、刘寄奴疏利络道。若病程长,湿热之象不明显,偶有腹痛,伴腰酸、疲倦乏力、带下量多、月经量少等虚象,当以巴戟天、鹿角片补肾温阳,以参芪四物汤为主方,健脾和胃,益气养血,再加滋肾疏肝之品。胡国华认为,"久病入络"则可重用藤类药物,如络石藤、海风藤、青风藤、伸筋草、鸡血藤、首乌藤等以疏通经络气机,加快气血运行,促进炎症消散。如月经量少,疲倦乏力,酌加制何首乌、黄精、阿胶等。腰酸明显,加狗脊、续断、杜仲、桑枝、桑寄生等。白带多酌加椿根皮、白果、土茯苓等,乳胀、小腹坠胀者,加柴胡、延胡索、川楝子、郁金、香附、小青皮等。

案1 葛某,女,24岁。

素体虚弱,畏寒腹冷,手足欠温,经前头痛,经量减少,痛经(-)。带下量多,质稀,色白,纳平,便调,脉细带弦,舌淡红苔薄。证属脾肾不足,血虚肝郁。治拟

健脾益肾,养血疏肝,以膏代煎,冀来年体健经调。处方:

生黄芪 150 g	党 参 100 g	沙 参 100 g	全当归 120 g
天 冬 90 g	麦 冬 90 g	生 地 120 g	熟 地 120 g
缩砂仁 30 g	女贞子 100 g	菟丝子 180 g	茯 苓 180 g
茯 神 180 g	巴戟天 90 g	白 术 90 g	白 芍 90 g
炒续断 120 g	炒杜仲 120 g	鹿角片 90 g	炒芡实 180 g
炒薏苡仁 180 g	益母草 180 g	生山楂 90 g	泽兰叶 180 g
明天麻 180 g	潼蒺藜 180 g	白蒺藜 180 g	香白芷 90 g
抚川芎 90 g	炒谷芽 90 g	炒麦芽 90 g	青 皮 60 g
陈 皮 60 g	鸡血藤 180 g	大红枣 90 g	紫丹参 120 g
生茜草 120 g	橘 核 90 g	橘 络 90 g	浙贝母 90 g

另加:

生晒参 100 g	陈阿胶 200 g	鳖甲胶 80 g	鹿角胶 120 g
文 冰 200 g	饴 糖 200 g	胡桃肉 120 g	桂圆肉 50 g
黑芝麻 120 g	湘莲肉 120 g	黄 酒 500 mL	

【按】患者素体虚弱,脾肾亏虚,故畏寒腹冷,手足欠温常作。《圣济总录》卷四十四"脾气······若虚则生寒,令人心腹胀满,水谷不消,噫气吞酸,食辄呕吐,霍乱泄利,四肢沉重,多思气结,恶闻人声"。脾气虚弱,肾阳不足,不能温化水湿,水湿之气下陷则带下量多。脾虚气血化源不足,冲任血虚则月经过少;血虚日久不能养肝,肝失条达,气机欠畅,经前时精血下注胞宫,阴血益感不足,肝郁失疏泄,血不能上荣于脑,脑失所养,遂致经前头痛。方中用生晒参大补元气;党参、沙参合用气阴两补;黄芪补中益气,当归养阴生血以当归补血汤之方;大枣补中益气,养血安神;天冬、麦冬、生地、熟地、白芍养阴生津;女贞子、菟丝子、巴戟天、炒续断、炒杜仲、鹿角片滋补肝肾;白术、茯苓、茯神、缩砂仁、炒薏苡仁利水渗湿,健脾化痰止带;泽兰叶活血化瘀,行水消肿;明天麻、潼蒺藜、白蒺藜平肝潜阳;青皮、陈皮、橘核、橘络、浙贝母理气化痰通络;白芷祛风湿,生肌止痛,善治阳明头痛;川芎活血祛瘀,祛风止痛,与白芷合用,同为治疗头痛之要药;益母草、鸡血藤、紫丹参、生茜草活血调经。膏底中诸药运用陈阿胶补血滋阴;鹿角胶温补肝肾,益精养血;鳖甲胶滋阴补血;核桃肉健胃补血、润肺养神;湘莲肉补脾止泻,益肾涩精,养心安神;桂圆肉益心脾,补气血;黑芝麻滋补肝肾,益血润肠。综合全

方,补、涩、通、化四法并用,旨在健脾益肾,养血疏肝,化痰止带,待脾肾之气充,血旺肝调,则带下常、经转多,诸恙得瘥。

案2 侯某,女,31岁。

婚后二次自然流产,盆腔炎数年余,治后缓解,仍少腹隐痛,腰部酸痛,带下色黄,夜寐欠安,心慌抑郁,乳房结节,经量偏少,脉细弦,舌偏红苔薄。证属湿热瘀滞,日久肾虚肝郁。治以补肾清肝,化瘀疏冲,以膏代煎,冀来年痛止,胎孕乃成。处方:

生黄芪 150 g	党 参 150 g	丹 参 150 g	全当归 120 g
蒲公英 300 g	地丁草 300 g	大血藤 180 g	徐长卿 180 g
刘寄奴 120 g	桑 枝 120 g	桑寄生 120 g	络石藤 180 g
皂角刺 100 g	柴 胡 100 g	延胡索 100 g	广郁金 90 g
川楝子 90 g	淫羊藿 150 g	肥知母 90 g	首乌藤 180 g
合欢皮 120 g	茯 苓 180 g	茯 神 180 g	生龙骨 300 g
益母草 180 g	桃 仁 90 g	红 花 90 g	生山楂 90 g
桂 枝 90 g	山慈菇 90 g	夏枯草 90 g	

另加:

生晒参 100 g	陈阿胶 200 g	鳖甲胶 100 g	鹿角胶 100 g
冰 糖 250 g	饴 糖 100 g	蜂 蜜 150 mL	胡桃肉 120 g
湘莲肉 120 g	黄 酒 500 mL		

【按】《妇人大全良方》:"若血气虚损者,子脏为风寒所苦,则血气不足,故不能养胎,所以数堕胎也。"患者概因素体亏虚,肾气不足致胎元不固,故数次流产;冲任不足,虚则外邪难御,湿热之邪入侵胞宫胞脉,致气血运行不畅,瘀血内阻,不通则痛,故见少腹隐痛、腰部酸痛等症;病久难愈,肾气愈虚,肝郁难消,阴不潜阳,则有夜寐欠安,心慌抑郁,乳房结节,经量偏少等症。方中生晒参、生黄芪、党参、丹参、全当归补益气血;蒲公英、地丁草、大血藤、徐长卿、知母清热祛湿;刘寄奴、益母草、桃红、生山楂、皂角刺等活血通经;首乌藤、合欢皮、茯苓、茯神、生龙骨养心安神;桑枝、桑寄生、淫羊藿、络石藤强腰膝、通经络;柴胡、延胡索、广郁金、川楝子疏肝解郁;山慈菇、夏枯草善消癥结。诸药相合,共奏补肾清肝,化瘀疏冲之功,以达散驱胞宫之邪,痛止孕成之效。

案3 黄某,女,30岁。

盆腔炎日久,肝肾亏虚,小腹刺痛时作,伴腰背酸楚,带下黄绿,心烦易怒,纳平便调,经事尚准,经量偏少,脉细弦无力,舌质偏红,苔薄黄腻。证属肾虚肝旺,瘀阻冲任。治以清养肝肾,疏冲调经,以膏代煎,缓缓调治。处方:

生黄芪 150 g	太子参 150 g	西洋参 120 g	全当归 120 g
紫丹参 150 g	女贞子 120 g	墨旱莲 150 g	赤 芍 120 g
白 芍 120 g	川续断 120 g	川杜仲 120 g	徐长卿 180 g
炒谷芽 90 g	炒麦芽 90 g	蒲公英 300 g	川楝子 90 g
生蒲黄 180 g	柴 胡 90 g	延胡索 90 g	车前草 180 g
山慈菇 90 g	荔枝核 90 g	橘 核 90 g	橘 络 90 g
益母草 180 g	生甘草 60 g	桃 仁 90 g	红 花 90 g
青 皮 60 g	陈 皮 60 g	椿根皮 180 g	土茯苓 180 g
川黄柏 90 g	络石藤 180 g	伸筋草 180 g	炒苍术 90 g
柏子仁 90 g	天 冬 90 g	麦 冬 90 g	细生地 120 g
香白芷 90 g	大血藤 180 g	桑 枝 120 g	桑寄生 120 g

另加:

陈阿胶 250 g	鳖甲胶 150 g	炼 蜜 250 mL	冰 糖 250 g
黑芝麻 120 g	胡桃肉 120 g	湘莲肉 100 g	三七粉 30 g

【按】患者盆腔炎日久不愈,湿热之邪蕴结下焦,煎灼伤正。损及肝肾,腰为肾府,则见腰背酸楚、月经量少;损伤带脉,则见带下黄绿;病久不愈,肝气不舒,气郁日久化热,则见心烦易怒;冲任受损,络道气机不畅,不通则痛,故见小腹疼痛。方中蒲丁藤酱消炎汤加减清热化瘀,通络止痛,傅青主有言"若湿久生热,必得清肾火而湿始有去路,方用黄柏、车前子妙",故方用车前草、大血藤、蒲公英、黄柏清热利湿,细生地、女贞子、墨旱莲滋阴降火,则湿去热清。明代黄承昊《折肱漫录》云:"大凡以药攻病者,去其大半,即宜养正气而佐以祛邪,正气充则邪气自尽。"故用参芪四物汤加减益气养血,再加陈阿胶、鳖甲胶血滋补肝肾,固肾培元。方中重用理气通络之品,畅达气机,调冲任、调脾胃、解肝郁;酌加藤类药物,如络石藤、伸筋草、大血藤等,以疏通经络气机,加快气血运行,促进炎症消散。

案 4 赵某,女,37 岁。

下焦湿热,带下色黄量多5年,服膏症情好转,夜寐梦扰,纳平便调,经事尚调,舌质深红苔黄腻,脉细弦数。治宜清热化湿,宁心安神,以膏代煎,扶正祛邪,冀来年正复体健。处方:

西洋参 100 g	生黄芪 120 g	党 参 90 g	沙 参 90 g
茯 苓 90 g	茯 神 90 g	莪 术 90 g	白 术 90 g
生薏苡仁 100 g	全当归 120 g	紫丹参 100 g	女贞子 100 g
桑 椹 100 g	枸杞子 90 g	墨旱莲 120 g	首乌藤 80 g
合欢皮 120 g	鲜百合 100 g	椿根皮 180 g	土茯苓 180 g
灯心草 60 g	川续断 120 g	川杜仲 120 g	山慈菇 120 g
青 皮 60 g	陈 皮 60 g	益母草 120 g	夏枯草 90 g
桃 仁 90 g	红 花 90 g	泽兰叶 90 g	炒谷芽 90 g
炒麦芽 90 g	川黄柏 90 g	苦 参 120 g	月季花 90 g

另加:

陈阿胶 200 g	黄明胶 100 g	鳖甲胶 50 g	鹿角胶 50 g
冰 糖 200 g	蜂 蜜 200 mL	湘莲肉 150 g	黑芝麻 100 g
胡桃肉 150 g	铁皮枫斗 20 g	三七粉 30 g	珍珠粉 20 g
黄 酒 500mL			

【按】《沈氏女科辑要笺正》云:"带下,女子生而即有,津津常润,本非病也。"然带下有生理者,有病理者,夫诚如《傅青主女科》云:"妇人有带下色黄者,宛如黄茶浓汁,其气腥秽,所谓黄带是也。夫黄带乃任脉之湿热也。"患者年近四旬,下焦湿热,注于阴股则见带下色黄量多,上扰心神则见夜寐梦扰不安,脉细弦数、苔黄腻亦俱为湿热之象。治宜清热化湿,宁心安神。方中西洋参、生黄芪、党参、沙参及当归补气养血健脾,兼以养阴,使脾调则湿化,化湿而不伤阴;冲任本于肝肾,益以女贞子、桑椹、枸杞子滋补肾阴;川续断、川杜仲温补肾阳;莪术、紫丹参、墨旱莲、桃仁、红花、泽兰叶、月季花、益母草相配以活血化瘀;首乌藤、合欢皮、百合、灯心草、茯神相配以宁心安神;茯苓、生薏苡仁利水渗湿;土茯苓、椿根白皮、山慈菇、黄柏、夏枯草、苦参清热化湿止带;青皮、陈皮行气化滞;炒谷芽、炒麦芽健脾消食。全方气血并调,兼补肝肾,清热化湿,宁心安神。

案5　金某,女,34岁。

时值中年,剖宫产二胎,带多色黄,阴部瘙痒,经事惯后,量少,经行腹痛,乳胀腰酸,畏寒肢冷,面部色斑,夜寐梦扰,纳可便结,舌偏红边有齿印,脉弦细无力,苔薄少津。证属肝肾亏虚,湿热瘀滞。治以滋养肝肾,清化湿热,以膏代煎,冀来年体健经调。处方:

党　参100 g	沙　参100 g	生黄芪100 g	焦白术120 g
茯　苓120 g	茯　神120 g	女贞子120 g	桑　椹120 g
墨旱莲120 g	山茱萸90 g	生　地90 g	熟　地90 g
缩砂仁30 g	全当归120 g	紫丹参120 g	炒牡丹皮90 g
益母草90 g	泽兰叶90 g	鸡血藤120 g	柴　胡90 g
延胡索90 g	刘寄奴120 g	威灵仙120 g	川续断120 g
川杜仲120 g	桑寄生120 g	川楝子90 g	广郁金120 g
青　皮60 g	陈　皮60 g	大血藤300 g	椿根白皮150 g
土茯苓150 g	炒栀子90 g	首乌藤180 g	合欢皮120 g
川黄连60 g	炒知母90 g	炒黄柏90 g	苦　参120 g
生甘草60 g	绿豆衣120 g	金银花90 g	稽豆衣120 g
络石藤180 g	伸筋草180 g		

另加:

西洋参100 g	陈阿胶250 g	鳖甲胶200 g	文　冰500 g
蜂　蜜300 mL	湘莲肉200 g	核桃仁200 g	黑芝麻150 g
灵　芝120 g	黄　酒500 mL		

【按】肝藏血,肾藏精,精能生血,血能化精,肝肾同源,精血相生。经孕产乳,皆耗伤阴血,本案患者剖宫产2胎,湿热邪毒流注而见经行腹痛、腰酸、带多色黄、阴部瘙痒;血虚则经量偏少,血虚运行迟滞,不荣则痛,故经行腹痛;气血瘀滞不畅、络道不通而见乳胀;肝肾不足,阴虚火旺,心神受扰,而见夜寐梦扰。证属肝肾亏虚,湿热瘀滞。方用知柏地黄丸加味。知柏地黄丸滋肾阴、清相火;参芪补气,西洋参则为甘凉补气养阴之隽品;党参、沙参合用气阴双补,黄芪、白术健脾益气,使气生而血行;女贞子、桑椹、墨旱莲滋补肾阴;当归、丹参、益母草、泽兰叶、鸡血藤活血养血通经;柴胡、延胡索疏肝理气止痛;刘寄奴、威灵仙化瘀祛湿、通络止痛;续断、杜仲、桑寄生补肝肾、强筋骨;川楝子、青皮、陈皮、广郁金行

气疏肝泻火;大血藤、椿根白皮、土茯苓、炒栀子清热化湿,金银花、绿豆衣、橹豆衣、黄连清热泻火解毒,络石藤、伸筋草疏筋活血通络。全方攻补兼施,气血兼顾,既滋阴益肾清肝、补肾强腰,又益气养血、活血通络,同时兼顾清热化湿解毒之法,冀使带下止、经血调、体康健。

案6 张某,女。

初诊(2012 年 11 月)

患者流刮术后 8 月余,伴少腹掣痛。术后带下量多色黄,阴痒,神疲乏力,腰膝酸软,劳累后尤甚,便溏,夜寐安,脉细弦,舌暗淡,苔薄白。流刮术后,正气耗损,邪犯冲任,郁久生湿助热,湿热与血搏结,致少腹掣痛;湿热下注胞宫,带脉失约,则带多阴痒;病久累及脾肾,腰酸肢麻,便溏不实。证属湿热瘀滞,冲任虚损。治拟补肾疏冲,清热化瘀。处方:

党 参 150 g	沙 参 150 g	全当归 150 g	赤 芍 90 g
白 芍 90 g	抚川芎 90 g	鸡血藤 150 g	炒苍术 60 g
生黄芪 90 g	莪 术 90 g	白 术 90 g	炒防风 90 g
云茯苓 120 g	伸筋草 150 g	蒲公英 300 g	大血藤 150 g
败酱草 200 g	羌 活 90 g	独 活 90 g	潼蒺藜 120 g
白蒺藜 120 g	延胡索 120 g	制香附 120 g	车前草 300 g
刘寄奴 150 g	皂角刺 120 g	青 皮 60 g	陈 皮 60 g
生蒲黄 180 g^(包煎)	炒五灵脂 100 g	䗪 虫 90 g	土茯苓 120 g
金狗脊 120 g	桑 枝 120 g	桑寄生 120 g	桑 椹 120 g
菟丝子 120 g	广郁金 120 g	软柴胡 90 g	椿根皮 150 g
缩砂仁 20 g	炙鸡内金 120 g	炒杜仲 120 g	川续断 120 g
炒谷芽 60 g	炒麦芽 60 g	炒薏苡仁 90 g	

另加:

生晒参 90 g	西洋参 100 g	陈阿胶 200 g	鳖甲胶 150 g
湘莲肉 200 g	胡桃肉 200 g	黑芝麻 200 g	文 冰 150 g
陈 酒 500 mL			

二诊(2014 年 1 月 7 日)

流刮后正虚邪犯,去年服膏后正气渐复,少腹掣痛显减,仍感神疲乏力,腰肢酸楚,足跟疼痛,夜寐安,纳可便调,脉细弦,舌暗淡,苔薄边有齿印。证属肝肾不足,冲任瘀滞。继以清养肝肾,疏理冲任。以膏代煎,缓缓图治。处方:

党　参120 g	生黄芪120 g	全当归150 g	赤　芍120 g
白　芍120 g	抚川芎90 g	莪　术90 g	白　术90 g
生　地120 g	熟　地120 g	鸡血藤150 g	女贞子120 g
桑　椹120 g	枸杞子120 g	伸筋草150 g	蒲公英300 g
大血藤150 g	车前草300 g	川续断120 g	川杜仲120 g
皂角刺120 g	延胡索120 g	青　皮60 g	陈　皮60 g
金狗脊120 g	桑　枝120 g	桑寄生120 g	刘寄奴150 g
椿根白皮120 g	池菊花60 g	焦山楂120 g	炒谷芽60 g
炒麦芽60 g	生甘草60 g	炒苍术60 g	云茯苓90 g

另加:

生晒参100 g	西洋参150 g	陈阿胶200 g	鳖甲胶150 g
湘莲肉250 g	胡桃肉250 g	蜂　蜜250 mL	黑芝麻200 g
文　冰150 g	陈　酒500 mL		

【按】《傅青主女科》曰:"夫带下俱是湿症,而以带名者,带脉不能约束。"肾虚则冲任不固。患者流刮术后,肝肾受损,冲任耗伤,固摄失司,故带下缠绵量多,以四物汤去滋腻之熟地,加益气升提之黄芪、白术为主方,调补阴血,固摄正气,再予茯苓、炒薏苡仁益气健脾,合参苓白术散之方义。败酱草、大血藤、蒲公英、车前草、刘寄奴、椿根白皮清热化湿,生蒲黄、五灵脂祛瘀生新,金狗脊、炒杜仲、桑枝、桑寄生、菟丝子温阳补肾,制香附、延胡索、青皮、陈皮理气疏肝。诸药合用,共奏益肾健脾、固冲止带之功。《灵枢·五味五音》说:"妇人之生,有余于气,不足于血。"而气血相依,一损俱损,临床常见"未必有余于气""往往不足于血"的情况,在此基础上感受寒、湿、热等邪气,形成疾患往往虚实夹杂,以虚为主,正合膏方"缓缓图之"之意。临床常见虚实夹杂之盆腔炎等症,常在补益之中寓攻伐之意,使攻而不伤正气。膏方经年服用,尚可增强体质,平衡体内气血阴阳,改善睡眠、饮食、二便等全身状况。

第八章
产后病

妇女产后病是指产褥期所发生的疾病。由于分娩时造成产创和出血使元气受损，若调养不当，将会导致产后诸多疾病。一般认为产后病原因：一是冲任损伤，失血过多，亡血伤津；二是寒凝气滞，恶血内阻，败血妄行；三是外感六淫或饮食、房劳所伤导致产后急症或危症。胡国华强调产后病要注意"三审"，首审恶露及腹痛以辨病之虚实；次审大便通与不通以验津液盛衰；三审乳汁行与不行、饮食多少，以察胃气之强弱。产后病治疗勿拘于产后，勿忘在产后。

产后肾精耗竭，肝血亏损，元气大伤，总属气血不足，阴阳俱损，有易热、易滞、易感之嫌，可寒热并用。女子以肝为先天，若肝气郁滞，气机不畅，瘀血停滞，不通则痛，则可见产后身痛、腹痛；瘀血不去，新血不生则产后恶露不尽；气机不畅，营卫失和，则产后发热、外感等。故要重视疏理肝气，调理冲任，气调血运使"补而不滞"。产后痛证如产后身痛、头痛、腰痛、腹痛、痛经等临床非常多见。常见肢体筋骨关节肌肉酸楚、疼痛、麻木、重着、僵硬等症状。《妇人大全良方·产后中风筋脉四肢挛急方论》："夫产后中风，筋脉挛急者，是气血不足。"《傅青主女科》："产后百节开张，血脉流散，气弱则经络多阻滞，累日不散，则筋牵脉引，骨节不利。"产后血弱气尽，其气必虚，腠理开泄，风邪伤之，营卫失和，肢节疼痛。《医宗金鉴》言："产后遍身疼痛，多因去血过多，营血不足，或因风寒外客，必有表证。"胡国华认为产后痛证，若外邪仍在，需解表和营；若病位在里，可从血而论。产后痛证多虚实并见，多用四物补血活血，肢节酸痛多用鸡血藤一类舒经活络，腰背酸痛多加杜仲、续断、牛膝补肝肾强筋骨，头痛者宜根据不同头痛部位酌情增减引经药，使血行风自灭。

　　《景岳全书·妇人规》说:"凡产后气血俱去,诚多虚证,然有虚者,有不虚者,有全实者。凡此三者,但当随症随人辨其虚实,以常法治疗,不得执有诚心概行大补,以致助邪,此辨之不可不慎也。"胡国华治疗产后病也秉持此原则,治疗产后病讲究稳中求变,攻补兼施。重视寒凉药与温热药、升浮药与沉降药、气分药与血分药的搭配使用,使寒热并用、阴阳平调。其膏方用药组方精简,气味轻清灵动,不喜太过滋腻。根据辨证在产后病中多用西洋参、党参、沙参等益气养阴,黄芪、白术、茯苓、山药、白术、苍术等健脾培中;女贞子、桑椹、墨旱莲、制何首乌、制黄精、生地、熟地等滋养肾精;桑枝、桑寄生、金狗脊、续断、杜仲补肝肾、强筋骨;路路通、丝瓜络、伸筋草、络石藤、鸡血藤等舒筋活络、祛风通络;仙茅、淫羊藿助命火;丹参、益母草、延胡索、桃红、泽兰叶等养血祛瘀调经;香附、郁金、川楝子、青皮、陈皮、橘核、橘络、皂角刺等疏肝理气;白芷、天麻、钩藤、川芎、防风、秦艽、细辛、羌活、独活、威灵仙等药物祛风湿、通窍络、止痹痛;川桂枝、炙川乌、炙草乌温经通络;皂角刺、仙鹤草、绿豆衣等清热解毒;淮小麦养心安神。

　　举例来说,如治疗产后身痛,胡国华认为本病病机多为本虚而标实,气血不足为其发病的重要内在原因,产后气血亏虚,百脉空虚,筋脉失养即本虚,此时又因外邪入侵,产褥期风寒湿邪乘虚而入即标实,针对产褥期特殊的生理病理以及气血亏虚、外邪内侵的发病机制,常运用朱氏妇科"通涩清养"四法中的"通""养"二法论治本病。认为产后身痛多因虚实夹杂,纯虚者并不多见,基于妇人产后"亡血伤津,瘀血内阻,多虚多瘀"的特点,对于产后身痛的治疗应遵循"勿拘于产后,亦勿忘于产后"的原则,擅长使用藤类中草药治疗本病,络石藤、伸筋草、首乌藤、鸡血藤等多种药物合用,重视患者气血失和、肝肾亏虚之本,同时根据轻重缓急,兼顾祛除风寒湿邪而通络止痛。胡国华认为对于该病治疗需辨证和辨部位相结合,患者因各自体质、分娩环境的不同,临床表现也相异,尤其是疼痛的部位不一,故临床辨证与辨部位相结合十分重要。临证加减时,若病在上肢、颈项,可用桑枝、葛根、桂枝、延胡索;若病在下肢,可用川牛膝、威灵仙;尤以膝关节痛甚者,可用伸筋草;足跟痛甚者,可用独活、首乌藤。若病在腰间,用桑寄生、川续断、杜仲、补骨脂;腰腿冷痛甚者,可酌情选制川乌、制草乌等。

一、产后身痛

案1 李某,女,32岁。

产后一年,感寒未愈,骨节疼痛,自汗畏冷。经转量少,色暗,行经腹痛,腰膝酸楚,经前时有潮热。胃纳平,便调。舌淡苔薄,脉细软。现已断乳,治拟益气养血,温肾逐寒,以膏代煎,冀血充经畅,寒除痛止。处方:

全当归 120 g	紫丹参 180 g	生黄芪 180 g	白 术 180 g
白 芍 180 g	女贞子 120 g	菟丝子 180 g	桑 椹 120 g
糯稻根 180 g	瘪桃干 180 g	淮小麦 300 g	鸡血藤 180 g
大熟地 120 g	缩砂仁 30 g	淫羊藿 150 g	西仙茅 90 g
牡丹皮 90 g	炒续断 120 g	川杜仲 120 g	络石藤 180 g
伸筋草 180 g	益母草 180 g	桃 仁 90 g	红 花 90 g
泽兰叶 180 g	川桂枝 60 g	赤 芍 120 g	炒谷芽 60 g
炒麦芽 60 g	广佛手 60 g	干 姜 60 g	制香附 60 g
广郁金 100 g	制黄精 120 g		

另加:

生晒参 150 g	陈阿胶 200 g	鳖甲胶 100 g	鹿角胶 150 g
冰 糖 250 g	黑芝麻 150 g	胡桃肉 150 g	湘莲肉 150 g
蜂 蜜 250 mL	紫河车粉 30 g		

【按】产后多虚多瘀,筋脉失养,外邪乘袭,痹阻脉络,则为痛痹。《诸病源候论》首论其病机:"产则伤动血气,劳损腑脏,其后未平复,起早劳动,气虚而风邪乘虚伤之,致发病者,故曰中风。若风邪冷气,初客皮肤经络,疼痹不仁。"本案患者产后感寒,虽已一年,但气血尚未恢复,里寒未消,故动则汗出,畏寒肢冷,骨节疼痛,遇寒加重;产伤肾气,腰为肾府,"足少阴肾起于小指之下,斜走足心……上股骨内后廉,贯脊属肾,络膀胱"。肾虚,府失所养,经络失濡,故腰膝酸软;肾精亏虚,冲任血海满溢不足,故经量减少;肾阳不足,冲任胞宫失煦,故经行腹痛。阴阳互根互用,阳损及阴,肾阴不足,故有经期潮热。《丹溪心法》曰:"产后无得令虚,当大补气血为先,虽有杂证,以末治之。"故以益气养血,温肾逐寒为治。本方以八珍汤加减补益气血,加续断、杜仲补肾强脊;络石藤、伸筋草祛风通络;干

姜、桂枝温阳化气祛寒;仙茅、淫羊藿二仙辛温大热助命火;益母草、桃红、泽兰叶养血祛瘀调经;糯稻根、瘪桃干、淮小麦养阴敛汗;紫河车、鹿角胶为血肉有情之品,填精血、补督脉、养冲任、强筋骨。再予谷芽、佛手理气健脾消食,补而不滞。诸药益气养血,阴阳双补,温肾暖宫,祛风通络,以期来年康健。

案2 诸某,女,32岁。

产后二月,腰酸,关节酸痛,大便时干时稀,哺乳期,纳平,夜寐尚可。舌质淡红,苔薄,脉细弦。时值冬令,以膏代煎,冀正复体健。处方:

生黄芪 180 g	党 参 100 g	沙 参 100 g	天 冬 100 g
麦 冬 100 g	全当归 120 g	赤 芍 90 g	白 芍 90 g
女贞子 100 g	淫羊藿 150 g	鸡血藤 180 g	伸筋草 180 g
络石藤 180 g	川续断 120 g	川杜仲 120 g	茯 苓 180 g
茯 神 180 g	炒芡实 100 g	佛 手 90 g	枳 壳 90 g
陈 皮 60 g	生山楂 100 g	抚川芎 90 g	红 枣 90 g
生甘草 60 g	羌 活 90 g	独 活 90 g	桑 枝 120 g
桑寄生 120 g	路路通 100 g	丝瓜络 90 g	金狗脊 90 g
苍 术 100 g	柏子仁 90 g		

另加:

西洋参 100 g	陈阿胶 300 g	鹿角胶 60 g	鳖甲胶 60 g
湘莲肉 150 g	胡桃肉 150 g	黑芝麻 150 g	冰 糖 250 g
蜂 蜜 250 mL	黄 酒 500 mL		

【按】患者产后虚损未复,产伤动肾气,耗伤精血,胞脉失养,腰为肾之府,故腰酸,关节酸痛,脾胃气血不足,故见大便时干时稀,舌淡红苔薄,脉细弦,均为佐证。本病以内伤气血为主,而兼夹风寒湿,本虚标实,治疗当以养血益气补肾为主,兼通络祛风止痛。《沈氏女科辑要笺正》云:"此证多血虚,宜滋养,或有风、寒、湿三气杂之之痹,以养血为主,稍参宣络,不可峻投风药。"故在补肾养血之中,应佐以理气通络之品以标本同治。方中以参芪四物汤养血活血,独活、羌活祛风胜湿止痛,桑枝、桑寄生、金狗脊、续断、杜仲补益肝肾、强筋壮骨,路路通、丝瓜络、伸筋草、络石藤、鸡血藤舒筋活络,茯苓、芡实、佛手、陈皮、苍术理气健脾燥湿。阿胶、鹿角胶、鳖甲胶阴阳调和,养肝益肾。全方补肾养血,祛风通络,调阴和阳。

案3 陈某,女,30 岁。

初诊(2012 年 11 月 20 日)

已婚,生育史 1-0-2-1。现产后 1 个月,产后恶露持续半个月方净。感受风邪,周身酸痛,关节屈伸不利,身倦怠乏力,面色无华,时有头痛心悸,腰痛如折,脉沉细无力,舌淡红,苔薄腻。夜寐尚安,纳可,便调。此属产后身痛,气血亏虚证。治当益气养血,益肾通络止痛。正值冬日,欲以膏方,扶正祛邪。处方:

潞党参 150 g	炙黄芪 150 g	全当归 150 g	大熟地 150 g
杭白芍 120 g	何首乌 150 g	明天麻 120 g	女贞子 120 g
枸杞子 150 g	桑 椹 120 g	抚川芎 90 g	川杜仲 120 g
金狗脊 150 g	桑螵蛸 120 g	菟丝子 150 g	覆盆子 150 g
金樱子 120 g	怀山药 150 g	山茱萸 120 g	巴戟天 120 g
淫羊藿 120 g	桑寄生 120 g	鸡血藤 150 g	怀牛膝 120 g
焦白术 90 g	广陈皮 60 g	南楂肉 120 g	佛手干 60 g
川续断 150 g	湘莲肉 150 g	小红枣 150 g	黑芝麻 120 g

另加:

吉林人参 50 g	陈阿胶 250 g	龟甲胶 200 g	胡桃肉 150 g
桂圆肉 120 g	冰 糖 500 g	黄 酒 500 mL	

【按】本病属"产后身痛"范畴。产时失血,百脉空虚,摄生不慎,感受风邪,经脉不利,气血运行不畅,不通则痛,关节不利;气血亏虚,形体失养,故身倦怠乏力,面色无华;血虚无以上荣头目,则头痛;心主血脉,血虚则心失所养而心悸。腰痛如折则为肝肾不足,督脉空虚之故。予中药治疗后病情有改善,续予补气养血,调补肝肾治疗。全方以吉林人参大补元气;四物汤和参、芪、术补气养血;何首乌、女贞子、枸杞子、桑椹平补肝肾;怀山药、山茱萸健脾益气,益肾涩精;杜仲、狗脊、菟丝子、覆盆子、巴戟天、淫羊藿、桑寄生、怀牛膝、金樱子、桑螵蛸等补肝肾、强筋骨、固冲任;鸡血藤活血养血通络;配陈皮、山楂、佛手和胃助运,促进膏方消化。

案4 皋某,女,27 岁。

产后 1 年,体虚未复,神疲不寐,身痛,子宫下垂,尿频时痛,纳呆,气结,胸闷不舒。脉沉细,舌淡红,苔薄。证属气血两虚,肝郁气滞。处方:

全当归 120 g	生 地 120 g	熟 地 120 g	春砂仁 30 g
紫丹参 150 g	生黄芪 180 g	太子参 120 g	天 冬 90 g
麦 冬 90 g	北沙参 120 g	淫羊藿 150 g	川续断 120 g
厚杜仲 120 g	威灵仙 180 g	羌 活 90 g	独 活 90 g
明天麻 100 g	车前草 180 g	玉米须 150 g	冬瓜仁 180 g
瓜蒌仁 180 g	炒枳壳 90 g	粉葛根 180 g	桑寄生 120 g
生麦芽 300 g	首乌藤 180 g	合欢皮 120 g	酸枣仁 200 g
茯 苓 180 g	茯 神 180 g	红景天 180 g	炒谷芽 90 g
炒麦芽 90 g	青 皮 60 g	陈 皮 60 g	炒芡实 90 g
莲 须 90 g	炒牡丹皮 90 g	生白术 300 g	赤 芍 90 g
白 芍 90 g	炒苍术 100 g	淮小麦 100 g	鲜百合 180 g
生甘草 60 g	益智仁 120 g	金樱子 120 g	

另加：

红 参 50 g	生晒参 100 g	西洋参 100 g	陈阿胶 250 g
鳖甲胶 150 g	鹿角胶 120 g	湘莲肉 120 g	黑芝麻 120 g
胡桃肉 200 g	三七粉 30 g	灵 芝 180 g	冰 糖 50 g
蜂 蜜 300 mL	黄 酒 50 mL		

【按】《傅青主女科》曰："产后百节开张,血脉流散,气弱则经络间血多阻滞,累日不散,则筋牵脉引,骨节不利。"产后调养不当则易虚实夹杂。胡国华认为,虽然产后身痛多可表现为"不通则痛""不荣则痛",但多数患者都并非由单一因素而发病,而都是在气血亏虚、卫阳不固的本虚下导致风寒湿邪乘虚而入、稽留关节经络,使气血运行受阻而身痛时作。该患者气血亏虚、邪气留滞则全身作痛,气血不能上荣于心则失眠不寐,气机下陷则见尿频、子宫下垂等症,肝郁气滞则见纳呆、气结、胸闷不舒,舌脉均见虚象明显。方中红参、生晒参、西洋参、全当归、生地、熟地、春砂仁、紫丹参、生黄芪、赤芍、白芍等取参芪四物汤之义,益气养血、活血通络止痛,重用黄芪而有益气升提之功;太子参、天冬、麦冬、北沙参、淫羊藿养阴益肾;独活、桑寄生、杜仲、续断、威灵仙、羌天麻、粉葛根配当归、熟地、党参、甘草等,取独活寄生汤之义化裁,有补益肝肾、祛风除湿、通络止痛之功;以车前草、玉米须、冬瓜仁加强利湿通络之功;以瓜蒌仁、炒枳壳、生麦芽、炒谷芽、炒麦芽、青皮、陈皮、炒牡丹皮、白术、炒苍术等理气疏肝、健脾化痰祛湿;以首乌

藤、合欢皮、酸枣仁、茯苓神、红景天、淮小麦、鲜百合等调和阴阳、宁心安神;以炒芡实、炒莲须、益智仁、金樱子等缩泉固尿;陈阿胶、鳖甲胶、鹿角胶等益肾填精补髓。诸药相合,气血得养,络道得通,肝肾得充,下焦得固,诸证可愈。

案5 肖某,女,22岁。

产后1年,哺乳半年,自觉疲乏,周身关节酸楚,下肢足跟尤甚,遇冷加重,腰背酸软,神疲乏力,心悸寐差,面色不华。脉细软,舌偏红,苔薄。产后冲任受损,气虚血少,肝肾不足,筋脉失养,脉络运行不畅。治拟益气养血,补益肝肾,温经散寒通络。处方:

西洋参 100 g	党 参 100 g	沙 参 100 g	麦 冬 120 g
紫丹参 150 g	全当归 150 g	赤 芍 120 g	白 芍 120 g
鸡血藤 150 g	络石藤 150 g	伸筋草 150 g	透骨草 150 g
羌 活 100 g	独 活 100 g	炙川乌 30 g	炙草乌 30 g
细 辛 30 g	川续断 120 g	川杜仲 120 g	桑寄生 120 g
金狗脊 120 g	生黄芪 150 g	青防风 120 g	炒白术 120 g
明天麻 120 g	决明子 120 g	大秦艽 120 g	抚川芎 60 g
生 地 120 g	熟 地 120 g	缩砂仁 30 g	巴戟天 120 g
肉苁蓉 120 g	女贞子 120 g	桑 椹 120 g	谷 芽 90 g
麦 芽 90 g	青 皮 60 g	陈 皮 60 g	全瓜蒌 120 g
柏子仁 120 g	首乌藤 150 g	合欢皮 120 g	炒牡丹皮 120 g
生甘草 60 g	延胡索 180 g	刘寄奴 120 g	威灵仙 150 g
益母草 120 g			

另加:

陈阿胶 300 g	鹿角胶 100 g	文 冰 500 g	黄 酒 500 mL

【按】产后气血两亏,百节空虚,经脉失养,不荣则痛,故周身痛;风寒之邪乘虚而入,则疼痛加重;加之产伤肾气,腰为肾府,肾之经脉过足跟,肾虚,府失所养,经络失濡,督脉空虚,故腰背酸软,足跟痛;气血亏虚,故神疲乏力,面色不华;心主血脉,血虚则心无所养,故心悸寐差。治法如《丹溪心法》卷五"产后虚,当大补气血为先,虽有杂证,以末治之"。故治拟益气养血,补益肝肾,温经散寒通络。方中以参大补元气;四物汤合参、芪、术补气养血;女贞子、桑椹平补肝肾;金狗

脊、巴戟天、威灵仙、续断、杜仲、桑寄生补肝肾、强筋骨、固冲任;鸡血藤、络石藤、伸筋草养血通络;防风、秦艽、细辛、羌活、独活、炙川乌、炙草乌祛风湿、止痹痛。配谷芽、麦芽、青皮、陈皮理气和胃助运,防止膏方滋腻碍胃。辅料选用阿胶和鹿角胶相配,重养血益肾,冀来年正复体健,诸恙悉瘥。

案6 盛某,女,29 岁。

就诊日期(2021 年 1 月 15 日)

产后 4 个月,身痛,膝关节、腰痛为显,颈部湿疹,神疲乏力,乳腺小叶增生,畏寒肢冷,纳平,便欠畅,西医诊为骨质疏松。脉细数,舌质淡红,苔薄,已断奶。证属气血两虚,痰湿瘀滞,阳气不宣。治拟益气养血,通阳化瘀,佐以散结宣痹。处方:

生黄芪 150 g	太子参 150 g	全当归 120 g	赤 芍 90 g
白 芍 90 g	鸡血藤 180 g	天 冬 90 g	麦 冬 90 g
生 地 90 g	熟 地 90 g	缩砂仁 20 g	女贞子 120 g
桑 椹 100 g	生薏苡仁 180 g	云茯苓 180 g	大荷叶 90 g
冬瓜仁 150 g	淫羊藿 150 g	威灵仙 180 g	羌 活 90 g
独 活 90 g	橘 核 90 g	橘 络 90 g	夏枯草 90 g
生牡蛎 300 g	山慈菇 90 g	椿根白皮 150 g	土茯苓 180 g
炒谷芽 90 g	炒麦芽 90 g	青 皮 60 g	陈 皮 60 g
京防风 90 g	红 花 60 g	伸筋草 180 g	络石藤 180 g

另加:

生晒参 100 g	陈阿胶 200 g	鳖甲胶 150 g	鹿角胶 120 g
湘莲肉 120 g	黑芝麻 100 g	胡桃肉 120 g	冰 糖 250 g
蜂 蜜 150 mL	灵 芝 100 g	黄 酒 500 mL	铁皮枫斗粉 20 g

【按】该患者产后失于摄养,致气血亏虚,故见神疲乏力、舌淡苔薄,正气不足、风寒湿邪侵袭内扰,故见身痛、腰痛、湿疹、乳腺小叶增生;卫阳不固、阳气不宣,见畏寒肢冷、大便欠畅。方中生晒参、生黄芪、防风、太子参、灵芝、枫斗、当归、赤芍、白芍、鸡血藤、红花、生地、熟地益气固卫、养血活血止痛;天冬、麦冬、女贞子、桑椹、芝麻、核桃、阿胶、鳖甲胶、鹿角胶等补益肝肾、填精益髓;生薏苡仁、茯苓、荷叶、冬瓜仁、椿根白皮、土茯苓等清热利湿止痛;淫羊藿、威灵仙、羌活、独活、橘核、橘络、伸筋草、络石藤温阳去湿、通络止痛;生牡蛎、山慈菇、夏枯草化瘀

散结;砂仁、炒谷芽、炒麦芽、青皮、陈皮疏肝理气,健脾开胃。诸药合用,益气养血、通阳化瘀、利湿散结,痹证可除。

二、产后头痛

案1 肖某,女,23岁。

就诊日期(2012年12月11日)

去岁服膏,产后身痛已愈。唯觉头痛偶作,经量转常,痛经未作,夜寐尚安,腰脊酸楚,纳可便调,脉细软,舌偏红,苔薄。证属产后气血未复,经脉不畅。治以益气养血,舒经活络,以膏代煎,缓缓调治。处方:

党 参 90 g	沙 参 90 g	生黄芪 100 g	全当归 120 g
赤 芍 90 g	白 芍 90 g	鸡血藤 180 g	络石藤 180 g
伸筋草 180 g	青防风 90 g	炒白术 90 g	川续断 120 g
川杜仲 120 g	桑寄生 120 g	金狗脊 120 g	巴戟天 120 g
肉苁蓉 120 g	女贞子 120 g	桑 椹 120 g	墨旱莲 120 g
威灵仙 120 g	首乌藤 180 g	合欢皮 120 g	透骨草 150 g
羌 活 120 g	独 活 120 g	细 辛 30 g	全瓜蒌 90 g
柏子仁 90 g	炒谷芽 60 g	炒麦芽 60 g	青 皮 60 g
陈 皮 60 g	刘寄奴 90 g	制香附 120 g	益母草 120 g
香白芷 90 g	明天麻 120 g	抚川芎 90 g	牡丹皮 90 g
生甘草 60 g			

另加:

陈阿胶 300 g	鳖甲胶 100 g	鹿角胶 100 g	湘莲肉 200 g
核桃肉 200 g	三七粉 30 g	文 冰 500 g	黄 酒 500 mL
蜂 蜜 200 mL			

【按】本病属"产后头痛"范畴。《灵枢·海论》:"脑为髓之海,其输上在于其盖,下在风府。"又:"髓海有余,则轻劲多力,自过其度;髓海不足,则脑转耳鸣,胫酸眩冒,目无所见,懈怠安卧。"产时失血,百脉空虚。虽经去岁膏方调养,身痛已愈,然头痛偶作。《兰室秘藏·头痛门》:"血虚头痛,当归、川芎为主。"《沈氏女科辑要笺正》:"此证多血虚,宜滋养,或有风、寒、湿三气杂至之痹,则养血为主,稍参宣

络,不可峻投风药。"治宜补血为主,用四物汤加味。去岁服用膏方后产后身痛症情明显改善,续予补气养血,调补肝肾治疗。全方圣愈汤补气养血;何首乌、女贞子、枸杞子、桑椹平补肝肾;巴戟天、肉苁蓉、杜仲、狗脊补肝肾、强筋骨;羌活、独活、细辛散寒除湿止痛;威灵仙温通经络;白芷、天麻祛风通窍;鸡血藤、络石藤、首乌藤等藤类药物善走经络,祛风湿、解筋挛,善治一切风寒湿痹痛。湘莲肉、核桃肉补益肝肾,三七粉活血化瘀除日久瘀滞;陈阿胶、鹿角胶、鳖甲胶阴阳相配。全方益气养血、补益肝肾、温经散寒、活血通络,冀来年气血得复,经脉得舒,疼痛得除。

案2　任某,女,35岁。

近8年偏头痛,眼胀不适,大便干结,夜寐欠安。胃痛作胀,上个月宫外孕术后,体虚未复,头痛时作,脉细弦,舌淡边有齿印,苔薄白腻。证属肝郁化热,胃失和降。治以清肝和胃,佐以通腑之药。处方:

生黄芪 120 g	太子参 100 g	全当归 120 g	生　地 120 g
熟　地 120 g	缩砂仁 30 g	紫丹参 120 g	明天麻 120 g
香白芷 90 g	抚川芎 90 g	嫩钩藤 180 g	生龙骨 300 g
首乌藤 180 g	合欢皮 120 g	生麦芽 300 g	川厚朴 90 g
炒枳壳 90 g	女贞子 120 g	墨旱莲 120 g	桑　椹 100 g
枸杞子 90 g	炒谷芽 90 g	炒麦芽 90 g	生茜草 180 g
生山楂 90 g	瓜蒌子 180 g	冬瓜子 150 g	绿萼梅 90 g
青　皮 60 g	陈　皮 60 g	决明子 90 g	鸡血藤 180 g
柴　胡 90 g	延胡索 90 g	生甘草 60 g	炒白芍 180 g
广佛手 90 g			

另加:

陈阿胶 200 g	湘莲肉 120 g	胡桃肉 120 g	三七粉 30 g
蜂　蜜 200 mL	西洋参 100 g	鳖甲胶 150 g	鹿角胶 50 g
冰　糖 250 g	铁皮枫斗 30 g	黄　酒 500 mL	

【按】《素问·至真要大论》云"诸风掉眩,皆属于肝",肝主升发,其脉上于巅顶。若肝气郁滞,气郁化火,肝阳失敛,肝气升发太过则肝阳上亢,清阳受扰故出现偏头痛、目珠胀痛。肝郁不舒,肝气犯胃,胃失和降故痛而作胀,肝阳上亢,肝阳升发太过,热扰神魂则夜寐不安;火邪灼伤津液则大便干结。《景岳全书·妇

人规》云:"产后气血俱去,诚多虚证。"患者宫外孕术后,体虚未复,故方中以生黄芪、太子参、西洋参、全当归、熟地、炒白芍、川芎、鸡血藤、阿胶、三七粉等益气补血药打底,在益气补血的基础上清肝和胃,其中天麻、钩藤、川芎、延胡索、白芷平肝息风,缓解偏头痛;生龙骨、首乌藤、合欢皮、紫丹参、湘莲肉除烦安神,缓解夜寐不安之症;佛手、柴胡、缩砂仁、绿萼梅、生茜草均入肝经,疏肝理气,炒谷芽、炒麦芽、生山楂、青皮、陈皮、厚朴、枳壳共奏平肝和胃之效,女贞子、墨旱莲、桑椹、枸杞子、鳖甲胶、鹿角胶、蜂蜜、铁皮枫斗以达到滋阴潜阳之效,决明子、枸杞子、女贞子明目,瓜蒌子、冬瓜子、胡桃肉通腑润肠,缓解大便干结之症,全方在益气补血的基础上共奏清肝和胃、通腑润肠之效。

三、产后腰痛

案1 李某,女,39岁。

年近四旬,剖宫产两胎,人流一次,产后腰酸,经期加重,神疲乏力,夜间盗汗,经前乳胀,纳可便调,带下偏多,脉沉细软,舌紫暗,苔薄腻。证属产后体虚未复,肾气不足。治宜补气益肾,调理冲任。处方:

党　参 90 g	沙　参 90 g	茯　苓 90 g	茯　神 90 g
炒白术 90 g	生甘草 60 g	全当归 90 g	抚川芎 90 g
杭白芍 90 g	鸡血藤 120 g	生　地 90 g	熟　地 90 g
缩砂仁 30 g	川续断 120 g	川杜仲 120 g	全狗脊 120 g
桑寄生 120 g	络石藤 180 g	伸筋草 180 g	肥知母 90 g
川黄柏 90 g	淮小麦 300 g	糯稻根 300 g	广郁金 120 g
川楝子 90 g	橘　核 60 g	橘　络 60 g	紫丹参 120 g
皂角刺 90 g	益母草 150 g	制香附 120 g	青　皮 60 g
陈　皮 60 g	椿根皮 150 g	土茯苓 150 g	苦　参 90 g
炒谷芽 60 g	炒麦芽 60 g	天　冬 90 g	麦　冬 90 g
延胡索 90 g			

另加:

西洋参 90 g	生晒参 60 g	陈阿胶 250 g	鳖甲胶 200 g
文　冰 500 g	蜂　蜜 200 mL	湘莲肉 200 g	胡桃肉 200 g

灵　芝 120 g　　黄　酒 500 mL

【按】《证治准绳·女科·产后门》云："产后腰痛者,为女人肾位系于胞,产则劳伤肾气,损动胞络……"本例患者年近六七,肾气不足,又高龄行剖宫产,术后气血受伤,肾气亏损,腰为肾所主,故出现产后腰酸痛,经期冲任气血应时而下,肾精气血愈亏,则腰痛加重,神疲乏力。肾阴亏虚,阴不敛阳,蒸腾津液,故夜间盗汗。肾水不足,肝木失养,疏泄失常,则经前乳胀,郁而化热,湿热下注,带下偏多。因此治疗上以补气养血,益肾疏肝,清热利湿,活血通络为主。方中西洋参、生晒参、党参、沙参益气养阴;八珍汤气血双补;续断、杜仲、狗脊、桑寄生、络石藤、伸筋草补肝肾,强腰通络;香附、郁金、川楝子、青皮、陈皮、橘核、橘络、皂角刺疏肝理气;久病多瘀,用丹参、益母草、延胡索行气活血化瘀;知母、黄柏滋肾水,利湿热,配天冬、麦冬、淮小麦、糯稻根加强敛汗滋阴之功;椿根皮、土茯苓、苦参清热燥湿止带;炒谷芽、炒麦芽配青皮、陈皮理气和中,补而不腻。全方攻补兼施,调和阴阳,以冀康复。

案 2　张某,女,37 岁。

时值中年,高龄引产且剖宫产,冲任受损,气血未复。腰痛日久,劳累加剧;畏寒,时咳痰多不畅;性欲淡漠,神疲乏力;纳平便调,脉细软,舌暗淡,苔薄腻。证属脾肾两虚,肺失宣降。治宜健脾益肾,宣肺祛痰。正值冬令,此膏代煎,冀来年体健正复。处方:

党　参 100 g	丹　参 100 g	北沙参 100 g	麦　冬 90 g
全当归 120 g	巴戟天 100 g	肉苁蓉 120 g	蛇床子 120 g
菟丝子 120 g	女贞子 120 g	桑　椹 120 g	炒续断 120 g
桑寄生 120 g	制香附 120 g	鹿角片 90 g	紫石英 200 g
浙贝母 90 g	桔　梗 60 g	姜半夏 90 g	橘　核 60 g
橘　络 60 g	青　皮 60 g	陈　皮 60 g	金狗脊 120 g
川杜仲 120 g	胡麻仁 90 g	广郁仁 120 g	炒谷芽 60 g
炒麦芽 60 g			

另加:

生晒参 80 g	西洋参 100 g	陈阿胶 150 g	龟甲胶 200 g
文　冰 500 g	湘莲肉 120 g	黑芝麻 150 g	胡桃肉 200 g

白　蜜 250 mL　　陈　酒 500 mL

【按】《傅青主女科》认为本病"乃因产后百节开张,血脉流散,气弱则经络间血多阻滞,累日不散,则筋牵脉引,骨节不利,故腰背不能转侧,手足不能动履"。患者时值中年,高龄引产且剖宫产,术后肾津亏损,肾气不足,冲任亏虚,腰痛频作,遇劳加剧。产后耗气,体质虚弱,易感风寒,肺失宣降,则时咳痰多。治宜健脾益肾,宣肺祛痰。方中西洋参、北沙参益气养阴;巴戟天、肉苁蓉、蛇床子、菟丝子、鹿角片、紫石英等补肾阳;女贞子、桑椹滋肾阴;续断、桑寄生、杜仲补肝肾强筋骨;桔梗、橘核、橘络、青皮、陈皮疏肝理气;麦冬滋养肺阴;浙贝母、半夏化痰止咳;诸药配制成膏,常服图其便,以冀来春康健。

四、产后怕冷

案1　刘某,女,32 岁。

生育二胎,胎盘滞留史,体虚受伤,畏寒肢冷,带下量多,色黄,时痒,进食后作胀,口干苦,HPV 阳性。经事尚准,舌淡红苔薄黄厚腻,脉细弦数。证属肾虚肝旺,湿热瘀滞。治以补肾清肝,化湿调冲。以膏代煎,缓缓调治。处方:

生黄芪 120 g	天　冬 90 g	麦　冬 90 g	党　参 100 g
沙　参 100 g	全当归 120 g	白　术 90 g	白　芍 90 g
女贞子 100 g	墨旱莲 100 g	鸡血藤 180 g	生茜草 180 g
淫羊藿 120 g	威灵仙 180 g	广佛手 90 g	炒枳壳 90 g
川厚朴 90 g	绿萼梅 90 g	炒黄芩 60 g	广藿香 90 g
佩　兰 90 g	生　地 90 g	熟　地 90 g	缩砂仁 30 g
浙贝母 90 g	半枝莲 150 g	青　皮 60 g	陈　皮 60 g
椿根皮 180 g	苦　参 120 g	制香附 120 g	川楝子 90 g
炒谷芽 90 g	炒麦芽 90 g	生薏苡仁 180 g	绿豆衣 180 g
赤小豆 180 g	络石藤 180 g	生甘草 60 g	川楝子 90 g

另加:

生晒参 100 g	西洋参 100 g	陈阿胶 200 g	湘莲肉 100 g
蜂　蜜 100 mL	鳖甲胶 100 g	鹿角胶 100 g	冰　糖 250 g
饴　糖 150 g	胡桃肉 120 g	黑芝麻 100 g	黄　酒 500 mL

【按】《景岳全书·妇人规》云:"产后气血俱去,诚多虚证。"本案患者已生育二次,以致气血耗伤,先天亦受损,又有胎盘滞留,脉络受阻,肾阳亏虚,肢体失之温煦,亦如《陈素庵妇科补解·产后众疾门》曰:"产后气血俱虚,气虚则气之行于脉外也多壅,而不能周通一身。血虚则血之行于脉中也常滞,而不能滋养于一体。"产妇产后百节空虚之时,又有湿热之邪乘虚而入,客于冲任,则带下色黄、时痒,虽畏寒肢冷,实乃湿热之邪郁于里,阳气不能外达,为真热假寒证。朱南孙曰:"从"者,反治也,寒因寒用,热因热用。辨证确属湿热使然,当清热利湿以澄清其源,故为求正复邪祛,当清补肝肾,化湿调冲。方中参芪合用益气养阴,二至丸、淫羊藿、生地、熟地补益肝肾,当归、鸡血藤、茜草活血补血,威灵仙、藿香、佩兰、砂仁、椿根皮、薏苡仁等清热利湿止带,又加入佛手、青皮、陈皮、川楝子、络石藤理气通络,使得全方补而不滞、兼顾扶正祛邪,以助来年正气得复,邪祛恙平。

案2 郑某,女,31岁。

产后1年,怕冷怕风,鼻塞清涕,晨起有痰,劳则心悸,平素易腰痛,多梦,大便稀溏,月经量多,脱发,查三酰甘油偏高。舌偏红苔薄少津,脉弦细数尺弱。证属脾肾不足,气血两虚,冲任失调。治以健脾益肾,调摄冲任。以膏代煎,冀来年体健经调。处方:

生黄芪 150 g	太子参 100 g	生 地 120 g	熟 地 120 g
缩砂仁 30 g	白 术 100 g	白 芍 100 g	全当归 100 g
女贞子 100 g	菟丝子 180 g	山茱萸 90 g	墨旱莲 150 g
淫羊藿 150 g	白 芷 90 g	茯 苓 180 g	茯 神 180 g
炒怀山药 180 g	首乌藤 180 g	合欢皮 120 g	酸枣仁 120 g
炒芡实 180 g	炒薏苡仁 180 g	天 冬 120 g	麦 冬 120 g
川续断 120 g	川杜仲 120 g	广佛手 90 g	青 皮 60 g
陈 皮 60 g	生山楂 90 g	仙鹤草 300 g	茜 草 180 g
明天麻 180 g	粉葛根 180 g	炒谷芽 60 g	炒麦芽 60 g
大红枣 20 g	生甘草 60 g	炒苍术 90 g	嫩桂枝 90 g
京防风 90 g	红景天 180 g	灯心草 90 g	羌 活 90 g
独 活 90 g			

另加:

生晒参 100 g	西洋参 100 g	陈阿胶 200 g	鳖甲胶 100 g
鹿角胶 120 g	冰　糖 250 g	蜂　蜜 250 mL	胡桃肉 120 g
黑芝麻 150 g	灵芝孢子粉 30 g	黄　酒 500 mL	红　参 100 g

【按】产后怕风怕冷多因产后摄养不当,导致营卫不和,腠理疏泄,卫阳不固所致。患者产后摄养不慎致脾肾不足、气血不足,卫表不固而见怕风怕冷、鼻塞流涕;脾肾不足、痰湿阻滞而见晨起有痰;脾肾不足则见腰痛、便溏、月经过多;气血不足,心失所养而劳则心悸、多梦、夜寐欠安。治宜健脾益肾、益气养血、调摄冲任。方中以生黄芪、桂枝、白芍、红枣,乃取黄芪桂枝五物汤之义,该方常用于治疗妇人血痹,《金匮要略注》曰:"黄芪以补卫,桂枝助阳气,芍药养阴荣,夫气行肌腠,血行脉中,足太阴之气主肌腠,故用大枣以补脾。足阳明之气补经络,故用生姜以宣胃。荣卫气血充行,则阴分之阳邪自解。"该方起调和营卫之核心功效;以白芷、天麻、葛根温经止痛、祛风通络;以生晒参、西洋参、黄芪、太子参、生地、熟地、白术、白芍、全当归等配伍取参芪四物汤之义以益气养血调经;以女贞子、菟丝子、山茱萸、墨旱莲、天冬、麦冬、淫羊藿、阿胶、鹿角胶、鳖甲胶等阴阳双补、益肾填精;以续断、杜仲、仙鹤草、茜草等补肾强腰、止血固冲;茯神、首乌藤、合欢皮、酸枣仁调和阴阳、宁心安神;炒芡实、炒薏苡仁、茯苓、怀山药、炒苍术等健脾化湿;以佛手、青皮、陈皮、生山楂、炒谷芽、炒麦芽、缩砂仁等理气健脾开胃以助运化。全方调和营卫,肝脾肾兼顾,三调并进,以固根本。

五、产后体虚

案1　周某,女,29岁。

婚后顺产一胎,产后经讯如常,外阴坠胀,畏寒肢冷,唇干欲饮。脱发,纳呆,腰脊酸楚,便调。舌偏红边有齿印,苔白厚腻,脉弦无力。证属肾虚肝旺,精血亏虚。治宜清肝益肾,调补冲任。处方:

党　参 90 g	沙　参 90 g	生黄芪 100 g	焦白术 90 g
云茯苓 120 g	怀山药 120 g	女贞子 120 g	桑　椹 120 g
墨旱莲 120 g	制何首乌 120 g	制黄精 120 g	生　地 90 g
熟　地 90 g	缩砂仁 30 g	川续断 120 g	川杜仲 120 g
桑寄生 120 g	金狗脊 100 g	伸筋草 120 g	络石藤 120 g

鸡血藤 120 g	柴　胡 90 g	升　麻 90 g	制香附 90 g
益母草 90 g	桃　仁 90 g	红　花 90 g	炒谷芽 60 g
炒麦芽 60 g	广藿香 90 g	广佩兰 90 g	干荷叶 90 g
炒知母 90 g	炒黄柏 90 g	车前草 300 g	大血藤 300 g
威灵仙 120 g	延胡索 150 g	刘寄奴 120 g	小青皮 120 g
生甘草 60 g	牡丹皮 120 g	柏子仁 90 g	

另加：

西洋参 100 g	陈阿胶 250 g	鳖甲胶 200 g	鹿角胶 90 g
胡桃肉 200 g	湘莲肉 200 g	文　冰 500 g	蜂　蜜 300 mL
灵　芝 120 g	黑芝麻 150 g	黄　酒 500 mL	

【按】患者产时伤其经血，虚损不足，虽产后经讯如期，但肾气未复，耗气下陷，清气不升，故见畏寒肢冷，外阴坠胀不适。肾精亏虚，腰府失养，故有腰脊酸楚之象，乙癸同源，肝阴虚火旺，肝热下迫冲任，舌偏红边有齿印，苔白厚腻皆为佐证。故立清肝益肾、调补冲任为法。方中选用西洋参、党参、沙参益气养阴，与黄芪、白术、云茯苓、山药配伍健脾培中，女贞子、桑椹、墨旱莲、制何首乌、制黄精、生地、熟地滋养肾精，砂仁行气以防滋腻碍胃；川续断、杜仲、桑寄生、金狗脊补肝肾、强筋骨，络石藤、伸筋草相配通筋活络；柴胡、升麻既能升提阳气，兼清热之效，与制香附、小青皮、知母、黄柏、大血藤、牡丹皮共奏疏肝、清肝之功。加入少量益母草、鸡血藤、刘寄奴活血行气化瘀，寓通于补，使得全方补而不滞。在辅料中，选用陈阿胶、鹿角胶、鳖甲胶三胶相配，阴阳相配，以增养肝益肾之效，冀来年正复经调，诸恙悉瘥。

案 2　李某，女，33 岁。

产后诸虚，畏寒肢冷，腰背酸楚，神疲乏力。去年服膏，症情稍缓。经量转少，色暗少块。经前乳胀，仍感畏寒，易汗出。夜尿频数。纳平，便调。脉细软，舌淡边有齿印，苔薄。肾者主蛰，封藏之本。现精血亏虚，肾气不足，欲补肾养血，活通经脉。以膏代煎，冀来年正复经调。处方：

生黄芪 90 g	全当归 180 g	紫丹参 180 g	赤　芍 90 g
白　芍 90 g	生　地 90 g	熟　地 90 g	缩砂仁 30 g
鸡血藤 180 g	女贞子 90 g	墨旱莲 120 g	桑　椹 120 g

肉苁蓉 90 g	巴戟天 90 g	补骨脂 120 g	菟丝子 90 g
炒续断 120 g	桑寄生 120 g	川杜仲 120 g	首乌藤 180 g
合欢皮 120 g	益母草 120 g	桃　仁 90 g	红　花 90 g
川牛膝 90 g	京玄参 90 g	川黄连 60 g	炒谷芽 90 g
炒麦芽 90 g	青　皮 60 g	陈　皮 60 g	炒苍术 90 g
莪　术 90 g	白　术 90 g	青防风 90 g	淮小麦 300 g
生甘草 60 g			

另加:

西洋参 100 g	生晒参 100 g	陈阿胶 250 g	鳖甲胶 100 g
鹿角胶 100 g	湘莲肉 200 g	胡桃肉 250 g	北冬虫夏草 100 g
文　冰 500 g	蜂　蜜 400 mL	黄　酒 500 mL	

【按】《景岳全书》曰:"产后气血俱虚,诚多虚证。"患者年近五七,阳明脉衰,面始焦,发始堕;又因产时耗气伤血,肾气不足,阳气亏虚无以布达全身故见畏寒肢冷,腰酸背楚,神疲乏力。肾为封藏之本,精血亏虚,生化乏源,再因元气受损,气虚则运血无力,瘀阻胞宫,故见经量转少,色暗少块。肾精亏虚,肝络失养,经前乳胀,舌淡边有齿印,苔薄,脉细软皆为佐证。治拟补肾养血,活通经脉,方中西洋参、生晒参、生黄芪、全当归、紫丹参、赤芍、白芍、生地、熟地、鸡血藤益气养血活血,此取参芪四物汤之意,加用缩砂仁以助气血运行。女贞子、墨旱莲、桑椹滋阴益冲,肉苁蓉、巴戟天、补骨脂、菟丝子、炒续断、桑寄生、川杜仲补益肝肾,共奏气血双补,滋养肝肾之效。益母草、桃仁、红花、川牛膝、莪术活血化瘀,以祛胞宫之瘀滞。淮小麦、合欢皮、首乌藤相配宁心安神;炒谷芽、炒麦芽、白术、苍术健脾消食,青皮、陈皮疏肝行气;陈阿胶、鹿角胶、鳖甲胶阴阳相配,加入北冬虫夏草补肾益肺以强体质。全方补肾益精,益气养血,活血通脉,以冀来年正复经调。

六、产后情志异常

案　王某,女,26 岁。

双胎妊娠,剖宫产术后半年余。母乳喂养,乳汁稀少。术后经水已转,量多、色红、周期尚准,无痛经。产后神疲乏力,急躁易怒,易脱发。纳平,嗜好冷饮。二便调,夜寐梦扰。脉细滑,舌偏红,苔薄。治拟益气养血,清肝补肾。处方:

生黄芪 150 g	太子参 150 g	全当归 120 g	白　术 120 g
白　芍 120 g	鸡血藤 180 g	皂角刺 120 g	茜草根 180 g
女贞子 120 g	桑　椹 120 g	菟丝子 120 g	补骨脂 100 g
生山楂 90 g	青　皮 60 g	陈　皮 60 g	软柴胡 90 g
墨旱莲 150 g	仙鹤草 300 g	绿豆衣 180 g	山茱萸 90 g
淮小麦 300 g	通　草 120 g	川续断 120 g	厚杜仲 120 g
炙甘草 60 g			

另加：

阿　胶 200 g	鹿角胶 100 g	莲　子 150 g	黑芝麻 100 g
核　桃 90 g	冰　糖 250 g	蜂　蜜 250 mL	

【按】患者因生产时失血伤津,阴液亏虚而虚火妄动,虚火内扰冲任,迫血妄行,加之生产耗气,气不统血则月经量多;阴虚火旺故喜食冷饮,舌偏红。生产耗气,气虚中阳不振,故感神疲乏力。《内经》曰:"肾藏精,主生殖,其华在发。"患者因怀双生子加之行剖宫术气血耗伤,"发为血之余",精血不足故脱发多;因生产时失血过多,肝血不足,气血失调,肝气旺盛则急躁易怒;"母病及子",心主神志,故夜寐梦多。舌脉为其佐证。治拟益气养血,清肝补肾。方中参芪四物汤益气养血;女贞子、桑椹、菟丝子、墨旱莲、山茱萸滋补肝肾;鸡血藤、茜草二药配伍,鸡血藤温通,茜草根寒通,合用可祛风通络,舒筋活血;续断、杜仲并用补益肝肾、强筋骨;补骨脂温肾助阳;皂角刺、仙鹤草、绿豆衣相配清热解毒;淮小麦养心安神;生山楂消食健胃,行气散瘀;青皮、柴胡相配疏肝行气。患者乳少,通草可清热、通气下乳。阿胶、鹿角胶阴阳相配,养肝益肾。

七、产后恶露不尽

案　徐某,女,37 岁。

孕 6 月小产,恶露未净。小腹隐痛,神疲腰酸,心烦抑郁。胃脘不舒。四肢关节酸痛。夜寐欠安,纳可便调。脉细软,舌淡红苔薄。证属胞宫瘀滞,正虚未复。治拟益气养血,化瘀复宫。处方:

生黄芪 120 g	党　参 90 g	沙　参 90 g	全当归 100 g
赤　芍 90 g	白　芍 90 g	茜草根 180 g	益母草 90 g

仙鹤草 300 g	藕节炭 100 g	炒续断 120 g	炒杜仲 120 g
女贞子 120 g	墨旱莲 150 g	山茱萸 90 g	淫羊藿 90 g
广郁金 90 g	首乌藤 180 g	合欢皮 90 g	生蒲黄 100 g
柴　胡 90 g	延胡索 90 g	大腹皮 120 g	广木香 60 g
炒枳壳 90 g	络石藤 180 g	羌　活 90 g	独　活 90 g
伸筋草 180 g	桑　枝 120 g	桑寄生 120 g	炙川乌 30 g
炙草乌 30 g	鲜百合 180 g	炒谷芽 90 g	炒麦芽 90 g
灯心草 90 g	生甘草 60 g	牡丹皮 90 g	荆芥炭 100 g
灵　芝 150 g	三七粉 30 g		

另加：

西洋参 100 g	生晒参 100 g	陈阿胶 300 g	黄明胶 100 g
冰　糖 250 g	蜂　蜜 250 mL	胡桃肉 100 g	湘莲肉 150 g
黑芝麻 150 g	黄　酒 500 mL		

【按】《女科经纶》言"女子肾脉系于胎,是母之真气,子之所赖也,若肾气亏损,便不能固涩胎元"。患者年逾五七,肾气不足,故不能固涩胎元,以致小产。陈素庵言"产后恶露宜去,但七日后,或半月内,当去尽而止。若迁延日久不止,淋漓不断者,大约劳伤经脉所致。或肝虚不能藏血,或脾郁生热,血不归源"。本例患者产后恶露不绝,胃脘不舒,关节酸痛,皆因肝肾亏虚,气滞血瘀,风寒乘虚内袭所致。方中西洋参、生晒参、生黄芪、党参、沙参补气养阴;炒续断、炒杜仲、女贞子、山茱萸、淫羊藿补肝益肾,培本固元;茜草、益母草、仙鹤草、藕节炭、牡丹皮、生蒲黄、荆芥炭、三七粉化瘀止血,荆芥炭入血分,为引经药;广郁金、柴胡、延胡索、大腹皮、木香、枳壳疏肝理气,配炒谷芽、炒麦芽和胃助运,配首乌藤、合欢皮、百合、灵芝养心解郁安神;络石藤、羌活、独活、伸筋草、桑枝、桑寄生、炙川乌、炙草乌温通经脉,祛风散寒,配当归、白芍补血养阴,以防辛温苦燥伤阴;甘草调和诸药。纵观全方攻补兼施,以冀来年恙平康健。

第九章
妇科杂病

一、绝经前后诸证

中医认为肾虚为本病主要病机，肾阴阳平衡失调是发生本病的根本原因。七七任脉虚，太冲脉衰少，天癸将竭，精血不足，阴阳平衡失调，出现肾阴不足、阳失潜藏，或肾阳虚衰、经脉失于温养等肾阴肾阳偏胜偏负的现象，从而导致脏腑功能失常。胡国华认为肾虚肝旺，冲任失调是绝经前后诸证的主要病机。因妇女一生经、孕、产、乳，数伤于血，易处于"阴常不足，阳常有余"的状态，所以临床以肾阴虚更为多见；再者女子年逾七七，肾气亏虚，阴血不足，肝肾同源，肾阴不足常致肝阴不足、肝阳上亢，导致机体处于肾虚肝旺的状态。

验方更年清是在胡国华之师朱南孙的验方"怡情更年汤"的基础上化裁而成。其方包括紫草、淮小麦、瘪桃干、糯稻根、女贞子、桑椹、墨旱莲、合欢皮、首乌藤等。方中紫草性寒，清肝降火为君；女贞子、桑椹、墨旱莲皆可滋补肝肾，有滋阴潜阳之功效，共为臣药；淮小麦益气养心、除烦敛汗，瘪桃干、糯稻根固表止汗，合欢皮、首乌藤疏肝解郁，养血安神助眠。绝经前后常伴随多种临床症状，如月经紊乱，颜面憔悴，潮热汗出，倦怠乏力，健忘少寐，情绪易波动等，患者的不适症状各异，程度不一。更年清在临床中常根据每个患者的症状加减运用。围绝经期女性常伴有骨质疏松、骨关节疼痛，加补骨脂、伸筋草、络石藤、怀牛膝、威灵仙等祛风除湿，通络止痛；如有脾气虚弱、纳谷不馨者，加炒谷芽、炒麦芽、怀山药、茯苓、薏苡仁、陈皮等运化脾胃；四肢水肿、面部水肿应加茯苓、大腹皮；头晕加明天麻、钩藤等平肝潜阳，祛风通络；尿频、尿急其中因免疫力低下尿路感染者加车前草、玉米须泄热通淋，阳气虚衰、夜尿频数可加桑螵蛸、海螵蛸、芡实、莲须等；腰背酸痛者加金狗脊、桑枝、桑寄生、川续断、杜仲；气郁不舒、乳房胀痛加小青皮、川楝子、橘核、橘络；经前乳胀，加夏枯草、生牡蛎等；便秘加全瓜蒌、柏子仁；子宫肌瘤，重用紫草、白花蛇舌草和寒水石等消瘤断经，防止子宫肌瘤的继续生长；失眠甚者加酸枣仁、珍珠母、远志；烦躁易怒，善悲易哭加广郁金、制香附；潮热盗汗甚者加白薇、地骨皮、龙骨、牡蛎；口干者加天冬、麦冬等。

案1 胡某，女，50岁。

时值更年，经事已乱。神疲乏力，两目干涩，皮肤瘙痒，血压偏高，血糖偏高。在服降糖药。纳可寐安便调。脉弦细无力，舌暗偏红，苔光少津。证属肝肾阴亏，冲任失调。治拟清养肝肾，调理冲任。处方：

党　参 100 g	沙　参 100 g	生黄芪 90 g	焦白术 90 g
茯　苓 120 g	茯　神 120 g	怀山药 120 g	女贞子 120 g
桑　椹 120 g	墨旱莲 100 g	菟丝子 90 g	枸杞子 90 g
池菊花 90 g	全当归 120 g	生　地 90 g	熟　地 90 g
缩砂仁 30 g	淮小麦 300 g	粉葛根 90 g	炒牡丹皮 90 g
福泽泻 90 g	夏枯草 90 g	嫩钩藤 90 g	明天麻 90 g
伸筋草 120 g	络石藤 120 g	鸡血藤 120 g	青防风 90 g
赤　芍 90 g	透骨草 120 g	续　断 120 g	桑寄生 120 g
土茯苓 120 g	苦　参 120 g	炒栀子 90 g	柏子仁 90 g
冬瓜仁 90 g	炒谷芽 60 g	炒麦芽 60 g	广佛手 60 g
生甘草 60 g	三七粉 30 g	浙贝母 90 g	青葙子 90 g

另加：

西洋参 100 g	陈阿胶 250 g	鳖甲胶 200 g	木糖醇 120 g
湘莲肉 200 g	胡桃肉 250 g	黄　酒 500 mL	

【按】《医学正传》语"月水全借肾水施化，肾水既乏，则经血日以干涸"，提示月经为肾水所化，女子七七后，肾精渐虚，经血渐亏，而月经逐渐失调，可见肾阴不足是围绝经期综合征发病之本。女子又以肝为先天，《张氏医通》曰："气不耗，归精于肾而为精，精不泄，归精于肝而化清血。肾精肝血，一荣俱荣，一损俱损，休戚相关。"水不涵木，则肾水不能滋养肝木，肝阴不足，不能濡养眼目，故见

两目干涩;子病及母,肝阴亏虚,阳元失于潜藏,血压增高,又可进一步耗伤肾阴,加重肾阴之不足;同时肝肾阴亏,精血不能濡养膝理,津液生化无权,而见皮肤瘙痒,血糖增高。舌暗偏红,苔光少津之象亦可佐证。因而对于围绝经期综合征的发病治肾与治肝应并重。故对于本患者以六味地黄丸、二至丸为底方配以阿胶、鳖甲胶滋补肝肾之阴。臣以枸杞子、菊花、天麻、钩藤、夏枯草、青葙子之品以平肝阳,泻肝火以养肝明目,绝耗伤肾阴之源。患者年至七七,常阴损及阳,故加桑寄生、杜仲、菟丝子、续断肾阴肾阳同补之品。赤芍、三七粉、鸡血藤则尤显深意,均为养血活血之品,以求养血不留瘀,活血不出血。益精补血之品常性质滋腻,碍于脾胃,故方又以白术、砂仁、佛手、炒麦芽、炒谷芽,行胃气,理中焦,促进气血生化。诸药合用通补结合,以补为主,阴阳同补,补阴为主,补而不峻,泻而不烈,精血得补,冲任可顺。

案2　施某,女,54岁。

时值更年,肝旺肾虚,潮热汗出,心烦心悸,头晕耳鸣,腰脊酸楚,纳呆便稀,舌暗苔薄腻少津,脉弦细数。治拟清养肝肾,调补冲任。处方:

生黄芪60 g	党　参100 g	沙　参100 g	白　术90 g
白　芍90 g	茯　苓90 g	茯　神90 g	女贞子120 g
桑　椹120 g	墨旱莲120 g	枸杞子120 g	池菊花90 g
淮小麦300 g	首乌藤180 g	合欢皮120 g	生　地90 g
熟　地90 g	缩砂仁300 g	紫草根300 g	白花蛇舌草300 g
川黄连60 g	川楝子90 g	明天麻120 g	嫩钩藤120 g
糯稻根300 g	瘪桃干300 g	灯心草90 g	川续断120 g
桑寄生120 g	川杜仲120 g	伸筋草120 g	络石藤120 g
鸡血藤120 g	炒牡丹皮90 g	福泽泻90 g	炒栀子90 g
肉苁蓉120 g	生甘草60 g	蒲公英300 g	橘　核90 g
橘　络90 g	小青皮90 g		

另加:

西洋参100 g	陈阿胶250 g	鳖甲胶200 g	蜂　蜜200 mL
湘莲肉150 g	核桃肉250 g	灵　芝120 g	文　冰400 g
黄　酒500 mL			

【按】《三因极一病证方论》曰:"人之气血,尤阴阳水火,平则宁,偏则病。"月经规律性的周期是阴阳消长、阴阳相转化的过程,是阴平阳秘的综合表现。女子年过七七,肾气渐亏,天癸将竭,阴阳失衡,故见月经紊乱而逐渐断绝之象。该患者肾阴亏虚,阴虚生热,迫津外泄,故潮热盗汗;阴虚不能涵养心神,心神失养,不能下交于肾,而化为心火,独亢于上,故见心烦心悸;阴虚不能涵养肝木,肝经郁而化火,肝阳上亢,故见头晕耳鸣之象。肝阳上亢,肝木乘脾,运化失常,水湿不运,故其纳呆而便溏;"腰为肾之府",肾虚故腰脊酸楚。舌苔脉象亦可佐证。可见,患者之疾皆因肾阴不足,阴虚火旺而起,故兹以滋阴泻火之法。方以杞菊地黄丸、二至丸加桑寄生、肉苁蓉、续断之品滋养肾阴,以川楝子、炒栀子、黄连、灯心草清心肝火热,在此基础上辅以对症之品以糯稻根、瘪桃干敛汗;合欢皮、首乌藤助眠;砂仁、橘核、橘络、青皮醒脾行气助运化,伸筋草、鸡血藤活血通络,缓解腰膝酸楚。全方标本同治,既滋阴泻火以治本,又以敛汗安神、醒脾通络之法兼顾其症,诸药合用达到清养肝肾、调补冲任之效。

案3 孙某,女,50岁。

年方五旬,二年胶膏调治,症平,唯夜寐难安,手足心热,畏寒肢冷,脱发,近来喉中痰滞,两目干涩,皮肤干燥,纳平便结,四日一行。舌红少津,脉弦细无力。证属肝肾阴虚,冲任失调。治宜滋养肝肾,润肺宁心为法。以膏代煎,冀来年正复体健。处方:

党 参120 g	沙 参120 g	麦 冬120 g	天 冬120 g
女贞子120 g	墨旱莲150 g	桑 椹120 g	枸杞子90 g
池菊花90 g	生 地120 g	熟 地120 g	缩砂仁30 g
巴戟天200 g	肉苁蓉120 g	西仙茅120 g	淫羊藿100 g
牡丹皮120 g	京玄参120 g	玉米须90 g	全瓜蒌180 g
柏子仁120 g	冬瓜仁120 g	粉葛根150 g	嫩白薇90 g
青 蒿90 g	酒大黄60 g	明天麻120 g	嫩钩藤120 g
炒谷芽90 g	炒麦芽90 g	决明子120 g	炙甘草60 g
首乌藤180 g	合欢皮120 g	淮小麦300 g	伸筋草180 g
络石藤180 g			

另加:

西洋参 100 g	生晒参 50 g	陈阿胶 250 g	鳖甲胶 250 g
灵 芝 250 g	黑芝麻 250 g	文 冰 500 g	蜂 蜜 400 mL
川贝粉 30 g	三七粉 50 g	胡桃肉 250 g	湘莲肉 250 g
黄 酒 500mL			

【按】《素问·上古天真论》云:"七七,任脉虚,太冲脉衰少,天癸竭……"天癸者,阴精也,盖肾水属水,癸亦属水,由先天之气蓄极而生,故谓阴精为天癸也。患者年近五旬,时值七七,天癸将竭,阴精亏虚。肾水亏虚,心火难安,阴不潜阳,故见手足热而寐难安;金生水,肾水不足,子病及母,故见喉中痰滞而皮肤干。又曰乙癸同源,阴精不足,濡养失司,故见两目干涩,舌红少津;阴损及阳,肾阳亏虚,则见畏寒肢冷,脉细无力。证属肝肾阴虚,冲任失调。治宜滋养肝肾,润肺宁心为法。方中生地、熟地、西洋参、沙参、麦冬、女贞子、墨旱莲、桑椹、枸杞子、黑芝麻滋肾益阴,养肝润肺,三阴并补;生晒参、党参、炙甘草、巴戟天、肉苁蓉、仙茅、淫羊藿益气温阳,调和阴阳;池菊花、明天麻、嫩钩藤、决明子相配平潜肝阳;淮小麦、柏子仁、首乌藤、合欢皮、灵芝相配宁心安神;全瓜蒌、冬瓜仁、玉米须、川贝粉化痰利湿;牡丹皮、京玄参、大黄、三七粉活血化滞;葛根、白薇、青蒿清热;炒谷芽、炒麦芽、缩砂仁健脾;伸筋草、络石藤通络;陈阿胶、鳖甲胶以血肉有情之品滋肾养肝,大补真阴。全方滋肾润肺,益气温阳,清肝宁心,调阴和阳。

案4 张某,女,45岁。

近更年经水闭,潮热汗出,心烦少寐,肩背酸楚,唇舌干裂,纳平便调,舌质红苔薄,脉沉细弱,LH、FSH 均上升,E₂ 下降,肝肾已亏,虚火内生。治宜滋肾养肝,宁心安神,佐以疏通经络之品,膏以代煎,冀来年正复症除。处方:

西洋参 60 g	党 参 100 g	沙 参 100 g	天 冬 90 g
麦 冬 90 g	全当归 120 g	紫丹参 90 g	生 地 90 g
熟 地 90 g	缩砂仁 30 g	女贞子 120 g	墨旱莲 120 g
桑 椹 120 g	枸杞子 90 g	池菊花 60 g	紫草根 300 g
白花蛇舌草 300 g	淮小麦 300 g	首乌藤 180 g	合欢花 120 g
川黄连 60 g	伸筋草 180 g	络石藤 180 g	青 蒿 90 g
明天麻 120 g	嫩钩藤 120 g	灯心草 60 g	西仙茅 90 g
淫羊藿 90 g	炒知母 90 g	炒黄柏 90 g	粉葛根 100 g

| 炒栀子 90 g | 生甘草 60 g | 川续断 120 g | 川杜仲 120 g |
| 桑寄生 120 g | 柏子仁 120 g | 全瓜蒌 100 g | 大百合 100 g |

另加：

| 陈阿胶 200 g | 鳖甲胶 200 g | 文　冰 50 g | 蜂　蜜 250 mL |
| 胡桃肉 200 g | 黑芝麻 200 g | 湘莲肉 200 g | 黄　酒 500 mL |

【按】 虞天民曰："月水全赖肾水施化，肾水既乏，则经水日渐干涸。"患者时近更年，肾水渐衰，经水枯竭，证属"经断前后诸症"之范畴。肾主骨，主五液，肾阴亏虚不能濡养四肢百骸，可导致腰背酸痛，唇舌干裂。肾水不足上不能济于心，下不能涵养肝木，可导致心肝火旺，出现心烦少寐。阴虚不能敛阳，阳浮越于外，故潮热出汗。方以黄连阿胶汤、二仙汤、朱氏紫蛇消瘤断经汤、甘麦大枣汤、百合固经汤等化裁治之。方中西洋参、党参、沙参、甘草、天冬、麦冬、百合、葛根等补气养阴；二至丸、生地、熟地、枸杞子、桑椹滋阴填精；黄连苦寒直折心火，配阿胶交通心肾；知母、黄柏滋肾水泻心火；炒栀子泻三焦火；明天麻、嫩钩藤清肝潜阳；紫草、白花蛇舌草、青蒿、丹参凉血活血；心烦不寐加首乌藤、合欢花、柏子仁；伸筋草、络石藤、川续断、川杜仲、桑寄生补益肝肾，强筋骨；仙茅、淫羊藿温肾助阳，阴得阳助则生化无穷；缩砂仁理气和中，以助运化。全方滋阴壮水，调和阴阳，以平为期。

案5 某女，52 岁。

绝经年余，夜寐欠安，神疲乏力，食后作呕且痛，大便稀溏，腰酸背痛，有子宫腺肌病病史，现 CA125 正常，潮热汗出，心烦易怒，脉沉细弱，舌质偏红，苔薄。证属肝旺肾虚，冲任失调。治以清养肝肾，调理冲任为法。处方：

生黄芪 120 g	太子参 100 g	全当归 120 g	白　术 90 g
白　芍 90 g	女贞子 120 g	桑　椹 120 g	菟丝子 120 g
墨旱莲 150 g	淫羊藿 150 g	炒知母 90 g	炒黄柏 90 g
浮小麦 300 g	百　合 180 g	酸枣仁 90 g	茯　苓 90 g
茯　神 90 g	怀山药 300 g	白扁豆 180 g	炒枳壳 90 g
广佛手 90 g	炒麦芽 90 g	八月札 100 g	糯稻根 300 g
瘪桃干 300 g	川续断 120 g	川杜仲 120 g	络石藤 180 g
伸筋草 180 g	川黄连 60 g	生龙骨 300 g	生牡蛎 300 g

青 蒿 90 g	明天麻 120 g	浙贝母 90 g	大红枣 50 g
生甘草 60 g	炒苍术 90 g		

另加：

西洋参 120 g	陈阿胶 150 g	鳖甲胶 100 g	鹿角胶 100 g
冰 糖 250 g	蜂 蜜 250 mL	湘莲肉 150 g	黑芝麻 150 g
胡桃肉 100 g	黄 酒 500 mL	三七粉 30 g	铁皮枫斗 30 g

【按】患者年逾五旬，已值更年，任脉虚，太冲脉衰少，天癸竭，肾气衰，脾失运化，则神疲乏力，大便稀溏。《景岳全书》所云"五脏之阴气，非此不能滋"，肾阴亏虚，阴不潜阳，则潮热汗出；肾水不能上济于心，则心烦易怒、夜寐欠安。治拟清肝益肾，健脾宁心，滋阴养血，调理冲任。方中用西洋参、太子参、生黄芪，补益气阴，清热健脾；当归、白芍合用，动静结合，养血活血；二至丸配伍桑椹、菟丝子、淫羊藿、续断、杜仲补而不腻，平补肝肾；浮小麦、糯稻根、瘪桃干均有收敛止汗之功，配伍知母、黄柏滋阴清热，青蒿、黄连清热敛汗；酸枣仁、百合、茯苓神、龙骨、牡蛎等养心安神；怀山药、白扁豆健脾益气，化湿止泻；枳壳、佛手、炒麦芽、八月札等健脾消食、宽胸除烦，又解膏方之滋腻；陈阿胶、鳖甲胶、鹿角胶阴阳相配，血肉有情之品，增加补益之功。全方清肝养肾，健脾养心，清补并举，以求诸症好转。

案6 潘某，女，48岁。

时值更年，肝肾阴亏，经前乳胀，咽痛，心烦易怒，易感冒，偶有外阴瘙痒，纳可，便结，脉细弦数，舌暗偏红，苔薄黄腻。治以清养肝肾，调理冲任。以膏代煎，缓缓图治。处方：

党 参 100 g	沙 参 100 g	生黄芪 90 g	女贞子 120 g
桑 椹 120 g	墨旱莲 120 g	枸杞子 120 g	池菊花 190 g
生 地 90 g	熟 地 90 g	缩砂仁 30 g	粉牡丹皮 90 g
福泽泻 90 g	全当归 120 g	淮小麦 300 g	首乌藤 180 g
合欢皮 120 g	川楝子 90 g	广郁金 90 g	小青皮 90 g
青葙子 90 g	京玄参 120 g	全瓜蒌 150 g	冬瓜仁 150 g
柏子仁 90 g	川黄连 60 g	酸枣仁 60 g	炒栀子 90 g
绿豆衣 90 g	金银花 90 g	生甘草 60 g	灯心草 90 g

淡子芩 60 g

另加：

西洋参 100 g   陈阿胶 250 g   鳖甲胶 200 g   文　冰 500 g

蜂　蜜 300 mL   灵　芝 120 g   核桃肉 200 g   铁皮枫斗 10 g

【按】该患者年届七七，正值围绝经期，肾精由盛而衰，天癸渐衰竭，肾阴日衰，津亏不能化血，导致肝肾阴虚，水不涵木，肝木失养，升动无制，肾水不能上济心火，故见心烦易怒、经前乳胀；肾气亏虚，肝火偏旺，脉见弦数，舌偏红，苔薄黄腻。治以清养肝肾，调理冲任。方用生地、熟地、当归、牡丹皮、泽泻、女贞子、墨旱莲、桑椹、枸杞子以养血滋阴益肾，生黄芪、西洋参、党参、沙参健脾益气养阴；以淮小麦、生甘草、首乌藤、合欢皮、灯心草、酸枣仁以解郁除烦、宁心安神；以广郁金、小青皮、青葙子疏肝理气，使气血调和；以玄参、黄连、栀子、绿豆衣、金银花、淡黄芩、菊花清泻虚实之热，配以阿胶、鳖甲胶滋阴养血，全方滋阴益肾、疏肝平肝、宁心安神、益气扶正，使肝肾得养，阴阳平衡，气血和调，诸恙得缓。

二、盆腔炎

案 1　曹某，女，33 岁。

结婚两年，两次人流。上个月突发腹痛，诊为急性盆腔炎，经治痛止，经转量少。腰脊酸楚，畏寒肢冷，大便欠畅时溏。夜寐尚可。脉细软，舌偏红苔薄少津。证属肾虚复感湿热，冲任受损。治宜清热化湿，补肾健脾，疏理冲任。时值冬令，以膏代煎，冀体健正复经调。处方：

生黄芪 100 g	党　参 90 g	沙　参 90 g	白　术 90 g
白　芍 90 g	茯　苓 120 g	茯　神 120 g	女贞子 120 g
桑　椹 120 g	墨旱莲 120 g	生　地 90 g	熟　地 90 g
缩砂仁 30 g	全当归 180 g	紫丹参 150 g	鸡血藤 180 g
泽兰叶 120 g	益母草 150 g	川牛膝 120 g	川续断 120 g
川杜仲 120 g	金狗脊 90 g	大血藤 300 g	蒲公英 300 g
车前草 300 g	刘寄奴 120 g	青　皮 60 g	陈　皮 60 g
柴　胡 90 g	延胡索 90 g	川楝子 90 g	广郁金 120 g
粉葛根 90 g	络石藤 120 g	伸筋草 120 g	威灵仙 120 g

绿豆衣 120 g	嫩白薇 120 g	炒谷芽 60 g	炒麦芽 60 g
干荷叶 90 g	怀山药 120 g	生甘草 60 g	炒苍术 90 g
石见穿 150 g	三　棱 90 g	莪　术 90 g	

另加：

生晒参 100 g	西洋参 100 g	陈阿胶 200 g	鹿角胶 100 g
鳖甲胶 150 g	湘莲肉 200 g	胡桃肉 200 g	大　枣 100 g
黑芝麻 100 g	文　冰 500 g	蜂　蜜 250 mL	黄　酒 500 mL

【按】《金匮要略》云："妇人中风,七八日续得寒热,发作有时,经水适断者,此为热入血室,其血必结。"患者1个月前急性盆腔炎发作,经治后仍感腹痛绵绵,经量较少,源于邪犯冲任,湿热瘀结,肾精亏损。冲任损伤,湿热瘀克于冲任、胞宫,故有腰脊酸楚。湿为阴邪,损伤阳气,故畏寒肢冷。湿性黏滞,阻遏气机,脾不升清,故大便欠畅,溏薄。肾精亏损,故见经量日渐减少。《经》曰"冲任以通为贵",方用二至丸滋养肾阴,当归、丹参、鸡血藤、泽兰叶、益母草活血养血,续断、牛膝、杜仲、狗脊滋肾填精,调补冲任。大血藤、蒲公英清利湿热,白薇清君相之伏火,凉血退蒸。柴胡、延胡索、青皮、陈皮疏理冲任;络石藤、伸筋草、威灵仙清热散瘀,祛风通络。本症性极顽固,宜巩固调理,故时值冬令,封藏之际,制膏调理,使肾精充足,诸恙痊愈。

案2　李某,女,35岁。

盆腔炎多年,正气已虚,腰背酸楚,肛门坠胀,神疲乏力,经行淋漓难尽,小便频数,时有足底痛,畏寒肢冷,夜寐梦扰,纳平便调。脉细软,舌质偏红,苔薄腻少津。证属湿热瘀滞,肝肾亏损。治宜清养肝肾,疏理冲任。冀服膏后体健正复,痛止经调。处方:

西洋参 100 g	生黄芪 100 g	党　参 120 g	沙　参 120 g
焦白术 90 g	茯　苓 90 g	茯　神 90 g	女贞子 120 g
桑　椹 120 g	墨旱莲 120 g	黄药子 120 g	覆盆子 90 g
玉米须 90 g	车前草 180 g	生　地 90 g	熟　地 90 g
缩砂仁 30 g	侧柏叶 90 g	仙鹤草 300 g	炒地榆 90 g
赤　芍 90 g	白　芍 90 g	伸筋草 180 g	络石藤 180 g
威灵仙 120 g	补骨脂 90 g	粉防己 90 g	炒薏苡仁 90 g

全当归 90 g	制香附 90 g	川续断 120 g	川杜仲 120 g
桑寄生 120 g	金狗脊 120 g	炒谷芽 90 g	炒麦芽 90 g
椿根皮 120 g	炒知母 90 g	炒黄柏 90 g	柴　胡 90 g
延胡索 90 g	大血藤 300 g	川黄连 60 g	首乌藤 180 g
合欢皮 120 g	柏子仁 90 g	蒲公英 300 g	牡丹皮 120 g

另加：

| 陈阿胶 250 g | 鳖甲胶 200 g | 文　冰 500 g | 蜂　蜜 200 mL |
| 湘莲肉 200 g | 胡桃仁 200 g | 灵　芝 150 g | 黄　酒 500 mL |

【按】根据盆腔炎临床表现及特点，归属于妇人腹痛、带下病、热入血室、癥瘕等病症中。中医学认为本病主要以湿邪为患。《傅青主妇科·带下》云："夫带下俱是湿证。""夫黄带乃任脉之湿也。"湿为阴邪，其性重着趋下，易袭阴位。《素问·太阴阳明论》云："伤于湿者，下先受之。"胞宫位于人体下焦，最易遭受湿邪侵袭而致病，感受寒、热之邪，亦多挟湿为患。五脏之伤，穷必及肾。该患者慢性盆腔炎病程较长，久不能复，为本虚标实，肾亏为本，湿热瘀为标。肝肾耗损，故腰背酸楚，小便频数，足跟痛；心肾不交，夜寐不安。治宜清养肝肾，疏理冲任。方用党参、黄芪、白术、茯苓、当归柔肝健脾，阿胶、鳖甲胶、补骨脂、覆盆子温肾填精。女贞子、桑椹、墨旱莲滋阴益肾；黄药子、侧柏叶、仙鹤草、炒地榆凉血止血；大血藤、蒲公英、椿根皮、牡丹皮、知母、黄柏清热利湿；伸筋草、络石藤、威灵仙益肾通络，首乌藤、柏子仁、合欢皮、茯神宁心安神；玉米须、车前草、炒薏苡仁、防己等清利下焦湿热；川续断、杜仲、桑寄生、金狗脊益肾强腰。

案 3　张某，女，38 岁。

患者有慢性盆腔炎史，腰酸坠痛，神疲乏力，经前乳胀，经期如常，纳平，便调，寐安。平素汤剂调理，病情趋缓。脉沉细，舌暗苔白。时值冬令，欲膏方调治。治拟清养肝肾，祛邪疏络。冀来年正复体健，病痊痛止。处方：

生晒参 90 g	西洋参 120 g	党　参 90 g	沙　参 90 g
生黄芪 90 g	生　地 120 g	熟　地 120 g	赤　芍 90 g
白　芍 90 g	鸡血藤 150 g	络石藤 180 g	伸筋草 180 g
女贞子 120 g	墨旱莲 120 g	巴戟天 120 g	肉苁蓉 120 g
炒续断 120 g	川杜仲 120 g	金狗脊 120 g	蒲公英 300 g

地丁草 300 g	车前草 180 g	大血藤 300 g	川楝子 90 g
柴　胡 90 g	延胡索 90 g	刘寄奴 120 g	皂角刺 120 g
白茯苓 120 g	莪　术 90 g	白　术 90 g	广郁金 120 g
槲寄生 120 g	首乌藤 180 g	生甘草 60 g	合欢皮 120 g
青　皮 60 g	陈　皮 60 g		

另加：

陈阿胶 250 g	鳖甲胶 200 g	文　冰 500 g	蜂　蜜 400 mL
胡桃肉 250 g	湘莲肉 200 g	黄　酒 500 mL	

【按】患者慢性盆腔炎病势绵延,久不能复,以致正气耗损,肝肾亏虚,故腰酸坠痛,神疲乏力。《素问·上古天真论》云:"女子七岁……五七,阳明脉衰,面始焦,发始堕……"故治疗应扶正与祛邪并重,清养肝肾,祛邪疏络。扶正以健脾补肾并举,诸参(生晒参、西洋参、党参、北沙参)、芪、术补益元气,二至、地、芍滋阴养血,又以阿胶、鳖甲胶血肉有情,与巴戟天、肉苁蓉共为温柔填精,阴阳并补,续断、杜仲、桑寄生补中有通,合前药滋而不腻;然祛邪又当以紫花地丁、车前草、大血藤为先驱清热解毒、利湿活血,金铃子散、青皮、陈皮、柴胡疏肝调气,气行则血行。《景岳全书·妇人规》曰:"瘀血留滞作癥,惟妇人有之,其证或由经期,或由产后……或喜怒伤肝,气逆血留……一有所逆,留滞日积,渐以成癥矣。"故方中又合皂角刺、莪术破积消癥,络石藤、伸筋草藤类为佐,辅以通络。以上诸药制为膏方,清补兼施,共奏平肝益肾健脾、清热化湿之效。

案 4　仲某,女,40 岁。

年四旬,本年前行无痛人流术后因宫颈粘连行宫颈扩张术。既往盆腔炎史,腰酸腹痛,经量偏少,纳平,便调。舌暗红苔薄腻,脉细软。证属湿热瘀滞,肝肾亏损。治宜活血化瘀,疏理冲任,佐以补肾养肝之品。冀膏方攻补兼施,缓缓调治。处方:

生黄芪 100 g	潞党参 90 g	北沙参 90 g	全当归 180 g
紫丹参 180 g	赤　芍 90 g	白　芍 90 g	络石藤 180 g
缩砂仁 30 g	大生地 120 g	大熟地 120 g	炒续断 120 g
川杜仲 120 g	大血藤 300 g	车前草 300 g	败酱草 200 g
蒲公英 300 g	益母草 180 g	桃　仁 90 g	红　花 90 g

泽兰叶 120 g	金狗脊 120 g	炒谷芽 90 g	炒麦芽 90 g
生山楂 60 g	蓬莪术 90 g	炒白术 90 g	柏子仁 90 g
广郁金 120 g	牡丹皮 90 g	生甘草 60 g	

另加：

陈阿胶 250 g	鳖甲胶 250 g	文　冰 500 g	蜂　蜜 400 mL
胡桃肉 250 g	湘莲肉 200 g	三七粉 50 g	黄　酒 500mL
铁皮枫斗 10 g	西洋参 100 g		

【按】患者年四旬，如《素问·上古天真论》所言"……六七，三阳脉衰于上，面皆焦，发始白……"肾气本虚，而婚后又行产育流刮，胞宫冲任受损，而血室正开之时，外邪趁虚内侵，以致湿热稽留，客于冲任，使得胞脉络道不通，故见经量偏少。病程迁延，肝肾耗损，则见腰酸腹痛。治疗当以清热利湿、活血化瘀为主，佐以滋养肝肾以扶正气。方中桃红四物合丹参、郁金、莪术养血活血；大血藤、败酱草、蒲公英、车前草等清热解毒，活血利湿；生黄芪、白术、党参、北沙参补气而不燥，益母草、泽兰活血利水，续断、杜仲、狗脊补中有通；牡丹皮、郁金疏理冲任；缩砂仁、炒谷芽、炒麦芽、生山楂等健脾理气和胃。本方配伍精当，清热活血，清养肝肾，共奏祛邪扶正，气血共调之效。

案5 沈某，女，36岁。

结婚3年，盆腔炎经治缓解，经量趋少，仍有腰痛、腿痛，近期下腹坠痛，盆腔积液，面部消瘦，纳平，便调，脉弦细无力，舌淡红，苔薄。证属湿热瘀滞，日久伤血耗阴。治宜养血活血，疏理冲任。以膏代煎，冀来年经调体健。处方：

紫丹参 120 g	全当归 120 g	生　地 90 g	熟　地 90 g
抚川芎 90 g	鸡血藤 180 g	生黄芪 90 g	女贞子 100 g
桑　椹 90 g	淫羊藿 90 g	川续断 120 g	嫩桑枝 120 g
桑寄生 120 g	益母草 180 g	泽兰叶 90 g	川牛膝 90 g
生山楂 90 g	川楝子 90 g	半枝莲 120 g	络石藤 180 g
伸筋草 180 g	制黄精 120 g	大血藤 300 g	炒谷芽 90 g
炒麦芽 90 g	车前草 180 g	炒枳壳 90 g	广佛手 90 g
柏子仁 90 g	绿豆衣 180 g	大红枣 50 g	生甘草 60 g
青　皮 60 g	陈　皮 60 g	蒲公英 300 g	橘　核 90 g

橘 络 90 g	山慈菇 120 g	广郁金 120 g	

另加：

西洋参 100 g	生晒参 50 g	陈阿胶 300 g	黄明胶 60 g
冰 糖 210 g	湘莲肉 150 g	胡桃肉 120 g	三七粉 30 g
蜂 蜜 250 mL	黄 酒 500 mL		

【按】盆腔炎为现代病名,中医古籍中其可见于"热入血室""带下病""产后发热""癥瘕""不孕"等论述中,慢性盆腔炎以"湿""热""瘀"为主要致病因素,但日久可损伤正气,证候虚实错杂,故宜标本兼治,气血同调。本患者婚后摄生不慎,湿热流注冲任、胞脉,以致气血瘀滞运行不畅,虽经治缓解,但未彻愈,故日久耗气伤阴而生诸症,治宜益气养血,活血祛瘀,疏理冲任,方以参芪四物汤配以补肝肾、调冲任及清热利湿之品治之。其中四物汤合参、芪补气养血;女贞子、桑椹、续断、川牛膝、淫羊藿补肝肾、固冲任;半枝莲、鸡血藤、大血藤、络石藤、伸筋草合用清热活血,舒经止痛;川楝子、青皮、橘核、橘络、郁金、枳壳合用疏肝理气,疏理冲任;益母草、丹参、生山楂以活血化瘀,与诸藤类药物及理气药物相配伍又有疏理冲任瘀滞之用;蒲公英、山慈菇、绿豆衣清热利湿;又以佛手、陈皮和胃理气助运,以促膏滋消化。

案6 徐某,女,46岁。

时值更年,肝肾已亏,复感盆腔炎,右侧输卵管积液,左侧卵巢囊肿。平素经期延长,甚则20余日方止,量少,经行头痛;面色萎黄,偶有潮热汗出,夜寐欠安;纳平便调。舌淡红,苔薄腻中剥,脉细软。证属肝旺肾虚,冲任失调。治宜养肝益肾,调理冲任,佐以清肝之品。当令冬至,以冀此膏代煎,来年体健正复。处方:

党 参 150 g	沙 参 150 g	赤 芍 90 g	白 芍 90 g
全当归 120 g	枸杞子 120 g	青 皮 60 g	陈 皮 60 g
池菊花 90 g	紫草根 300 g	炒续断 120 g	川杜仲 120 g
制香附 90 g	女贞子 120 g	墨旱莲 150 g	桑螵蛸 90 g
海螵蛸 90 g	桑寄生 120 g	仙鹤草 300 g	炒地榆 120 g
藕节炭 120 g	车前草 300 g	茜草炭 150 g	淮小麦 300 g
炙甘草 60 g	蒲公英 300 g	石见穿 150 g	皂角刺 90 g

莪　术 90 g	白　术 90 g	软柴胡 90 g	嫩钩藤 120 g
首乌藤 150 g	合欢皮 120 g	延胡索 150 g	

另加：

生晒参 150 g	西洋参 100 g	陈阿胶 400 g	黑芝麻 120 g
湘莲肉 250 g	龙眼肉 60 g	白文冰 500 g	胡桃肉 150 g
白蜂蜜 200 mL	陈　酒 500 mL		

【按】患者素有痼疾，邪气内恋，正气已然受损；又时值围绝经期，肾精亏损，复感盆腔炎，左侧卵巢囊肿，故经期延长，甚则 20 余日方止，量少；肾阴不足，阴不维阳，肝阳上亢，则潮热汗出，经行头痛；水亏不能上济于心，心神不宁，则夜寐不安。证属肝旺肾虚，冲任失调之候。方中西洋参、党参、沙参益气养阴；二至丸加枸杞子以滋阴养血补肾；续断、杜仲、桑寄生补肝肾强筋骨；紫草根、仙鹤草、炒地榆、藕节炭、茜草炭凉血止血；桑螵蛸、海螵蛸收敛止血；患者素有痼疾，湿热瘀结，加蒲公英、车前草清热化湿，石见穿、皂角刺、莪术软坚散结；心神不宁，夜寐不安加首乌藤、合欢皮养心安神以助睡眠；制香附、延胡索、青皮、陈皮疏肝理气；钩藤、柴胡清肝平肝，止头痛。共奏清肝益肾、调理冲任之功。正值冬令，诸药配制成膏常服，以冀来年体健正复。

三、附件炎

案 石某，女，40 岁。

附件炎病史，时觉腰腹坠痛，日久肝肾耗损，冲任气机不利，经行先期，经量减少。脉细，舌暗红，苔薄少津。入冬进补，治拟清养肝肾，驱邪疏络并进，以冀来年体健正复。处方：

潞党参 150 g	生黄芪 150 g	赤　芍 120 g	全当归 150 g
紫丹参 150 g	细生地 150 g	炒牡丹皮 120 g	软柴胡 60 g
蒲公英 150 g	大血藤 150 g	怀山药 120 g	山茱萸 120 g
淫羊藿 150 g	巴戟天 150 g	肉苁蓉 150 g	制黄精 150 g
川杜仲 120 g	川续断 120 g	川牛膝 150 g	泽兰叶 120 g
益母草 120 g	川楝子 120 g	制香附 120 g	路路通 120 g
金狗脊 120 g	青　皮 60 g	陈　皮 60 g	山楂肉 120 g

莪 术 60 g	白 术 60 g	生甘草 60 g

另加：

生晒参 60 g	西洋参 50 g	陈阿胶 250 g	鳖甲胶 250 g
胡桃肉 150 g	湘莲肉 120 g	小红枣 150 g	桂圆肉 120 g
白冰糖 500 g	黄 酒 500 mL		

【按】患者素有附件炎,久病伤肾,邪气内恋,正气受损,故入冬进补,拟清养肝肾,驱邪疏络并进。方中参芪补气健脾,一则扶助正气以祛邪,二则健脾助运以渗湿;黄精、生地、山药、山茱萸、白术健脾益气,益肾摄精,加山楂肉以防滋腻之嫌;巴戟天、淫羊藿、肉苁蓉、续断、杜仲、狗脊补肝肾;赤芍、当归、丹参、牡丹皮、川牛膝养血活血,补中有通,通补结合;柴胡、川楝子、制香附、青皮、路路通疏肝理气,活血通络;蒲公英、大血藤、莪术破血消癥,为治妇女附件炎常用药。诸药合膏常服,但愿正气足,邪气退,诸症除。

四、癥瘕积聚

案1 何某,女,32 岁。

盆腔炎 2 年,去年服用膏方,症情趋缓。唯劳累后腰腹酸痛,背部板滞,经事尚准。夜寐梦扰,经前乳胀,小腹微痛。查:子宫小肌瘤,右侧卵巢巧克力囊肿。舌偏红边有齿印,苔薄腻少津,脉细软。证属癥结胞中,冲任气滞。治拟清热消癥,疏理冲任。时值冬令,以膏代煎,冀来年正复癥消。处方:

麦 冬 90 g	天 冬 90 g	党 参 90 g	沙 参 90 g
全当归 120 g	紫丹参 100 g	赤 芍 90 g	白 芍 90 g
鸡血藤 180 g	伸筋草 180 g	络石藤 180 g	女贞子 120 g
桑 椹 120 g	枸杞子 90 g	墨旱莲 180 g	生 地 90 g
熟 地 90 g	缩砂仁 30 g	小青皮 60 g	川楝子 90 g
石见穿 120 g	铁刺苓 120 g	皂角刺 120 g	首乌藤 180 g
合欢皮 120 g	川黄连 60 g	炒知母 90 g	炒黄柏 90 g
炒谷芽 90 g	炒麦芽 90 g	炒山楂 60 g	生甘草 60 g
柏子仁 90 g	全瓜蒌 120 g	大血藤 300 g	车前草 300 g
延胡索 180 g	蒲公英 300 g	刘寄奴 120 g	川续断 120 g

川杜仲 120 g	桑寄生 120 g		

另加:

西洋参 90 g	生晒参 50 g	陈阿胶 250 g	鳖甲胶 200 g
文　冰 500 g	蜂　蜜 300 mL	胡桃肉 200 g	湘莲肉 200 g
黄　酒 500mL			

【按】患者慢性盆腔炎病程较长,胡国华认为此病为湿热内蕴,湿邪重着黏腻,留滞下焦,病久耗伤气血,湿瘀交阻,故见劳累后腰腹酸痛。气虚不能推动血行则致瘀,瘀血内生,发为癥瘕。叶天士认为:"凡下焦多属血病,瘕属气聚,癥为血痹,病在冲脉。"《临证指南医案·癥瘕卷》概述了"治癥瘕之要,用攻法宜缓宜曲,用补法忌涩忌呆"。故治疗时消瘀祛邪,调理冲任,攻补兼施。方用西洋参、生晒参、麦冬、党参、沙参益气养阴,固护正气;当归、丹参养血活血;赤芍、白芍相须为用,疏肝凉血;鸡血藤、伸筋草、络石藤活血通络;石见穿、铁刺苓、皂角刺化瘀散结消癥;蒲公英、刘寄奴清热解毒;小青皮、川楝子、缩砂仁疏肝行气止痛;二至丸、桑椹、枸杞子、桑寄生、墨旱莲补益肝肾;黄连、知母、黄柏配伍使用清泻中下焦邪热;首乌藤、合欢皮养心安神。配于陈阿胶养血活血;鳖甲胶软坚散结;胡桃肉、湘莲肉补肾健脾;适量文冰、蜂蜜、黄酒调味收膏。全方攻补兼施,攻而不峻,补而不腻,以期正复癥消。

案 2　沈某,女,46 岁。

时值更年,经事尚准,量中,痛经不显。多发性子宫肌瘤,最大 5 cm×3 cm,右乳钙化,纤维改变。经前乳胀,神疲乏力,腰背酸楚,纳平便调,寐安。舌淡红苔薄腻,脉沉细软。属正虚邪实。治宜扶正祛邪,软坚散结。以膏代煎,冀来年正复瘕消。处方:

党　参 90 g	沙　参 90 g	麦　冬 90 g	天　冬 90 g
全当归 120 g	赤　芍 90 g	白　芍 90 g	生　地 90 g
熟　地 90 g	缩砂仁 30 g	女贞子 90 g	紫草根 300 g
桑　椹 90 g	墨旱莲 90 g	炒续断 120 g	川杜仲 120 g
桑寄生 120 g	小青皮 90 g	蒲公英 300 g	炒牡丹皮 120 g
白花蛇舌草 300 g	石见穿 150 g	铁刺苓 150 g	络石藤 150 g
广郁金 90 g	炙黄芪 90 g	金狗脊 90 g	生甘草 60 g

| 炒谷芽 90 g | 炒麦芽 90 g | 莪 术 60 g | 白 术 60 g |
| 广木香 90 g | 皂角刺 90 g | 柏子仁 90 g | 伸筋草 180 g |

另加：

西洋参 100 g	生晒参 90 g	陈阿胶 250 g	鳖甲胶 200 g
文 冰 500 g	蜂 蜜 400 mL	胡桃肉 200 g	湘莲肉 200 g
北冬虫夏草 60 g	黄 酒 500 mL		

【按】《景岳全书·妇人规》曰："瘀血留滞作癥，惟妇人有之。其证则或由经期，或由产后，凡内伤生冷，或外受风寒，或患怒伤肝，气逆而血留，或忧思伤脾，气虚而血滞，或积劳积弱，气弱而不行，总由血动之时，余血未净，而一有所逆，则留滞日积而渐以成癥矣。"此患者素来情志不遂，肝失疏泄，气机不畅，致气血凝滞，瘀阻胞宫，日久成癥。乳房为肝经循行部位，肝郁气滞血凝，则生乳癖。《妇科心法要诀》曰："治诸癥积，宜先审身形之壮弱，病势之缓急而论之。如人虚则气血衰弱，不任攻伐，病势虽盛，当先扶正。"患者年近七七，肝肾渐亏，正气不足，不耐攻伐，故治疗宜扶正祛邪。方中拟西洋参、生晒参、党参、沙参、麦冬益气养阴润肺，取木欲实，金当平之之义；八珍汤去辛窜之川芎、渗利茯苓以补气养血扶正；朱氏紫蛇消瘤断经汤加减（紫草、墨旱莲、寒水石、夏枯草、生牡蛎、大蓟、小蓟、女贞子、白花蛇舌草），清肝益肾，软坚消瘤，与牡丹皮、蒲公英、小青皮、铁刺苓、莪术、石见穿、皂角刺、广郁金、络石藤等相配加强疏肝理气、化瘀消癥之功。炒续断、川杜仲、桑寄生、金狗脊等补肝肾、强筋骨；木香、砂仁理气醒脾，补而不滞。纵观全方，气血同调，肝肾同治，祛邪不伤正，扶正不留瘀。

案3 胡某，女，41岁。

女子以肝为先天，以血为用，工作劳顿，肝郁热蕴，暗耗阴血，损伤肾阴。经前乳胀，经事稍前，唇干便结，夜寐欠安，更是阴虚阳亢、肝郁热蕴之象。数日前行阑尾切除术。术后腹腔积液，经治虽愈，正气受损；婚后未育，胞宫积聚（多发性小子宫肌瘤）。脉细弦略数，舌暗偏红，苔薄。证属肝旺肾虚，冲任瘀滞。治宜清肝益肾，疏理冲任。以膏代煎，冀来年体健正复。处方：

潞党参 90 g	北沙参 120 g	麦 冬 120 g	女贞子 120 g
枸杞子 120 g	菟丝子 120 g	桑 椹 120 g	炒续断 120 g
桑寄生 120 g	川杜仲 120 g	池菊花 90 g	蒲公英 300 g

大血藤 120 g	石见穿 150 g	软柴胡 60 g	延胡索 120 g
小青皮 60 g	桔　梗 60 g	橘　络 60 g	鲜百合 90 g
天花粉 90 g	车前草 200 g	胡麻仁 120 g	郁李仁 100 g
生甘草 60 g			

另加：

| 生晒参 50 g | 西洋参 150 g | 陈阿胶 100 g | 鳖甲胶 100 g |
| 胡桃肉 150 g | 湘莲肉 150 g | 白冰糖 400 g | 陈　酒 500 mL |

【按】肝司冲任,主疏泄,调节血海的蓄溢满盈。肝肾同源,一开一阖,一泄一藏,使经水行止有度。患者平素工作劳顿,情志所伤,肝气郁结;经脉不畅,则经前乳胀;肾气不足,冲任不固,故经事稍前;肝经郁火,火热熏灼,故唇干便结,夜寐欠安;数日前行阑尾切除术,正气未复,瘀滞仍存,故脉细弦带数,舌暗偏红;且患者婚后未育,并伴多发性胞宫积聚,均为冲任瘀滞之象。治当清肝益肾,疏理冲任之剂。方中生晒参大补元气,以摄失统之血;西洋参则为甘凉补气养阴之隽品;党参匡升中气,沙参清润肺阴,中气振则升降自治,肺阴充则百脉得灌;女贞子、枸杞子、菟丝子、桑椹,滋补肝肾之阴,不寒不热,不刚不燥;续断、杜仲、桑寄生均为补肾之品,且具壮腰之效;池菊花、蒲公英、大血藤清营分之瘀,清热解毒;石见穿活血攻坚,解毒散结;百合养心怡神,天花粉清心除烦,一补一清,共奏养心安神除烦之功;车前草甘寒清热,利水通淋,使温而不腻,利而不伤;并软柴胡、延胡索、桔梗、橘络、小青皮疏达气机,消积止痛;胡麻仁、郁李仁润肠通络,养血润燥,诸药相恰,以膏代煎,冀来年体健正复。

案4　赵某,女,57岁。

患者绝经 6 年,2000 年患外阴胶质瘤,行右侧外阴切除术。B 超示:子宫肌瘤 3 cm×4 cm。平素午后头晕,血压偏高,夜寐难安,神疲乏力,下肢虚浮。纳可,便调。舌红苔薄,脉细软。证属肝肾阴亏,癥结胞中,心肝火旺。治宜益肾清肝,宁心安神。时值冬令,以膏代煎,冀正复心宁,体健瘤缩。处方:

党　参 100 g	沙　参 100 g	生黄芪 90 g	全当归 120 g
白　术 90 g	白　芍 90 g	茯　苓 120 g	茯　神 120 g
女贞子 120 g	桑　椹 120 g	墨旱莲 120 g	炒知母 90 g
炒黄柏 90 g	菟丝子 120 g	覆盆子 90 g	山茱萸 90 g

首乌藤 180 g	合欢皮 120 g	酸枣仁 60 g	川黄连 60 g
灯心草 60 g	淮小麦 300 g	椿根白皮 180 g	小青皮 90 g
铁刺苓 150 g	川续断 120 g	川杜仲 120 g	车前草 180 g
炒薏苡仁 120 g	白花蛇舌草 300 g	紫草根 300 g	炒谷芽 90 g
炒麦芽 90 g	炒苍术 90 g	广陈皮 60 g	生甘草 60 g

另加：

西洋参 100 g	生晒参 90 g	陈阿胶 250 g	鳖甲胶 200 g
文　冰 500 g	蜂　蜜 200 mL	核桃肉 200 g	湘莲肉 200 g
北冬虫夏草 90 g	灵　芝 120 g	黄　酒 500 mL	

【按】患者术后失养，阴液亏虚，情志内伤，化火伤阴导致肝肾阴虚。肝肾阴亏，水不涵木，肝阳上扰，则头晕目眩，血压偏高；虚火上扰，心神不宁，故失眠多梦；肝肾阴虚，肾虚水液代谢不利，则双下肢水肿；肾阴亏虚，阴虚内热，血为热灼，导致肾虚血瘀，瘀血内积，阻滞冲任胞宫，日久成癥。患者时临六旬，年老体虚，久病失调，肾阴亏虚，相火偏旺，阴虚失守，复感湿邪，伤及任带，导致带下量多，治拟益肾清肝，宁心安神。方中用西洋参甘凉补气养阴；生晒参大补元气，以摄失统之血；党参匡升中气，沙参清润肺阴，中气振则升降自治，肺阴充则百脉得灌；白术健脾益气，旺气机以摄州都；茯苓、茯神健脾利湿，宁心安神。生黄芪健脾益气升阳；全当归、白芍养血柔肝，以滋冲任；女贞子甘苦入肾，补肾滋阴，墨旱莲甘酸入肾，以《医宗必读·乙癸同源论》"东方之木，无虚不可补，补肾即所以补肝"治法，为两药平补肝肾之阴；知母、山茱萸、桑椹、覆盆子滋补肝肾；首乌藤、合欢皮、酸枣仁、灯心草、淮小麦养心安神；黄柏、黄连、椿根白皮清热燥湿止带；车前草甘寒清热，利水通淋，使温而不腻，利而不伤；青皮疏肝破气，消积化滞；陈皮理气健脾，燥湿化痰；炒薏苡仁清利湿热，除风湿，利小便，健脾胃，强筋骨；续断有续伤之功，偏于动，杜仲偏于守，菟丝子富生精之功，著于养，三药合用，动静相恰；铁刺苓、紫草根、白花蛇舌草清热解毒，强力缩癥；苍术、炒谷芽、炒麦芽健脾开胃消食。膏底中诸药滋益肝肾，养血安神，陈阿胶补血滋阴；鳖甲胶滋阴补血，退热消瘀；核桃肉健胃补血、润肺养神；湘莲肉补脾止泻，益肾涩精，养心安神；冬虫夏草补肾益肺；灵芝补气安神、止咳平喘。综合全方滋补肝肾，宁心安神，健脾利湿，清热解毒，消积缩癥。

五、多囊卵巢综合征

胡国华认为本病的主要病机为肾虚,其中尤以肾虚血瘀、肾虚肝郁、肾虚痰湿多见。对本病的治疗注重病证结合,肾虚血瘀型宜补肾活血、化瘀调经;肾虚肝郁型以清肝益肾、疏理冲任;肾虚痰湿型宜补肾化痰、通利冲任。治疗上强调分步调治,因人制宜。对于青春期多囊卵巢综合征患者,应尽早诊断,及早治疗,首应调经,促其月经周期恢复;对于育龄期女性,因其有未婚和已婚之分,以及未生育和已生育之别,治疗上也应因人制宜。未婚育龄期女性治疗方案与青春期多囊卵巢综合征相似;已婚育龄期女性,以调经促孕为主,使其排卵正常,助其早孕;对已婚已产妇女,其多数是要求改善临床症状,依据患者的具体情况针对性治疗。还要防治结合,以防为主。青春期少女及育龄期女性平时注意体育锻炼,避免膏粱厚味,要节饮食,减少热量。体重减轻可以预防或减轻以后多囊卵巢综合征的发生。对于妊娠期妇女,也应该注意适当饮食,避免过度肥胖,导致以后发生多囊卵巢综合征的可能。胡国华认为,多囊卵巢综合征的治疗仅从肾、肝、脾论治已不能取得预期疗效,兼顾调心疗效更佳。临床上青春期多囊卵巢综合征患者因月经失调恐生他变而忧思焦虑,多囊卵巢综合征所致不孕症患者常因婚久不孕而忧郁不安,以致损伤心血,耗伤心神。临床治疗上,在补肾、疏肝、健脾同时,应佐以益心气,或滋心阴,或泻心火,或宁心安神之品。

胡国华认为本病病症复杂,表现不一,非一方所能治,应循证而治。注重虚实辨证,辨明虚实孰多孰少。虚证多由肾虚血亏所致,治当补肾填精、养血柔肝、健脾益肾;实证多有血瘀、肝郁、痰凝,治以活血通经,兼以疏肝行气、燥湿化痰。虚证常兼腰酸尿频等肾虚之象,故以巴戟天、肉苁蓉、续断、杜仲、狗脊、桑椹、菟丝子、枸杞子等补肾之药为主,佐以当归、川芎、鸡血藤、白芍等养血调经,肾气充盛,则血海自然充盈。若兼脾虚者多加党参、白术、茯苓、白扁豆、山药、莲子肉、薏苡仁等。若由肝郁气滞、痰凝而致者,需补中有攻,健中有化,攻补兼施,方能获良效。临床上多囊卵巢综合征所致不孕症非常常见,治疗上胡教授提出"促卵助长,补肾为先""求嗣之道,养血平气"的原则。女子之精,是为生殖之本。精又与血、阴密不可分。女性正常排泄月经,呈周期性变化,最显著的特征就表现在卵巢排卵,月经如期而至,并周而复始。补肾促卵,摄精孕胎是其治疗的关键。

补肾之法,宜遵循朱南孙之经验,阴中求阳,阳中求阴;滋阴不宜腻,补阳不宜躁;肝肾同源,补肾勿忘疏肝之训诲。临床常用女贞子、桑椹、菟丝子、枸杞子诸子补肾养阴而不腻,且兼有通便之功;巴戟天、肉苁蓉、淫羊藿、仙茅、鹿角片等温肾扶阳,佐以石菖蒲、石楠叶、蛇床子温阳开窍促排卵。另外辨在气在血,常用药有当归、生地、熟地、丹参、鸡血藤、川芎、赤芍、白芍、延胡索、郁金、香附等。气虚者加黄芪、党参、白术等益气,血瘀者加桃仁、红花、益母草、牛膝、三棱、莪术等活血化瘀。

案　韩某,女,26岁。

女子以肝肾为本,以血为用,经闭量少,体稍胖,诊为多囊卵巢综合征,经中药调理,经事落后自转,纳可,便调。脉沉细,舌淡红苔薄。证属肾虚血瘀,痰湿阻胞,冲任失调。治以补肾化痰,活血调冲。时值冬令,以膏代煎,冀来年体健正复。处方:

潞党参 120 g	紫丹参 120 g	全当归 120 g	赤　芍 120 g
白　芍 120 g	莪　术 90 g	白　术 90 g	鸡血藤 150 g
炒苍术 60 g	石楠叶 120 g	石菖蒲 120 g	生　地 120 g
熟　地 120 g	巴戟天 120 g	益母草 120 g	肉苁蓉 120 g
西仙茅 90 g	淫羊藿 90 g	桃　仁 90 g	红　花 90 g
制香附 120 g	抚川芎 60 g	女贞子 120 g	桑　椹 120 g
广佛手 60 g	广郁金 120 g	小青皮 60 g	广陈皮 60 g
伸筋草 150 g	炒谷芽 60 g	炒麦芽 60 g	决明子 120 g
生甘草 60 g	川牛膝 120 g	干荷叶 60 g	生牡蛎 300 g

另加:

西洋参 100 g	生晒参 60 g	陈阿胶 200 g	鳖甲胶 200 g
文　冰 400 g	胡桃肉 250 g	黄　酒 500 mL	湘莲肉 250 g

【按】《景岳全书·痰饮》指出:"五脏之病,虽具能生痰,然无由乎脾肾,盖脾主湿,湿动则为痰;肾主水,水泛亦为痰,故痰之化无不在脾,而痰之本无不在肾。"该患者四七未至,因作息不规则,而暗耗气血,肾精已亏,精血同源,故冲任不足;又因脾肾阳虚,命门火衰,不能上暖脾土,致脾阳不振,引起运化失职,水液输布失常,停留体内,日久凝聚成痰,阻滞胞络,血海不能按时满溢,则月经后期、

量少,甚则停闭。《女科切要》曰:"肥白妇人,经闭而不通者,必是痰湿与脂膜壅塞之故也。"胡国华认为对于肥胖型多囊卵巢综合征患者,当予补肾化痰、活血化瘀同治。该患者气血亏耗,故予西洋参、生晒参、黄芪大补元气;桃红四物汤打底养血活血;白术、莪术互为对药健脾逐瘀;丹参、鸡血藤活血通络;苍术、石楠叶、石菖蒲燥湿化痰;巴戟天、肉苁蓉、仙茅、淫羊藿温补肾阳,助阳化湿;女贞子、桑椹补肾填精;香附、佛手、广郁金疏肝理气;生牡蛎、荷叶软坚散结,消脂化痰;少佐炒谷芽、炒麦芽、陈皮健脾助运,防止滋补过度而生痰湿。予陈阿胶、鳖甲胶收膏养阴补血;胡桃肉、湘莲肉补肾健脾;冰糖、黄酒调味,诸药制成补膏,补肾益气,化痰养血,以冀来年经调康复。

六、卵巢早衰

传统中医学没有"卵巢早衰"之名,但依据其临床表现,可归属于"闭经""不孕""血枯""月经不调"等范畴。胡国华认为,卵巢早衰患者的病因病机与围绝经期综合征有相似之处。妇女肾元亏虚是本,出现各种其他症状是标。

"冲任贵在通盛"是胡国华一贯的学术主张。"任脉通,太冲脉盛,月事以时下。"针对本病的病因病机,胡国华提出"养肝益肾,调补冲任"的治疗原则。自拟胡氏早衰方,基本组成包括潞党参,生黄芪,生地,熟地,女贞子,桑椹,巴戟天,肉苁蓉,紫丹参。方中由胡国华喜用之药对组成。党参与黄芪功能益气健脾,升阳举陷,配合温肾助阳药物肉苁蓉、巴戟天使用,可鼓舞中气,改善黄体功能。女贞子、桑椹入肝、肾经,功能滋养肝肾兼清热。巴戟天与肉苁蓉,均入冲脉,温而不燥,补而不峻。功能补肾益精而助阳。配伍滋养肝肾药物,阴阳调和。生地滋阴凉血,熟地补血滋阴,凡肝肾素虚,阴血不足者均可应用。独加一味丹参意在活血化瘀,与生地、熟地同用补血活血,使冲任通盛。此方药少力专,阴阳兼顾,寒热并用,有动有静,补而不滞。还可加用广郁金、制香附疏理肝气,香附血中之气药也,专入气分,郁金兼入血分,亦为胡国华喜用之药对。

案1 杨某,女,37岁。

卵巢功能低下,经水数月一行,两腹侧隐痛,时潮热出汗,经期延长,夜寐欠安,乳房结节,纳平,便调,舌偏红苔光少津,脉弦细无力。湿热瘀滞日久,肝肾亏

损。治以养肝益肾,调补冲任,佐以疏冲之品,以膏代煎,冀正复经调。处方:

西洋参 120 g	生晒参 60 g	党 参 120 g	沙 参 120 g
生黄芪 90 g	莪 术 90 g	白 术 90 g	茯 苓 120 g
茯 神 120 g	全当归 100 g	紫丹参 120 g	赤 芍 120 g
白 芍 120 g	鸡血藤 150 g	女贞子 120 g	桑 椹 120 g
墨旱莲 120 g	枸杞子 120 g	淮小麦 300 g	首乌藤 180 g
合欢皮 120 g	大血藤 300 g	蒲公英 300 g	车前草 300 g
炒牡丹皮 120 g	福泽泻 90 g	刘寄奴 90 g	川楝子 90 g
川续断 120 g	川杜仲 120 g	桑寄生 120 g	伸筋草 120 g
小青皮 90 g	炒知母 90 g	炒黄柏 90 g	蛇舌草 120 g
生甘草 60 g	糯稻根 300 g	灯心草 90 g	川黄连 60 g

另加:

陈阿胶 200 g	鳖甲胶 250 g	核桃肉 200 g	湘莲肉 200 g
蜂 蜜 250 mL	黑芝麻 50 g	文 冰 400 g	黄 酒 500 mL
灵 芝 120 g			

【按】《万氏妇人科》曰:"妇人女子经闭不行,其候有三,乃脾胃伤损、饮食减少、气耗血枯而不行者。一则忧愁思虑,恼怒怨恨,气郁血滞而经不行者。一则躯脂痞塞,痰涎壅盛而经不行者……"患者年未及六七,经水惯后,肝肾阴亏,阴虚内热,冲任不调,故见潮热汗出,经期延长。治疗上应以养肝益肾,疏调冲任为主。方中西洋参、生晒参、党参、北沙参、生黄芪、莪术、白术、白茯苓益气养阴,合全当归、紫丹参、赤芍、白芍、鸡血藤养血调经,女贞子、桑椹、墨旱莲、枸杞子合用滋补肾阴,续断、杜仲补肝肾强筋骨,首乌藤、合欢皮宁心安神,川楝子、小青皮合用疏肝理气止痛,丹参、红藤、牡丹皮、泽泻、蒲公英、车前草、泽泻、刘寄奴等清热利湿、活血通络,黄连、知母、黄柏配伍使用清泻心火,淮小麦、糯稻根收敛止汗。全方配伍,补而不腻,诸药成膏,缓缓图治,使精血充足,肾阴渐充,经水得调。

案2 周某,女,40岁。

时值中年,经闭二载余,天癸早竭,冲任不足。血虚气乏,血海空虚。服结合雌激素片、黄体酮,经事仍闭塞不通。素腰酸肢麻,口干夜难眠,大便溏薄,日一行。舌边尖红,苔薄白,脉细弦。证属肝肾虚损,冲任脉衰。治以养肝益肾,疏冲

调经。时值冬至,以膏代煎,冀经调体健。处方:

太子参 100 g	紫丹参 300 g	全当归 120 g	赤 芍 90 g
白 芍 90 g	生 地 120 g	熟 地 120 g	抚川芎 90 g
紫石英 300 g	覆盆子 150 g	菟丝子 120 g	桑 椹 120 g
福泽泻 120 g	云茯苓 120 g	牡丹皮 120 g	川牛膝 120 g
泽兰叶 120 g	益母草 300 g	淫羊藿 120 g	炒杜仲 120 g
川续断 120 g	麦 冬 90 g	天 冬 90 g	石楠叶 120 g
石菖蒲 90 g	墨旱莲 100 g	莪 术 90 g	白 术 90 g
女贞子 120 g	炒酸枣仁 100 g	首乌藤 150 g	合欢皮 150 g
小青皮 60 g	广陈皮 60 g	柏子仁 100 g	制香附 90 g
桃 仁 120 g	红 花 120 g	软柴胡 90 g	粉葛根 300 g
鸡血藤 300 g	巴戟天 120 g	肉苁蓉 120 g	

另加:

西洋参 100 g	生晒参 90 g	陈阿胶 250 g	鳖甲胶 100 g
胡桃肉 250 g	湘莲肉 250 g	文 冰 250 g	陈 酒 500 mL

【按】《医学正传·妇人科》载:"月经全借肾水施化,肾水既乏,则经血日以干涸。"肾中精气亏虚、天癸早竭,冲任血虚,胞宫失于濡养,经水渐断。《素问·六节藏象论》云:"肝者,罢极之本,魂之居也。"《素问·脉要精微论》曰:"腰者肾之府,转摇不能,肾将惫矣。"故腰酸肢麻为肝肾不足之表现;肾阴亏虚,阴虚内热,耗伤津液,故见口干;肾司二便、脾主运化,肾阳亏虚,脾失温煦,运化失职,故见大便溏薄;心肾为水火既济之脏,肾水亏虚,水火失济则心火偏亢,致心神不宁,而见夜难眠。方中西洋参、生晒参、太子参、白术补气为先,气能生血。紫丹参、全当归、赤芍、白芍、生地、川芎、莪术、泽兰、益母草、鸡血藤养血活血。紫石英、覆盆子、菟丝子、炒杜仲、续断、石楠叶、墨旱莲、女贞子、巴戟天、肉苁蓉益肾以培补其本。酸枣仁、首乌藤、合欢皮宁心安神。青皮、陈皮、香附理气和胃。冬令之季,缓图根本,使气血得充,以冀来年康复。

第十章
不孕不育

一、不孕症

案1 顾某,女,37 岁。

结婚 2 年未孕,经事提前量少,内膜薄,曾三次受孕未果。平素两侧少腹隐痛,头晕,纳平,便调。脉沉细软。舌质偏红,苔薄少津,脉弦细。证属肝肾阴亏,冲任气滞。治宜养肝益肾,疏理冲任。以膏代煎,冀来年经调孕成。处方:

党　参 100 g	沙　参 100 g	全当归 120 g	紫丹参 120 g
赤　芍 90 g	白　芍 90 g	莪　术 90 g	白　术 90 g
生黄芪 100 g	鸡血藤 180 g	巴戟天 90 g	肉苁蓉 90 g
女贞子 120 g	桑　椹 120 g	枸杞子 90 g	制黄精 120 g
制何首乌 120 g	制香附 100 g	大血藤 300 g	蒲公英 300 g
车前草 120 g	覆盆子 90 g	石楠叶 90 g	石菖蒲 90 g
麦　冬 90 g	天　冬 90 g	广郁金 120 g	炒谷芽 90 g
炒麦芽 90 g	益母草 120 g	泽兰叶 90 g	川牛膝 90 g
桃　仁 90 g	红　花 90 g	川续断 120 g	川杜仲 120 g
广木香 60 g	柴　胡 90 g	延胡索 90 g	皂角刺 100 g
路路通 100 g	牡丹皮 90 g	明天麻 120 g	小青皮 90 g
生甘草 60 g			

另加:

西洋参 100 g	生晒参 100 g	陈阿胶 250 g	鳖甲胶 250 g

| 文　冰 500 g | 蜂　蜜 250 mL | 核桃肉 200 g | 湘莲肉 200 g |
| 紫河车粉 100 g | 三七粉 30 g | 黄　酒 500 mL | |

【按】《女科经纶·嗣育门》引朱丹溪曰："妇人久无子者,冲任脉中伏热也……其原必起于真阴不足,真阴不足则阳热而内热,内热则荣血枯。"本案患者素来经水先期、量少,系血分热盛而耗伤肾中真阴,又加三次受孕失败,冲任亏虚受损,荣血亏虚,故见舌质偏红,苔薄少津之象。对于不孕的治疗,古有调经种子之说。《妇科要旨》云："妇人无子,皆因经水不调。经水所以不调者,皆因内有七情之伤,外有六淫之感,或气血偏盛,阴阳相乘所致。种子之法,即在调经之中。"故经调是孕育的基本条件。本患者月经失调,胎孕难成,归因肝肾阴亏,精血不足,冲任失滋,不能摄精成孕。方中以巴戟天、肉苁蓉、杜仲、续断、桑椹、枸杞子、何首乌、麦冬等与阿胶、鳖甲胶、紫河车等血肉有情之品相配重在补益精血。《重订广温热论·清凉法》云："因伏火郁蒸血液,血被煎熬而成痕。"阴液受血中伏火的煎熬而致脉道枯涩,血行不畅,故阴液的耗伤常与血热、瘀血、气滞并存。故方中又以赤芍、大血藤、蒲公英、车前草清解血热,柴胡、延胡索、皂角刺、路路通、青皮、广郁金、香附疏肝理气,益母草、泽兰叶、川牛膝、桃红、牡丹皮活血通脉,石楠叶、石菖蒲为促排卵药对;木香、炒谷芽、炒麦芽理气醒脾助运化。全方通补兼施,调和阴阳,以待来年经调胎成。

案2　李某,女,38岁。

瘀阻胞中已久,结婚至今十余年未育,经来腹痛量少。平素便溏,胃脘闷痛,脉细舌暗。证属肝脾不和,冲任瘀滞。宜健脾和胃,疏肝养血通滞。时值冬令,膏方调治,以冀来年体健正复,痛止受孕。处方:

生黄芪 150 g	潞党参 150 g	广木香 90 g	粉牡丹皮 120 g
焦白术 90 g	青　皮 45 g	陈　皮 45 g	怀山药 150 g
柴　胡 60 g	延胡索 60 g	山茱萸 150 g	山楂肉 120 g
全当归 150 g	川楝子 120 g	皂角刺 120 g	炙乳香 45 g
炙没药 45 g	赤　芍 150 g	王不留行 150 g	蓬莪术 120 g
炒枳壳 120 g	九香虫 120 g	抚川芎 90 g	生蒲黄 150 g
焦鸡内金 120 g			

另加:

生晒参 60 g	紫丹参 200 g	陈阿胶 200 g	鳖甲胶 200 g
大红枣 150 g	胡桃肉 150 g	桂圆肉 120 g	冰　糖 500 g
黄　酒 500 mL			

【按】患者肝郁气滞,瘀阻冲任,气血运行不畅,故经来腹痛量少;瘀阻胞中,冲任气机受阻,肝脾不和,故两精难以相遇而不孕,宜健脾和胃,疏肝养血通滞,调经以助孕。方中青皮与陈皮同用,调和肝脾,消胀除积,理气止痛;柴胡配川楝子疏肝理气;党参配黄芪健脾培中,益气升阳;白术健脾强胃,蓬莪术善消痞结,一补一消,一守一攻,两药相伍攻坚不伤正,朱南孙谓莪术也有开胃之功;红枣、阿胶、山茱萸、山药益气养精;当归、川芎、牡丹皮养血活血调经;生蒲黄配伍赤芍、紫丹参凉血活血,散瘀止痛;加用炙乳香、炙没药、皂角刺增强活血化瘀止痛之功;枳壳、焦鸡内金、山楂肉、木香健脾和胃,消食化积。

案3 房某,女,33岁。

年逾而立,结婚3年不避孕未孕,性生活正常。平素经事尚准,量中无痛经,小腹稍胀,乳腺小叶增生,纳可,便调,面部热疹时作,形体消瘦。时值冬令,冀望体健受孕,欲膏方调治。处方:

党　参 90 g	沙　参 90 g	紫丹参 90 g	生　地 90 g
熟　地 90 g	赤　芍 90 g	白　芍 90 g	抚川芎 60 g
制香附 60 g	青　皮 60 g	陈　皮 60 g	淮小麦 100 g
黑穞豆 90 g	生甘草 60 g	绿豆衣 60 g	炒续断 120 g
川杜仲 120 g	桑　枝 120 g	桑寄生 120 g	女贞子 120 g
桑　椹 90 g	菟丝子 90 g	路路通 90 g	丝瓜络 90 g
椿根皮 120 g	蒲公英 200 g	首乌藤 150 g	合欢皮 120 g

另加:

阿　胶 250 g	莲子肉 120 g	胡桃肉 90 g	龟甲胶 100 g
饴　糖 120 g	白　蜜 400 mL	冰　糖 250 g	陈　酒 250 mL

【按】肾者主蛰,封藏之本,该患者禀赋素弱,肾本不足,月事虽可,但冲任失调,故婚后无子;热疹时作,形体羸瘦,为阴虚阳亢之象。治宜清补肝肾,疏理冲任。本膏中党参、沙参、紫丹参、生地、熟地、赤芍、白芍、抚川芎益气滋阴、养血活血;制香附、青皮、陈皮行气通络;淮小麦、黑穞豆、绿豆衣养血安神,清心除烦;炒

续断、川杜仲、桑枝、桑寄生补肝肾、强筋骨、壮腰膝；女贞子、桑椹、菟丝子等平补肝肾之阴；路路通、丝瓜络调冲任，通经络；椿根皮、蒲公英等清热解毒化湿；首乌藤、合欢皮解郁除烦。诸药配制成膏，以滋阴清解为要。以冀来年恙平康健，早日得嗣。

案4 姚某,女,37岁。

患者年近四旬,结婚10年,求二胎,流产两次,输卵管不通已行手术治疗。平素月经规律,经量偏少,时有头痛。纳平,便调,经前头痛。已用中药2个月,时近冬令,要求以膏调理。脉细弦数,舌质偏红,苔薄黄腻。证属血虚肝旺,冲任瘀滞。治拟扶正补虚,佐以通滞。处方:

生黄芪 150 g	太子参 100 g	生　地 120 g	熟　地 120 g
缩砂仁 30 g	抚川芎 90 g	全当归 120 g	天　冬 90 g
麦　冬 90 g	鸡血藤 180 g	女贞子 100 g	桑　椹 100 g
枸杞子 100 g	刘寄奴 120 g	皂角刺 100 g	淫羊藿 150 g
炒牡丹皮 90 g	福泽泻 90 g	路路通 150 g	川楝子 90 g
益母草 180 g	泽兰叶 180 g	桃　仁 90 g	红　花 90 g
川续断 120 g	桑　枝 120 g	桑寄生 120 g	山茱萸 90 g
青　皮 60 g	陈　皮 60 g	广佛手 90 g	炒枳壳 90 g
川牛膝 120 g	徐长卿 180 g	大红枣 70 g	生甘草 60 g
炒谷芽 90 g	炒麦芽 90 g	广郁金 120 g	

另加:

生晒参 100 g	红　参 50 g	西洋参 100 g	陈阿胶 250 g
鳖甲胶 150 g	鹿角胶 100 g	湘莲肉 120 g	胡桃肉 100 g
黑芝麻 100 g	三七粉 30 g	冰　糖 250 g	蜂　蜜 200 mL

【按】 胎元健固实则全赖母体肾气载系,阴血滋养,冲任固托。若肾气亏损,脾胃虚弱,则冲任失守,气血生化乏源,滋养不利,胎元不固。患者年过五七,气血渐衰,欲生育二胎,冲任不固,而反复堕胎;心愿未遂,肝气不舒,故经前头痛,脉细弦数;屡孕屡堕,耗伤气血,则经量偏少,舌质偏红。正值冬令时节,欲调补身体,准备来年再试孕。《傅青主女科·种子门》:"妇人有怀抱素恶,不能生子者,人以为无心厌也,谁知是肝气郁结乎。"另有"其郁而不能成胎者,以肝木不

舒,必下克脾土而致塞……带脉之气既塞,则胞胎之门必闭",胡国华认为该患者证属血虚肝旺,冲任瘀滞。故予八珍汤加减补益气血;桑椹、枸杞子、山茱萸、续断、桑寄生、淫羊藿补肾填精;佛手、枳壳、炒麦芽、川楝子、广郁金疏肝理气;鸡血藤、路路通、皂角刺疏利络道。另予陈阿胶、鳖甲胶、鹿角胶、生晒参、红参、西洋参,气血阴阳双补,少佐三七粉活血化瘀。胡国华认为膏方中需加少许动药,防止补益过于滋腻。以冀来年正气恢复,如愿得子。

案5 莫某,女,32 岁。

就诊日期(2018 年 12 月 1 日)

原发不孕,经量偏少。口干,口臭,口中黏腻。小腹两侧轻微刺痛,眠差,梦多,多梦亢奋之事。纳可,频转矢气,大便溏结不调,一至两日一行,小便偏黄。精神紧张,情绪烦躁,手中冷,手心出汗。舌质偏红苔薄少津,脉细弦数。证属血虚肝郁,冲任失调。治宜养血疏肝,疏利冲任,以膏代煎,冀来年经调,胎孕乃成。处方:

西洋参 100 g	生晒参 100 g	生黄芪 120 g	全当归 120 g
白 术 90 g	白 芍 90 g	女贞子 100 g	桑 椹 100 g
菟丝子 120 g	淫羊藿 120 g	石楠叶 90 g	鸡血藤 180 g
茜 草 180 g	柴 胡 90 g	延胡索 90 g	青 皮 60 g
陈 皮 60 g	大血藤 180 g	徐长卿 180 g	川续断 120 g
川杜仲 120 g	茯 苓 180 g	茯 神 180 g	首乌藤 180 g
合欢皮 120 g	生龙骨 300 g	炒栀子 90 g	川黄连 60 g
蒲公英 200 g	广郁金 120 g	炒芡实 180 g	炒牡丹皮 120 g
生蒲黄 200 g	嫩桂枝 60 g	广佛手 90 g	炒枳壳 90 g
益母草 180 g	桃 仁 90 g	红 花 90 g	生山楂 90 g
生甘草 60 g			

另加:

陈阿胶 200 g	鳖甲胶 100 g	鹿角胶 100 g	冰 糖 250 g
蜂 蜜 250 mL	胡桃肉 100 g	湘莲肉 150 g	三七粉 30 g
紫河车粉 30 g	黄 酒 500 mL		

【按】月经过少病因有虚实之分,虚者多为精亏血少、冲任血海亏虚,经血乏

源;实者多为瘀血内停、痰湿内生、痰湿阻滞冲任血海、血行不畅。该患者口干、口苦、梦多、精神紧张、脉细弦数等均表明有肝郁之证,其素来经行量少而不孕多为肝血不足、冲任失调,故属于虚实夹杂之证候。方中炒栀子、炒牡丹皮、当归、白芍、柴胡、茯苓、炒白术、甘草、延胡索、青皮、陈皮、郁金等为丹栀逍遥散加味,理气疏肝解郁、养血健脾,可使肝郁得疏、血虚得养;另外用西洋参、生晒参、黄芪、鸡血藤、茜草、益母草、桃仁、红花、生山楂、生蒲黄等取参芪桃红四物汤加味,益气通络、养血活血、调畅冲任,使经血得以濡养;以女贞子、桑椹、菟丝子、淫羊藿、石楠叶、续断、杜仲等阴阳双补、阴中求阳、阳中求阴,使肾精充足、经血有源;以大血藤、徐长卿、青皮、陈皮、延胡索等清热解毒、理气通络、祛瘀止痛,对于治疗因盆腔瘀热所致的小腹两侧刺痛效果显著;以茯神、首乌藤、合欢皮、桂枝、龙骨、黄连、阿胶等取桂枝龙骨牡蛎汤、黄连阿胶汤之义,调和阴阳、交通心肾、宁心安神;以芡实、佛手、枳壳等理气健脾开胃,以助运化。诸药合用,使肝血得以濡养、肝经得以调畅、冲任得以疏利、心肾得以安宁,以冀来年经调孕成。

案6 许某,女,32岁。

年逾三旬,过期流产一次,因子宫纵隔曾行手术切除,术后经量减少 1/2,造影显示输卵管不通(一侧),未避孕 2 年未孕。腰椎间盘突出症病史,纳平,便调,寐安,脉细涩,舌暗,边有瘀斑齿印,苔薄腻。证属胞宫受热,冲任瘀滞。治以养血疏冲,冀来年经调孕成。处方:

西洋参 100 g	太子参 100 g	生 地 120 g	熟 地 120 g
缩砂仁 30 g	全当归 120 g	紫丹参 180 g	鸡血藤 180 g
益母草 120 g	泽兰叶 90 g	桃 仁 90 g	红 花 90 g
续 断 120 g	川杜仲 120 g	巴戟天 90 g	肉苁蓉 90 g
路路通 100 g	王不留行 100 g	皂角刺 100 g	刘寄奴 120 g
嫩桑枝 100 g	络石藤 180 g	伸筋草 180 g	川楝子 90 g
大血藤 300 g	金狗脊 90 g	小青皮 90 g	炒谷芽 90 g
炒麦芽 90 g	柏子仁 90 g	胡麻仁 90 g	女贞子 120 g
墨旱莲 120 g	桑 椹 120 g	生甘草 60 g	川牛膝 100 g
广地龙 120 g	制黄精 90 g	炒枳壳 90 g	

另加:

陈阿胶 250 g	鹿角胶 100 g	鳖甲胶 100 g	湘莲肉 150 g
黑芝麻 150 g	胡桃肉 200 g	紫河车粉 30 g	冰　糖 300 g
蜂　蜜 250 mL	黄　酒 500 mL		

【按】患者年逾三旬,素体不足,冲任不固,以致"稽留流产",坏血积聚胞宫、胞脉;刮宫术及宫腔内手术操作致金刃损伤胞脉,气血运行不畅,胞脉、冲任瘀滞,故而出现经血减少;冲任瘀滞日久,郁而化热,故当"疏其血气,令其调达,而致和平"(《素问·至真要大论》),拟补肾益气,养血疏冲,调经助孕。方中用西洋参、太子参、生地、熟地、黄精相配,补气生精益肾;续断、川杜仲、金狗脊、女贞子、墨旱莲等补益肝肾;巴戟天、肉苁蓉补肾助阳,以"阳中求阴";全当归、紫丹参、桃仁、红花、鸡血藤、川牛膝等养血活血,调经祛瘀;路路通、王不留行、皂角刺、络石藤、伸筋草、地龙等疏通经络,合当归等可疏通冲任瘀滞;柏子仁、胡麻仁滋血润燥;缩砂仁、川楝子、青皮、枳壳疏肝理气以助运化,配合炒谷芽、炒麦芽健运消食,以防补益之品滋腻碍胃;陈阿胶、鹿角胶、鳖甲胶阴阳相配,与紫河车粉、胡桃肉共奏益肾填精之效,以滋养胞宫,调经助孕。

二、IVF 术前促孕

案 1　郁某,女,35 岁。

结婚 10 年,不避孕 6 年未孕。已做试管婴儿取卵 4 次,移植 1 次未成功而生化妊娠,仍有 3 个胚胎准备移植。内分泌检查提示:卵巢功能低下。经量趋少,经前乳胀,手足欠温,大便易溏,甲状腺结节。脉细软,舌偏红,苔薄。证属肾虚肝郁,脾肾阳虚,冲任气滞。治拟补肾疏肝,健脾养血。时值冬令,以膏代煎,以冀来年体健经调,胎孕乃成。处方:

生黄芪 150 g	太子参 120 g	紫丹参 100 g	生　地 90 g
熟　地 90 g	全当归 120 g	鸡血藤 180 g	抚川芎 90 g
女贞子 100 g	桑　椹 100 g	枸杞子 90 g	巴戟天 90 g
天　冬 90 g	麦　冬 90 g	威灵仙 180 g	益母草 180 g
桃　仁 90 g	红　花 90 g	茯　苓 180 g	茯　神 180 g
怀山药 180 g	炒牡丹皮 90 g	橘　核 90 g	橘　络 90 g
山慈菇 90 g	夏枯草 120 g	浙贝母 90 g	桑　枝 120 g

桑寄生 120 g	小青皮 90 g	川续断 120 g	首乌藤 180 g
合欢皮 120 g	炒谷芽 90 g	炒麦芽 90 g	广陈皮 60 g
大红枣 70 g	皂角刺 120 g	墨旱莲 120 g	伸筋草 120 g
生甘草 60 g			

另加：

生晒参 100 g	西洋参 100 g	陈阿胶 200 g	鳖甲胶 100 g
鹿角胶 100 g	冰　糖 200 g	蜂　蜜 200 mL	湘莲肉 120 g
黑芝麻 120 g	胡桃肉 120 g	北冬虫夏草 100 g	紫河车粉 30 g
三七粉 30 g	黄　酒 500 mL		

【按】《女科要旨》："母不受胎者,气盛血衰故也。衰由伤于寒热,感于七情,气凝血滞,荣卫不和,以致经水前后多少,谓之阴失其道,何以能受?"患者婚后求子心切,4 次人工周期取卵,卵巢遭受打击,虽胚胎移植,但未成功,情绪焦虑,肝气不疏;年已五七,阳明脉衰,肾气亦衰。《医宗金鉴·妇科心法要诀》："血者水谷之精气,若伤脾胃何以生,不调液竭血枯病,合之非道损伤成。"患者经量变少,大便溏薄,手足欠温,乃脾胃虚弱,运化无力,故气血不足,无以温煦四肢,经量偏少。《傅青主女科》："血藏于肝,精涵于肾……肾为肝之母,母既泄精,不能分润以养其子,则木燥乏水,而火且暗动以铄精,则肾愈虚矣。"故用生地、熟地、全当归、女贞子、桑椹、枸杞子、巴戟天、紫河车、北冬虫夏草、鹿角胶、阿胶,补肾填精,温补肾阳;夏枯草、橘核、橘络、小青皮、川芎,疏肝理气,清泻肝热;生晒参、西洋参、黄芪、太子参、天冬、麦冬,益气养阴。胡国华认为在补益药中需加入动药,以鼓舞气血,丹参、鸡血藤、桃仁、红花,活血通络;炒谷芽、炒麦芽、陈皮、茯苓、莲子,健脾助运;结合患者有甲状腺结节及乳房胀痛,以山慈菇、浙贝母、皂角刺、鳖甲胶,软坚散结。

案 2 刘某,女,39 岁。

年三十,婚后宫外孕 1 次,两侧输卵管阻塞,拟 IVF 术前调理。平素经事尚准,无痛经,手足欠温,胃嗳气反酸,偶口干苦,大便成形,口糜清物,脉沉细弦,舌质偏红,边有齿印,苔厚腻。证属肝郁化热,脾虚湿滞。治拟疏肝和胃,健脾化湿。以膏代煎,冀来年正复经调,胎孕乃成。处方:

| 生黄芪 120 g | 天　冬 90 g | 麦　冬 90 g | 全当归 120 g |

赤　芍 90 g	白　芍 90 g	鸡血藤 180 g	女贞子 100 g
桑　椹 100 g	菟丝子 120 g	淫羊藿 150 g	石楠叶 100 g
广藿香 90 g	佩　兰 90 g	鲜荷叶 90 g	川黄连 60 g
淡黄芩 60 g	紫苏子 90 g	姜半夏 90 g	淡竹茹 90 g
赭　石 300 g	炒枳壳 90 g	青　皮 60 g	陈　皮 60 g
炒牡丹皮 90 g	川厚朴 90 g	路路通 120 g	丝瓜络 100 g
桑　枝 120 g	桑寄生 120 g	络石藤 180 g	紫丹参 100 g
抚川芎 60 g	瓦楞子 300 g	土茯苓 180 g	

另加：

生晒参 100 g	西洋参 100 g	陈阿胶 200 g	鳖甲胶 100 g
鹿角胶 100 g	冰　糖 250 g	饴　糖 100 g	蜂　蜜 120 mL
胡桃肉 120 g	湘莲肉 150 g	黑芝麻 120 g	黄　酒 500 mL

【按】《石室秘录》云："任督之间，倘有疝瘕之症，则精不能施，因外有所障也。"患者既往宫外孕，胞脉瘀滞，加之所愿不遂，肝失疏泄，冲任气滞，精卵运行受阻，两精不能相合，故难受孕；肝郁日久化热，横逆犯胃，故见口苦泛酸；年近四十，脾肾渐亏，温煦失职，故见手足欠温；脾虚运化失司，聚湿生痰，胃失和降，故见口糜清物。治拟疏肝健脾，调治冲任。方中用生晒参、西洋参、生黄芪益气培元，扶土以御肝木、补后天以养先天；"胞络者，系于肾"（《素问·奇病论》），故合女贞子、桑椹、菟丝子平补阴阳；淫羊藿、石楠叶温肾阳，育卵泡；天冬、麦冬以养阴益胃生津，兼佐制温补药之燥性；枳壳、青皮、陈皮疏肝理气和中；紫丹参、川芎、全当归、赤芍、白芍、鸡血藤、炒牡丹皮等养血活血，祛瘀通滞；路路通、丝瓜络、桑枝、桑寄生、络石藤等疏通胞络，通利冲任；藿香、佩兰、荷叶化湿和胃；土茯苓利湿分消；黄连、黄芩、紫苏子、姜半夏、竹茹、赭石、厚朴、瓦楞子等清泄胃火，祛湿化痰，降逆止嗳。鳖甲胶、鹿角胶、阿胶三胶，为血肉有情之品，峻补精髓。上膏诸药合用，有疏有补，有通有清，气血调和，冲任调畅，诸弊皆除，利于摄精成孕。

案 3　樊某，女，38 岁。

年近四旬，宫外孕两次，行 IVF 两次胎停，经事尚准，经前瘀下，经前乳胀，小腹坠痛。既往有子宫肌瘤、乳腺结节、肺结节病史，平素感神疲乏力，晨起口干,纳少脘腹痞满,便溏,夜寐多梦,舌淡红边有齿印,苔薄白,脉沉细弦尺弱。证属肾虚肝旺,气滞痰阻。治拟健脾益肾,疏肝散结,疏冲调经以助孕。处方:

生黄芪 150 g	太子参 100 g	生 地 90 g	熟 地 90 g
全当归 120 g	赤 芍 90 g	白 芍 90 g	鸡血藤 180 g
女贞子 100 g	桑 椹 100 g	枸杞子 100 g	菟丝子 150 g
墨旱莲 120 g	炒牡丹皮 90 g	福泽泻 90 g	山慈姑 100 g
橘 核 90 g	橘 络 90 g	浙贝母 100 g	生牡蛎 300 g
茯 苓 180 g	茯 神 180 g	首乌藤 180 g	合欢皮 100 g
淮小麦 300 g	鲜百合 300 g	川楝子 90 g	炒芡实 150 g
炒枳壳 90 g	广佛手 90 g	鸡内金 100 g	炒谷芽 90 g
炒麦芽 90 g	青 皮 60 g	陈 皮 60 g	生甘草 60 g
桑白皮 150 g	川厚朴 60 g	川续断 120 g	

另加:

生晒参 100 g	西洋参 100 g	陈阿胶 250 g	鳖甲胶 150 g
鹿角胶 120 g	冰 糖 250 g	饴 糖 200 g	蜂 蜜 100 mL
湘莲肉 120 g	黑芝麻 120 g	胡桃肉 120 g	紫河车粉 40 g
黄 酒 500 mL			

【按】朱氏妇科朱南孙认为,冲任虚实变化可影响胞宫正常生理功能。胞宫之异常可导致不孕或滑胎。治疗大法在于调理冲任,在调理冲任时,对邪留冲任者,治贵在通盛。该患者宫外孕、IVF胎停史多次,冲任多次受损而气血湿热瘀滞为患,症见经前瘀下、乳胀、少腹坠痛、脘腹痞满,并伴有子宫肌瘤、乳腺结节病史。因冲任气血亏虚、心脾两虚,而见神疲乏力、便溏、夜寐多梦,脉舌均可印证其冲任受损、肝脾肾亏虚、气滞痰阻之象。方中生晒参、西洋参、生黄芪、太子参、生地、熟地、当归、赤芍、白芍、鸡血藤共用取参芪四物汤之功效而益气养血、活血调经;女贞子、桑椹、枸杞子、菟丝子、墨旱莲、炒牡丹皮、福泽泻、川续断、桑白皮、阿胶、鹿角胶、紫河车粉等清肝益肾、阴阳双补、填精益髓;山慈姑、橘核、橘络、浙贝母、生牡蛎、鳖甲胶等化痰散结、通络止痛;茯苓神、首乌藤、合欢皮、淮小麦、鲜百合疏肝解郁、宁心安神;川楝子、炒芡实、炒枳壳、佛手、鸡内金、炒谷芽、炒麦芽、青皮、陈皮、生甘草、厚朴理气疏肝、健脾和胃。诸方合用,使气血畅达、肝脾肾同调,冲任通盛、气滞痰阻等留邪得以疏化,有调经助孕之功。

案4 戴某,女,43岁。

六七之年,求嗣。经期延长,虚汗较多,有子宫肌瘤史。纳寐可,小便调,大便偏干,IVF前调理。舌质偏红,苔薄黄腻,脉细弦数。证属精血亏虚,肝肾不足。治拟健脾益肾,调理冲任。佐以消癥之品。处方:

生黄芪180 g	太子参100 g	全当归120 g	生 地90 g
熟 地90 g	赤 芍90 g	白 芍90 g	抚川芎90 g
鸡血藤180 g	女贞子120 g	菟丝子180 g	墨旱莲180 g
巴戟天120 g	川续断120 g	川杜仲120 g	桑 枝90 g
桑寄生90 g	首乌藤100 g	合欢皮120 g	生麦芽300 g
茯 苓180 g	茯 神180 g	怀山药180 g	制黄精120 g
炒谷芽90 g	炒麦芽90 g	天 冬90 g	麦 冬90 g
炒枳壳90 g	生山楂90 g	酸枣仁120 g	生薏苡仁180 g
石见穿120 g	铁刺苓120 g	鸡内金120 g	茜 草180 g
炒芡实180 g	炒莲须180 g	瓜蒌仁120 g	冬瓜仁180 g
生甘草90 g			

另加:

生晒参100 g	西洋参100 g	陈阿胶200 g	鳖甲胶100 g
鹿角胶120 g	湘莲肉120 g	胡桃肉120 g	黑芝麻120 g
藏红花10 g	冰 糖200 g	蜂 蜜250 mL	紫河车粉30 g
灵 芝180 g	黄 酒500 mL		

【按】《医宗必读》云:"积之成也,正气不足,而后邪居之。"患者年逾四旬,脾肾本虚,加之婚后未育,情志不舒,气血运化失司,血滞为瘀,日积而渐以成癥。胞宫瘀滞,新血难安,致经期延长。气血相依,经事延长日久,气失血濡,卫外失固,腠理不密,不能固摄津液,则自汗出。肾亏精血不足,肠道失润,故见便干。李东垣有言:"人以胃气为本,治法当主固元气,佐以攻伐之剂。"故拟益肾健脾养肝以固本,化瘀散结消瘤以治标。方中生晒参、生黄芪益气健中以扶正,合西洋参、太子参气阴双补;四物汤配鸡血藤养血活血,调利冲任;茜草、生山楂散瘀止血;怀山药、炒芡实、炒莲须健脾固冲;制黄精填补肾精,天冬、麦冬滋阴和营;女贞子、菟丝子、墨旱莲平补肝肾;巴戟天、续断、杜仲、桑枝、桑寄生等均为补肾强腰之品;生薏苡仁、石见穿、铁刺苓活血软坚,解毒散结;首乌藤、合欢皮、茯苓、茯

神、酸枣仁宁心怡神;枳壳、生麦芽、鸡内金、炒谷芽、炒麦芽行气和胃,使诸药补而不滞;瓜蒌仁、冬瓜仁润肠通便;生草甘缓,调和诸药。上膏诸药合用,攻补兼施,以补为主,冀来年体健正复,胎孕易成。

三、男性不育

案1 夏某,男,38 岁。

结婚二年未育,平素食油则泄,脱发,神疲乏力嗜睡,性欲减退,阳痿趋势,时心烦,纳平,食后嗳气,舌淡偏胖,边有齿印,中有裂纹。证属脾肾不足。治拟健脾益肾,时值冬至,以膏代煎,冀来年正复体健。处方:

党 参 100 g	沙 参 100 g	怀山药 180 g	焦白术 120 g
缩砂仁 30 g	紫丹参 180 g	枸杞子 90 g	女贞子 120 g
覆盆子 90 g	炒续断 120 g	川杜仲 120 g	金狗脊 120 g
制何首乌 120 g	制黄精 120 g	麦 冬 90 g	天 冬 90 g
首乌藤 180 g	合欢皮 120 g	川黄连 60 g	鲜百合 180 g
炒薏苡仁 100 g	炒谷芽 90 g	炒麦芽 90 g	九香虫 90 g
广陈皮 60 g	蛇床子 120 g	桑寄生 120 g	络石藤 180 g
伸筋草 180 g	生甘草 60 g	广佛手 60 g	八月札 90 g
炒枳壳 90 g	粉葛根 180 g		

另加:

西洋参 100 g	陈阿胶 250 g	鹿角胶 100 g	鳖甲胶 100 g
冰 糖 300 g	蜂 蜜 250 mL	胡桃肉 150 g	北冬虫夏草 100 g
蛤 蚧 一对	海 马 20 g	黄 酒 500 mL	

【按】本例属"不育"范畴。患者年届五八,肾精不足,不能育而成胎,脾肾亏虚,气血无力运行,故见神疲乏力,性欲减退,阳痿趋势,脾胃运化失司,胃气上逆,故见食后嗳气,日久兼有阳虚之征。《内经》有云:"五八肾气衰,发坠齿槁。"《傅青主女科》曰:"脾为后天,肾为先天,脾非先天之气不能化,肾非后天之气不能生,补肾而不补脾,则肾之精何以遂生也。"本病病位在脾肾二脏,治疗上以健脾益肾、调养气血为主。方中以党参、北沙参、怀山药、焦白术益气健脾,枸杞子、女贞子、覆盆子、续断、杜仲、狗脊、制何首乌、黄精滋养肾精,共补先后天之本。

加入蛇床子、九香虫、海马、蛤蚧、北冬虫夏草等温肾壮阳。疾病日久,防阴液渐亏,酌加麦冬、天冬一则取其滋阴之效,二则以防过多温阳之品耗劫伤阴。《理虚元鉴》曰:"以先天生成之本体论,则精生气,气生神;以后天运用之主宰论,则神役气,气役精。"静养安神乃养生要诀,故方中用丹参与百合、首乌藤、合欢皮等相配伍,以起安神调神之功,且丹参有活血祛瘀之效,与八月札、伸筋草、枳壳等配伍可防补益太过而瘀滞不通。在辅料胶类药中,选用鹿角胶、鳖甲胶合用,阴阳相配,养肝益肾。全方补而不滞,温而不燥,冀来年正复育成。

案2 某,男,38岁。

欲养二胎,平素手脚欠温,大便稀溏,性欲减退,纳可。舌暗红边有齿印,苔薄,脉弦细。证属脾肾不足,气血失和。治宜健脾益肾,温涩止泻。以膏调治,冀脾健泻止,正复体健。处方:

炙黄芪 90 g	焦白术 120 g	云茯苓 120 g	怀山药 150 g
白扁豆 120 g	川续断 90 g	川杜仲 90 g	桑寄生 90 g
覆盆子 90 g	补骨脂 90 g	淡黄芩 60 g	川黄连 60 g
广木香 60 g	鲜荷叶 90 g	车前草 300 g	炒谷芽 90 g
炒麦芽 90 g	焦山楂 90 g	蛇床子 90 g	胡芦巴 60 g
络石藤 180 g	伸筋草 180 g	鸡血藤 180 g	广陈皮 60 g
炙甘草 60 g			

另加:

生晒参 50 g	西洋参 50 g	黄明胶 400 g	文 冰 500 g
蜂 蜜 150 mL	大红枣 50 g	核桃肉 200 g	湘莲肉 200 g
铁皮枫斗 10 g	黄 酒 500 mL		

【按】《内经》有云:"男子五八肾气衰,发堕齿槁。"患者时临四旬,肾气衰,肾阳不足,命门火衰,则性欲减退。肾阳虚衰不能温养脾阳导致脾肾两虚。脾阳不足,失于温运,阴寒内生则手脚欠温,大便稀溏。脾为气血生化之源,脾气亏虚,气血不和。治拟健脾益肾,温涩止泻。方中用生晒参、炙黄芪大补元气,西洋参甘凉补气养阴;焦白术、茯苓、怀山药、白扁豆、陈皮、木香、炒麦芽、炒谷芽、山楂共奏健脾益气止泻之功;续断、杜仲、桑寄生补肝肾,强筋骨;覆盆子、补骨脂、蛇床子、胡芦巴温肾壮阳;黄芩、黄连、车前草清泄湿热;荷叶清热化湿,升发清阳;

络石藤、伸筋草、鸡血藤祛风通络,舒筋。膏底中诸药运用黄明胶滋阴润燥,养血补虚;铁皮枫斗益胃生津,滋阴清热;核桃肉健胃补血、润肺养神;湘莲肉补脾止泻,益肾涩精,养心安神。综合全方健脾益气,消食止泻,补肾壮阳。

案3 秦某,男,43 岁。

就诊日期(2018 年 11 月)

年逾四旬,生育一胎,欲二胎,查精子弱精症。性生活正常,夜寐欠安多梦,神疲乏力,足跟痛,大便时稀,舌暗红苔白腻,中有裂纹,脉弦细无力。证属肾虚夹湿,筋脉瘀滞。治以补肾化瘀,除湿通络,以膏代煎,冀来年体健。处方:

生黄芪 150 g	白 术 90 g	白 芍 90 g	茯 苓 180 g
茯 神 180 g	女贞子 90 g	枸杞子 90 g	巴戟天 90 g
淫羊藿 150 g	肥知母 90 g	牡丹皮 90 g	福泽泻 90 g
生 地 90 g	熟 地 90 g	鸡血藤 180 g	伸筋草 180 g
怀牛膝 90 g	川续断 120 g	川杜仲 120 g	首乌藤 180 g
合欢皮 120 g	生龙骨 300 g	补骨脂 120 g	车前草 180 g
马鞭草 180 g	猪 苓 90 g	制黄精 120 g	垂盆草 180 g
怀山药 180 g	山茱萸 90 g	青 皮 90 g	陈 皮 90 g
广佛手 90 g	紫丹参 180 g	炒谷芽 90 g	炒麦芽 90 g
炒枳壳 90 g	苍 术 90 g	石菖蒲 90 g	粉葛根 180 g

另加:

生晒参 50 g	西洋参 50 g	陈阿胶 200 g	鳖甲胶 100 g
鹿角胶 100 g	冰 糖 250 g	饴 糖 150 g	蜂 蜜 100 mL
湘莲肉 150 g	核桃肉 150 g	三七粉 30 g	铁皮枫斗 30 g
灵芝孢子粉 30 g	黄 酒 500 mL		

【按】随着社会环境变化,男性的精子数量和质量都呈明显下降趋势。临床中胡国华发现,肾虚血瘀、痰湿瘀滞型少弱精症患者较为多见。如本患者年逾四旬,肾气渐衰,见神疲乏力、足跟痛、大便时稀、脉弦细无力等症,其舌象见暗红苔白腻、中有裂纹,证属痰湿化热、瘀滞于筋脉。临床若一味按照肾阳不足治疗而不辨证,则对于痰湿瘀热型少弱精症无异于火上浇油、适得其反。胡国华认为该病多数以肾虚为本、痰湿瘀热为标,治疗应以补益肝肾、清热利湿、理气化瘀、通

利络道为本。方中生晒参、西洋参、生黄芪等益气以补肾,用一味丹参,功同四物而活血养血;女贞子、枸杞子、制黄精、巴戟天、淫羊藿阴阳双补、益肾填精;知母、茯苓、牡丹皮、泽泻、生地、熟地、山茱萸、怀山药取知柏地黄丸之方义,补泻兼施、补肾滋阴降火;鸡血藤、伸筋草、怀牛膝、续断、杜仲、补骨脂、粉葛根舒筋通络、益肾强腰;首乌藤、合欢皮、生龙骨、茯神等调和阴阳、交通心肾、宁心安神;车前草、马鞭草、猪苓、垂盆草等清热利湿;青皮、陈皮、佛手、炒谷芽、炒麦芽、炒枳壳、苍术、石菖蒲等理气化痰、健脾开胃,使中焦脾胃功能健旺而痰湿瘀热得化。诸药合用,痰湿瘀热得化,肝肾得养,络道得通。

第十一章
术后病

一、术后月经过少

 闵某,女,37 岁。

年逾三旬,生育一胎,人流 2 次,刻下因孕 49 日不全流产行清宫术后,经行量少,夜寐欠安,神疲乏力,腰膝酸楚,发白,时有抑郁。纳可便调。舌质淡红,苔薄,脉沉细软。证属气血两虚,冲任失调。治以补气养血,调理冲任,以膏代煎,冀来年正复经调。处方:

党　参 100 g	沙　参 100 g	全当归 100 g	紫丹参 100 g
赤　芍 90 g	白　芍 90 g	鸡血藤 180 g	首乌藤 180 g
合欢皮 90 g	女贞子 120 g	桑　椹 120 g	巴戟天 90 g
肉苁蓉 90 g	炒续断 120 g	川杜仲 120 g	广郁金 120 g
酸枣仁 50 g	麦　冬 90 g	益母草 120 g	大熟地 90 g
缩砂仁 30 g	柴　胡 90 g	延胡索 90 g	紫苏梗 60 g
络石藤 180 g	伸筋草 180 g	炒谷芽 90 g	炒麦芽 90 g
生山楂 60 g	柏子仁 90 g	制何首乌 100 g	制黄精 90 g
生甘草 60 g	大红枣 50 g	炒苍术 90 g	粉牡丹皮 100 g
淮小麦 300 g	八月札 90 g		

另加:

西洋参 100 g	生晒参 100 g	陈阿胶 250 g	鹿角胶 100 g
鳖甲胶 100 g	冰　糖 300 g	蜂　蜜 250 mL	湘莲肉 150 g

| 胡桃肉 200 g | 三七粉 30 g | 灵　芝 100 g | 北冬虫夏草 100 g |
| 黄　酒 500 mL | | | |

【按】《内经》有云:"人之所有者,气与血尔。"女子经带胎产,更是以气血为用。患者多次胎产,胞宫受损,肝肾两亏,冲任不固则难守胎元,发为胎堕;气血耗伤益甚,致经血量少;血虚精亏,心神失养则夜寐欠安,神疲乏力,面色发白,时有抑郁;筋脉失养则腰膝酸楚。故治以补气养血,调理冲任。方中西洋参、生晒参、党参、沙参、全当归、紫丹参、赤芍、白芍、鸡血藤、益母草、大熟地合用,共奏补气养血调经之效;首乌藤、合欢皮、广郁金、酸枣仁、麦冬养心安神;生甘草、大枣、淮小麦合为甘麦大枣汤之意,加酸枣仁以助养心安神,和中缓急;女贞子、桑椹、巴戟天、肉苁蓉、炒续断、川杜仲、制何首乌、制黄精补益肝肾;柴胡、延胡索、炒谷芽、炒麦芽、生山楂、柏子仁、八月札、牡丹皮疏理肝气和胃。全方补益为主,兼具疏利之剂以防滋腻,共制成膏,以冀经调,来年早日得子。

二、术后关节痛

案1　吴某,女,32岁。

患者人流术后神疲乏力,畏寒肢冷,腰背酸楚作痛,夜寐欠安,胃纳欠佳,二便尚调。舌淡红边有齿印,苔薄,脉沉细弦数。证属气血两虚,心脾不足。治宜益气血,调心脾,以冀缓缓调之。处方:

生黄芪 90 g	党　参 90 g	沙　参 90 g	全当归 120 g
生　地 120 g	熟　地 120 g	赤　芍 90 g	白　芍 90 g
抚川芎 60 g	鸡血藤 120 g	女贞子 120 g	桑　椹 120 g
山茱萸 90 g	枸杞子 90 g	伸筋草 180 g	络石藤 120 g
炒续断 120 g	川杜仲 90 g	金狗脊 120 g	酸枣仁 90 g
川黄连 60 g	合欢皮 120 g	首乌藤 180 g	茯　苓 90 g
茯　神 90 g	怀山药 120 g	炒谷芽 90 g	炒麦芽 90 g
青　皮 60 g	陈　皮 60 g	生甘草 60 g	西仙茅 90 g
淫羊藿 90 g	川楝子 90 g	柏子仁 90 g	

另加:

| 生晒参 60 g | 西洋参 100 g | 陈阿胶 250 g | 鳖甲胶 150 g |

鹿角胶 100 g	文　冰 500 g	胡桃肉 250 g	湘莲肉 200 g
灵　芝 200 g	黄　酒 500 mL		

【按】患者人流术后，气血亏虚，冲任受损，故有神疲乏力，畏寒肢冷之症，脉失濡养则腰背酸楚，心脾不足则夜寐难安，胃纳不佳；正如《素问·调经论》说："人之所有者，血与气耳。"是以全方以补虚为主，集八珍、归脾之力补气血，调心神。并重用各类参品相互为伍，其中生晒参大补元气，摄失统之血，西洋参为甘凉补气养阴之隽品，党参补益中气，沙参清润肺阴；另配合欢皮、首乌藤、茯苓神养心安神；炒谷芽、炒麦芽、青皮、陈皮、川楝子疏肝和胃；鸡血藤、女贞子、桑椹、山茱萸、枸杞子滋阴补肾，填精益髓；炒续断、川杜仲、金狗脊补肝肾强筋骨；仙茅、淫羊藿、鹿角胶温肾壮阳；伸筋草、络石藤舒筋活血通络。全方相合，共奏益气血、调心脾之效。

案 2　周某，女，28 岁。

女子以血为用，气血盛畅则经事如常，胎孕如愿。婚后流产 2 次，气血耗伤，经脉失养。刻下关节酸楚冷痛，小腹胀痛，经事稍前，量多夹块，带下黏稠色黄。脉沉细，舌偏红，苔薄腻。证属肝肾亏虚，气血不足，经脉失养。时值冬令，治宜养肝肾，调气血，疏经脉。膏以代煎，冀来年体健痛除，胎孕乃成。处方：

党　参 120 g	丹　参 120 g	生　地 120 g	熟　地 120 g
全当归 120 g	赤　芍 90 g	白　芍 90 g	抚川芎 60 g
川杜仲 120 g	炒续断 120 g	枸杞子 90 g	桑　枝 120 g
桑寄生 120 g	伸筋草 150 g	川桂枝 60 g	制狗脊 120 g
制川乌 40 g	制草乌 40 g	鸡血藤 150 g	络石藤 150 g
广地龙 120 g	北秦艽 120 g	大血藤 150 g	炒薏苡仁 120 g
炒谷芽 60 g	炒麦芽 60 g	佛手片 60 g	青　皮 60 g
陈　皮 60 g	苍　术 60 g	白　术 60 g	炙甘草 60 g

另加：

生晒参 100 g	西洋参 50 g	陈阿胶 250 g	鹿角胶 100 g
胡桃肉 150 g	黑芝麻 150 g	小红枣 60 g	莲子肉 120 g
冰　糖 500 g	陈　酒 400 mL	白　蜜 250 mL	

【按】肾者主蛰，封藏之本。该患者禀赋素弱，肾本不足，婚后小产，血室正

开,秽浊乘虚内侵,湿热羁留,客于冲任,气滞血瘀则少腹抽痛;热迫血行,则经事稍前,迁延日久,瘀久化热,故见量多夹块,带下黏稠色黄。治宜清肝益肾,清热化湿,疏理冲任之剂。本膏中重用生晒参,大补元气而不滞,气旺而祛瘀;党参、沙参合用气阴两补;紫丹参、生地、熟地、全当归、赤芍、白芍养血之药同用,使其血旺而气行;川芎、川杜仲、桑寄生、制狗脊、炒川断补肝肾,强筋骨;川桂枝、制川乌、制草乌温经通络;鸡血藤、络石藤、广地龙、北秦艽、大血藤搜风通络,使外来之邪无可归避,邪去正安;炒薏苡仁、炒谷芽、炒麦芽、苍术、白术调理脾胃,安后天之本;佛手片、青皮、陈皮理气调经。补膏内枸杞子等平补肝肾,用之不腻。诸药配置成膏,清补兼施,可复虚羸。冀来年体健痛除,胎孕乃成。

三、术后阴道出血

案　唐某,女,45 岁。

冲为血海,任主胞胎,气血调畅,经事如常;病患痛经难忍,手术切除(子宫次全切除＋右卵巢囊肿剥除术),术后阴道仍有周期性出血,色紫暗,量少,每次四五日即净,腰酸不显,夜寐欠安,食纳尚平,脉现细缓,舌质淡红,苔薄。左少腹偶有隐痛,劳累后明显。时值冬令之际。治以养肝益肾,活血化瘀之品,膏以代煎,冀来年体健正复。处方:

党　参 150 g	沙　参 150 g	全当归 120 g	赤　芍 90 g
白　芍 90 g	抚川芎 60 g	川杜仲 120 g	桑　枝 120 g
桑寄生 120 g	蒲公英 300 g	地丁草 200 g	车前草 150 g
大血藤 300 g	软柴胡 90 g	延胡索 150 g	青　皮 60 g
陈　皮 60 g	刘寄奴 120 g	紫草根 300 g	首乌藤 150 g
合欢皮 120 g	淮小麦 300 g	川桂枝 45 g	炒苍术 90 g
莪　术 90 g	白　术 90 g	制香附 120 g	巴戟天 90 g
肉苁蓉 120 g	炙甘草 60 g		

另加:

生晒参 50 g	西洋参 50 g	陈阿胶 250 g	龟甲胶 100 g
胡桃肉 150 g	莲子肉 150 g	小红枣 60 g	冰　糖 250 g
陈　酒 500 mL			

【按】冲者,冲要也,脏腑经络之血所归;任者,既有担任之意,承任·身阴脉之涵育。患者术后,失血伤津,冲任血虚,胞脉失养,血少气弱,运行无力,胞脉失畅,不通则痛;血室空虚,胞衣残留,或起居不慎,毒邪内侵,或肝郁气结,瘀滞不行,瘀阻冲任,血不归经,则见周期性下血。治取养肝益肾、活血化瘀之法。生晒参大补元气,以摄失统之血;西洋参则为甘凉补气养阴之隽品;党参匡升中气,沙参清润肺阴,中气振则升降自治,肺阴充则百脉得灌;全当归、炒白芍、川芎通达气血,活血生新;川杜仲、桑寄生补肾壮腰;蒲公英、地丁草、车前草、大血藤清热解毒、利湿消肿;软柴胡、延胡索、青皮、陈皮、刘寄奴、紫草根等调畅气血;首乌藤、合欢皮、淮小麦等养心安神;川桂枝、炒苍术、莪术、白术、制香附、巴戟天、肉苁蓉益肾壮阳,使其阳气升而源泉不竭。诸药配制成膏,气血并补,阴阳调和,冀来年体健正复。

四、术后怕冷

案 刘某,女,27岁。

就诊日期(2018年12月1日)

经行量少,婚后异位妊娠术后3个月,体虚未复,形寒肢冷,纳平便结,脉沉细无力,舌偏红,苔薄黄腻。证属气血不足,冲任失调。治拟健脾益气,养血调经,以膏代煎,冀来年经调体健。处方:

生黄芪 150 g	全当归 120 g	赤 芍 90 g	白 芍 90 g
女贞子 120 g	菟丝子 120 g	巴戟天 90 g	墨旱莲 120 g
淫羊藿 120 g	西仙茅 90 g	鸡血藤 180 g	络石藤 180 g
皂角刺 180 g	路路通 120 g	白芥子 90 g	嫩桂枝 60 g
茯 苓 180 g	茯 神 180 g	炒薏苡仁 180 g	瓜蒌仁 180 g
冬瓜仁 180 g	制香附 120 g	生 地 120 g	熟 地 120 g
缩砂仁 30 g	川续断 120 g	桑 枝 120 g	桑寄生 120 g
橘 核 90 g	橘 络 90 g	小青皮 90 g	椿根皮 180 g
土茯苓 180 g	生甘草 60 g	广佛手 90 g	香橼皮 90 g
大红枣 70 g	徐长卿 180 g		

另加:

生晒参 100 g	红 参 50 g	西洋参 100 g	陈阿胶 200 g
鳖甲胶 100 g	鹿角胶 100 g	冰 糖 250 g	蜂 蜜 250 mL
核桃肉 180 g	黑芝麻 120 g	湘莲肉 120 g	河车粉 30 g
灵 芝 180 g	黄 酒 500 mL		

【按】患者行异位妊娠术,手术损耗正气,一是精血损伤,失于濡养,阴损及阳;二是气血亏虚,胞宫受损,病及冲任。故见形寒肢冷、体虚乏力、大便干结。方中生晒参、红参、西洋参、生黄芪、当归、赤芍、生地、熟地、陈阿胶、鳖甲胶、鹿角胶等大补元气、填精益髓、气血双补,桂枝、白芍、甘草、大枣取桂枝汤之义,调和营卫、温通血脉;女贞子、菟丝子、巴戟天、墨旱莲、淫羊藿、仙茅、桑寄生、续断等阴阳双补、益肾填精;鸡血藤、络石藤、皂角刺、路路通、白芥子、桑枝舒筋活血通络,椿根皮、土茯苓清热利湿,徐长卿、橘核、橘络、广佛手、香橼皮、小青皮、制香附、砂仁等疏肝理气、化痰通络散结,共助术后胞宫络道早日恢复气机通畅、络道疏通;茯苓神健脾宁心;炒薏苡仁、瓜蒌仁、冬瓜仁等润肠通便。诸药合用,正气得复,络道得通,气血得养,冲任得调。

五、术后腹痛

案 潘某,女,61 岁。

就诊日期(2018 年 11 月)

年逾六旬,绝经十年,去年宫内息肉手术后右少腹时隐痛,平素畏寒肢冷,神疲乏力,脚易抽筋,麻疹时发,骨质疏松,下肢水肿(＋),夜梦欠安,大便时稀,舌质偏红苔薄少津,中有裂纹,脉沉细带弦。证属肝肾亏虚,脾阳不振,气血失和。治拟温养脾肾,调和气血。以膏代煎,冀来年正复体健。处方:

生黄芪 150 g	北沙参 100 g	天 冬 90 g	麦 冬 90 g
潞党参 150 g	炒白术 120 g	炒白芍 180 g	防 风 90 g
土茯苓 180 g	淫羊藿 150 g	柴 胡 90 g	延胡索 90 g
炒薏苡仁 180 g	川续断 120 g	川杜仲 120 g	干 姜 60 g
菟丝子 180 g	炒芡实 180 g	广佛手 60 g	木 瓜 120 g
车前草 120 g	补骨脂 100 g	炒谷芽 60 g	炒麦芽 60 g
生甘草 60 g	徐长卿 180 g	半枝莲 180 g	川楝子 60 g

青　皮 60 g	陈　皮 60 g	茯　苓 180 g	茯　神 180 g
明天麻 180 g	络石藤 180 g	伸筋草 180 g	

另加：

生晒参 100 g	西洋参 100 g	陈阿胶 200 g	鳖甲胶 100 g
鹿角胶 120 g	湘莲肉 150 g	胡桃肉 150 g	三七粉 30 g
冰　糖 250 g	饴　糖 250 g	黄　酒 500 mL	

【按】患者年逾六旬，素体已亏，宫内息肉手术复又损伤正气，加重肝肾亏虚、气血失和，故见畏寒肢冷、神疲乏力、脚易抽筋、麻疹时发；络道气血瘀滞故小腹时时隐痛；肾主骨生髓，肾气肾精不足则骨质疏松；脾阳不足则下肢水肿、大便时稀；心脾两虚则夜寐欠安。方中生晒参、西洋参、生黄芪、北沙参、天冬、麦冬、潞党参、陈阿胶、鳖甲胶、鹿角胶，大补元气、填精益髓；白术、炒白芍、防风、芡实、炒薏苡仁、茯苓等泻肝实脾；天麻、木瓜、徐长卿、半枝莲、络石藤、伸筋草等舒筋通络止痛；续断、杜仲、补骨脂、淫羊藿、菟丝子温阳补肾、强腰止痛；土茯苓、车前草清热利湿、通络止痛；柴胡、延胡索、青皮、川楝子疏肝理气、散结通络，诸药合用，调和气血，胞宫冲任得以通调，小腹隐痛可除。佛手、炒谷芽、炒麦芽、甘草、陈皮、干姜温中理气、健胃消食，以助膏方吸收运化；茯神宁心安神，使夜寐得安。诸药合用，术后虚实夹杂之症俱可缓。

参考文献

1. 胡国华. 全国中医妇科流派名方精粹[M]. 北京：中国中医药出版社,2016.

2. 朱南孙. 海派中医朱氏妇科[M]. 上海：上海科学技术出版社,2016.

3. 胡国华. 江南中医妇科流派膏方精选[M]. 北京：中国中医药出版社,2014.

4. 胡国华. 海派中医妇科流派膏方研究[M]. 北京：中国中医药出版社,2012.

5. 朱南孙. 朱南孙膏方经验选[M]. 上海：上海科学技术出版社,2010.

6. 朱南孙,朱荣达. 朱小南妇科经验选[M]. 北京：人民卫生出版社,2005.

7. 朱南孙. 中华名中医治病囊秘·朱南孙[M]. 上海：文汇出版社,2000.

8. 李永恒,张旭,张采瑀,等. "调体、调经、调神"三法论治卵巢储备功能减退经验[J]. 中华中医药杂志,2022(11)：6510－6513.

9. 黄家宓,王佳云,陈静,等. 三调理论治疗卵巢早衰临证经验[J]. 中华中医药杂志,2022(9)：5178－5180.

10. 毕丽娟,胡国华. 胡国华教授"三调法"治疗不孕症[J]. 吉林中医药,2022(5)：546－549.

11. 黄家宓,顾娟,陈建芳,等. 胡国华教授膏方辅助生殖技术治疗不孕症经验浅析[J]. 时珍国医国药,2021(10)：2523－2524.

12. 杨艺娇,杨玲,倪晓容,等. 胡国华运用膏方治疗产后月经过少经验撷英[J]. 西部中医药,2021(6)：41－44.

13. 黄家宓,陈静,谷灿灿,等. 胡国华教授三调理论治疗卵巢储备功能低下不孕症经验浅析[J]. 河北中医,2021(3)：361－364.

14. 毕丽娟,胡国华. 胡国华教授清肝益肾宁心安神法治疗围绝经期失眠经验撷英[J].贵阳中医学院学报,2019(5):8-10.

15. 李娟,张静,何珏,等.胡国华运用"通""养"法治疗产后身痛经验[J].河南中医,2017(3):404-405.

16. 何珏,冯颖,张琪,等.胡国华中医干预辅助生殖技术思路与方法[J].河南中医,2017(2):328-330.

17. 谷灿灿,何珏,黄彩梅,等.胡国华教授妇科膏方经验浅析[J].光明中医,2016(8):1070-1072.

18. 李娟,何珏,张静,等.朱南孙教授膏方治疗更年期综合征[J].吉林中医药,2016(5):445-447.

19. 王春艳,胡国华.胡国华临证辨治痛经特色[J].上海中医药杂志,2015(10):18-19,31.

20. 陈静,王春艳,张静.胡国华"清""消""补"三法治疗盆腔炎性疾病后遗症经验[J].上海中医药大学学报,2014(1):1-3.

21. 陈静,王春艳.胡国华教授治疗卵巢早衰及卵巢储备功能低下的经验[J].世界中西医结合杂志,2013(10):988-990.

22. 杨悦娅.朱南孙家传膏方特色[J].中医文献杂志,2013(4):42-45.

23. 黄兆强,朱小南.朱南孙膏方医案选[J].中医文献杂志,2002(2):40-42.

24. 胡国华.通涩清养,止血四法——朱南孙治疗妇女出血病证的经验[J].天津中医,1994(2):5-6.